U0511648

口腔局部麻醉精要
Successful Local Anesthesia

针对牙髓治疗和修复治疗
FOR RESTORATIVE DENTISTRY AND ENDODONTICS

第2版

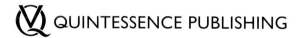

QUINTESSENCE PUBLISHING

Berlin | Chicago | Tokyo
Barcelona | London | Milan | Mexico City | Paris | Prague | Seoul | Warsaw
Beijing | Istanbul | Sao Paulo | Zagreb

口腔局部麻醉精要
Successful Local Anesthesia

针对牙髓治疗和修复治疗
FOR RESTORATIVE DENTISTRY AND ENDODONTICS

第2版

（美）艾尔·里德（Al Reader）

（美）约翰·纳斯特（John Nusstein） 主 编

（美）梅利莎·德拉姆（Melissa Drum）

徐礼鲜 主 译

汪 伟 吴礼安 副主译

北方联合出版传媒（集团）股份有限公司

辽宁科学技术出版社

沈 阳

图文编辑

刘 菲 刘 娜 康 鹤 肖 艳 王静雅 纪凤薇 刘玉卿 张 浩 曹 勇 杨 洋

This is translation edition of Successful Local Anesthesia for Restorative Dentistry and Endodontics, second edition, ISBN 978-0-86715-743-7, originally published by arrangement with Quintessence Publishing Co., Inc. By Al Reader, John Nusstein and Melissa Drum

© 2017 Quintessence Publishing Co., Inc.

©2023，辽宁科学技术出版社。

著作权合同登记号：06–2019第183号。

版权所有·翻印必究

图书在版编目（CIP）数据

口腔局部麻醉精要 第2版 /（美）艾尔·里德（Al Reader），（美）约翰·纳斯特（John Nusstein），（美）梅利莎·德拉姆（Melissa Drum）主编；徐礼鲜主译. —沈阳：辽宁科学技术出版社，2023.1

ISBN 978-7-5591-2112-7

Ⅰ . ①口⋯　Ⅱ . ①艾⋯ ②约⋯ ③梅⋯ ④徐⋯　Ⅲ . ①口腔外科手术—局部麻醉　Ⅳ . ①R782.05

中国版本图书馆CIP数据核字（2021）第120015号

出版发行：辽宁科学技术出版社
　　　　　（地址：沈阳市和平区十一纬路25号　邮编：110003）
印　刷　者：凸版艺彩（东莞）印刷有限公司
经　销　者：各地新华书店
幅面尺寸：170mm×240mm
印　　张：13
插　　页：4
字　　数：260千字
出版时间：2023年1月第1版
印刷时间：2023年1月第1次印刷
策划编辑：陈　刚
责任编辑：金　烁
封面设计：袁　舒
版式设计：袁　舒
责任校对：李　霞

书　　号：ISBN 978-7-5591-2112-7
定　　价：198.00元

投稿热线：024-23280336
邮购热线：024-23280336
E–mail:cyclonechen@126.com
http://www.lnkj.com.cn

主编简介 Contributors

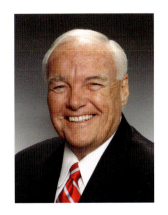

　　Al Reader博士于1971年获美国俄亥俄州立大学牙学院牙科学博士学位（DDS）。1975年，在该校完成牙髓病学培训并获得理学硕士学位（MS），研究方向为牙髓神经支配。Al Reader博士是美国牙髓病学会主席、俄亥俄州立大学牙学院牙髓病学荣誉教授，并曾担任高级牙髓病学教程主管。发表论文150余篇，并完成12章节的牙髓病学领域权威教材编写。主要研究方向为局部麻醉与镇痛。

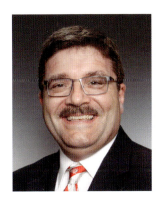

　　John Nusstein博士于1987年获美国伊利诺伊大学牙学院牙科学博士学位（DDS）。他曾在美国空军服役，并于1995年在俄亥俄州立大学，完成牙髓病学培训并获得理学硕士学位（MS），研究方向为骨内麻醉。Nusstein博士是美国牙髓病学会会员，他目前是俄亥俄州立大学牙学院的教授，并担任William J. Meyers讲座教授。发表超过85篇学术论文，并完成8章节的牙髓病学领域权威教材编写。主要研究方向为局部麻醉、镇痛以及超声冲洗。

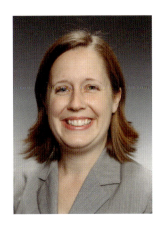

　　Melissa Drum博士于2004年获美国明尼苏达大学牙学院牙科学博士学位（DDS）。2006年，在俄亥俄州立大学完成牙髓病学培训并获得理学硕士学位（MS），研究方向为镇痛。Drum博士是美国牙髓病学会会员，目前是俄亥俄州立大学牙学院的副教授，并担任William J. Meyers讲座教授及高级牙髓病学教程主管。发表论文60余篇。主要研究方向为局部麻醉与镇痛。

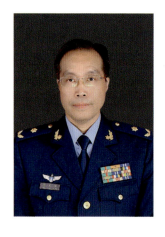

主译　徐礼鲜

　　空军军医大学第三附属医院麻醉科教授、主任医师。亚洲齿科麻醉学术联盟前任主席，中华口腔医学会口腔麻醉学专业委员会前任主任委员，中华口腔医学会镇静镇痛专业委员会前任主任委员，西安医学会麻醉学分会名誉主任委员，中国药理学会麻醉药理学专业委员会副主任委员等职务。全国优秀科技工作者，国务院政府特殊津贴享受专家，全国麻醉学杰出研究奖获得者，全国口腔麻醉学首席传播专家，"庆祝中华人民共和国成立70周年纪念章"获得者。曾获国家和省部级研究基金项目25项，其中国家和省部级科技重大专项6项、国家自然科学基金项目6项。以第一作者或通讯作者在国内外发表学术论文364篇，其中SCI收录71篇。以第一完成人曾获国家科学技术进步奖二等奖，全军科学技术进步奖一等奖，陕西省科学技术进步奖一等奖，陕西省科技工作者创新创业大赛一等奖，全国麻醉学驼人创新一等奖，全军医疗成果二等奖，中华口腔医学会科技奖二等奖等。

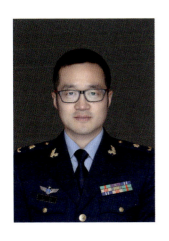

副主译　汪伟

　　空军军医大学第三附属医院麻醉科副主任、副教授、副主任医师，美国约翰斯·霍普金斯大学访问学者。中华口腔医学会镇静镇痛专业委员会常务委员，全军麻醉与复苏学专业委员会青年委员，陕西省医师协会麻醉科医师分会常务委员。主持国家自然科学基金项目1项，省部及校级课题项目5项。以第一作者或通讯作者发表SCI论文25篇。获国家科学技术进步奖一等奖，陕西省科学技术进步奖一等奖等。

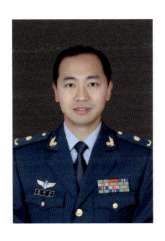

副主译　吴礼安

　　空军军医大学第三附属医院儿童口腔科主任、教授、主任医师，博士生导师。日本东京医科齿科大学访问学者，美国得克萨斯州大学圣安东尼奥健康科学中心博士后。中华口腔医学会儿童口腔医学专业委员会常务委员，中华口腔医学会镇静镇痛专业委员会委员。主持国家自然科学基金项目3项，美国儿童牙科学会博士后基金项目1项，省部及校级课题项目15项。发表学术论文90余篇，其中SCI收录30篇。获陕西省科学技术进步奖一等奖3项，中华口腔医学会科技奖二等奖，中华口腔医学会科技奖三等奖等。

译者名单（按姓名首字笔画排序）：

许　杰　孙书恺　吴礼安　汪　伟　武敏科
周子凌　周　炜　徐礼鲜　高　婧　高　磊

前言 Preface

为什么患者抵触看牙？根据美国牙科协会的调查[1]，害怕疼痛是患者拒绝看牙的最重要原因。更加深入地调查发现，90%的牙科医生在修复牙科手术的过程中，会遇到一些麻醉方面的困难[2-3]。因为能否获得充分的牙髓麻醉是一个临床问题，在过去的25年里，我们和其他学者已经在局部麻醉领域进行了大量的研究。很高兴可以在本书中把其中的一些成果呈现出来。

英语中的"患者（Patient）"源自拉丁语"patiens"，其原意是"承受痛苦的人"。然而，一些患者去看牙的时候依然在"承受痛苦"。我们的目标是减轻疼痛，而充分完善的牙髓麻醉是提供牙科治疗的基础。实施局部麻醉是临床实践中最为常见的步骤之一，是我们口腔治疗的第一步，并且几乎影响了我们在治疗过程中所做的一切。如果患者没有被充分地麻醉，而医生又有一些不可避免的、伤害性的修复操作，困难便出现了。本书解释了为什么会出现困难并且提供了临床解决方案，以帮助临床医生可以按计划治疗。

正如材料和技术在口腔学中的快速发展一样，局部麻醉在过去的25年里也有惊人的发展。当前用于局部麻醉的技术和药物制剂已经使成功治疗患者变得容易了许多。现在我们可以在治疗开始就实施麻醉，并且在整个治疗过程中都提供麻醉，如果需要的话还可以逆转一些软组织的麻醉效果。真是难能可贵！

本书涵盖了以研究为基础的基本原理、优势以及各种麻醉药物和给药途径的局限性。需要特别强调的是，辅助麻醉技术对口腔治疗至关重要。然而，本书没有涉及实施局部麻醉所需要利用的基本技术，因为那些信息很容易在教科书和其他出版物中找到。

另外，本书重点介绍了口腔修复学和口腔内科学，因为牙科麻醉的要求不同于口腔外科学、口腔种植学、牙周病学和儿童口腔医学，牙学院里85%的局部麻醉教学都只涉及了口腔颌面外科学部分[4]。虽然口腔医生们完成得很出色，但是有时对口腔外科医生而言，依然很难满足口腔修复学和口腔内科治疗领域对牙科麻醉的要求。而且，我们需要重视我们的治疗经验。教学是在培训中获得知识的过程，而经验是在工作中总结的。年轻的口腔医生知道基本操作原则，而高年资医生则会懂得如何处理异常情况。经验的优势就在于能够帮助我们发现自己可能会犯的错误。

本书中的知识分为了特定的主题以便理解和参考，必要时提供了摘要信息。本书也列出了各章节的参考文献，便于口腔临床医生们（我们是其中的一员）通过引用与其作者和研究者相互交流。我们同样对引文作者们对局部麻醉领域的贡献表示感谢！

本书作为一个"临床助手"，能够帮助读者应用最新的技术和现有的药物来成功地实施局部麻醉。书中的知识会帮助读者切实有效地进行无痛治疗。在本书中会重点强调牙髓麻醉。换言之，牙髓麻醉将会成为口腔修复学医生和口腔内科学专家的必备技能，从而能够实施无痛治疗。我们认为对于牙科专业来说非常有意义。

参考文献

[1] ADA survey. Influences on dental visits. ADA News 1998;11(2):4.
[2] Kaufman E, Weinstein P, Milgrom P. Difficulties in achieving local anesthesia. J Am Dent Assoc 1984;108:205–208.
[3] Weinstein P, Milgrom P, Kaufman E, Fiset L, Ramsay D. Patient perceptions of failure to achieve optimal local anesthesia. Gen Dent 1985;33:218–220.
[4] Dower JS. A survey of local anesthesia course directors. Anesth Prog 1998;45:91–95.

致谢 Acknowledgments

在这里，首先我们要感谢我们家人的支持（Dixie Reader、Tammie Nusstein及Jason Drum）！非常感激他们愿意帮助我们为局部麻醉领域做出自己应有的贡献。

作为主编，AI Reader想要感谢所有作者的努力："我和我的伙伴们总是能相互支持和理解。对于我工作中的不足，他们一直包容并帮助我。"

本书所有的销售版税将会公平地分给美国牙髓病学家基金会协会和俄亥俄州立大学口腔内科学研究生研究基金，以支持麻醉和镇痛领域研究的进一步发展。

献辞 Dedication

谨以此书献给以达到完美牙科麻醉为共同目标的学生和临床医生们。

目录 Contents

扫一扫即可浏览
参考文献

1

局部麻醉的相关临床因素
Clinical Factors Related to Local Anesthesia

阅读本章后，读者应该掌握：
- 讨论与局部麻醉相关的临床因素。
- 提供确定临床麻醉的方法。
- 描述临床麻醉相关的问题。
- 解释焦虑对局部麻醉的影响。
- 讨论血管收缩剂的使用。
- 描述注射疼痛的特征。
- 评估表面麻醉剂的应用。
- 讨论减轻注射的替代方法。

临床牙髓麻醉依赖于3个主要因素的相互作用：①牙科医生；②患者；③局部麻醉（图1-1）。牙科医生依赖于局部麻醉药物及其相关局部麻醉技术。此外，还依赖于牙科医生与患者的互动关系（融洽/信任）。多种临床因素决定患者与局部麻醉实施效果之间的相互关系。

确定无痛性活髓牙的牙髓麻醉效果

唇部麻木

常规确认麻醉效果的方法通常是询问患者唇部是否麻木（图1-2）。即使唇部麻木达到100%，仍有23%的患者下颌第一磨牙牙髓麻醉失败[1-16]。因此，唇部麻木不一定预示牙髓麻醉成功。但是，下牙槽神经阻滞（Inferior alveolar nerve block，IANB）如无唇部麻木则提示注射麻醉失败，牙髓麻醉效果不存在。

结论：唇部麻木不一定预示牙髓麻醉成功。

软组织测试

用尖锐的探针针刺神经分布区域的软组织（牙龈、黏膜、唇、舌），无痛则麻醉成功的可能性为90%~100%（图1-3）[2-5]。但无论如何，23%的患者下颌第一磨牙仍不会出现牙髓麻醉现象[1-16]。针刺黏膜无痛通常提示黏膜组织麻醉成功。

结论：黏膜或牙龈的针刺反应缺失并

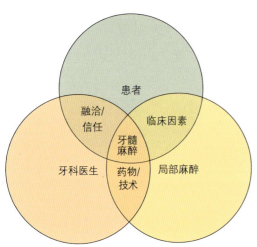

图1-1　牙髓麻醉和牙科医生、患者及局部麻醉的关系。

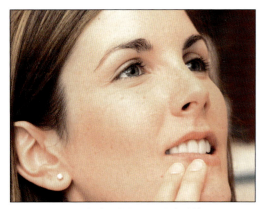

图1-2　唇部麻木并不能保证牙髓麻醉效果。

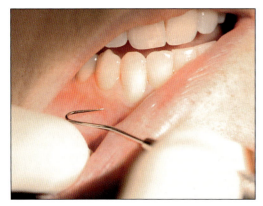

图1-3　黏膜或牙龈的针刺反应缺失并不能很好地提示牙髓麻醉效果。

不能很好地提示牙髓麻醉效果。

开始治疗

在没有确定麻醉效果的情况下就开始治疗带来的问题是,直到开始钻牙时才能知道,患者手术部位是否产生麻醉效果。这会给患者和牙科医生都带来焦虑。典型问题包括:如果钻头触碰到近中颊尖的牙本质时,患者感到疼痛,那么下颌磨牙的牙冠预备将存在问题。如果患者对疼痛做出反应,牙科医生会说:"哦,你感到痛吗?"然后继续治疗。如果患者再次对车针碰到近中颊尖的疼痛做出反应,牙科医生可能试图通过说"我马上就做好"来减轻患者当时的疼痛。这对患者或牙科医生来说都很难获得满意的治疗体验。

结论:没有确定麻醉效果就开始进行治疗会加重牙科医生和患者的恐惧心理,因为在这种状况下二者都不知道牙齿是否已经被麻醉。

制冷剂测试和牙髓电活力测试

更为客观的无痛活髓牙麻醉效果的测试方法是应用制冷剂1,1,1,2-四氟乙烷或采用牙髓电活力测试(Electric pulp tester,EPT)。可以在开始临床治疗操作前使用制冷剂或EPT检测牙髓麻醉的效果[17-20]。牙科医生助理可以预先测试牙齿以确定牙髓麻醉效果,然后告知牙科医生是否可以开始进行临床治疗。

如果是一名非常焦虑的患者,牙髓活力测试可以导致很严重的疼痛反应。忧心忡忡的患者可能会变得非常紧张,对很小的刺激都会有很强的反应。他们可能会说"我当然要跳起来，好痛！"或者"当你知道很痛而跳起来，这很正常啊！"。

结论：用制冷剂或EPT来进行活力测试能判断患者是否达到满意的牙髓麻醉。对于焦虑的患者而言，牙髓活力测试需要推迟，直到患者可以完全控制自己并接受这个无创的诊断性操作。

冷测试

制冷剂四氟乙烯（Hygenic Endo-Ice，Coltène/Whaledent）（图1-4）可用于钻牙之前进行牙髓麻醉试验。冷测试技术快速、简便，只需几秒钟即可完成，不需要特殊设备。一旦患者感到嘴唇明显麻木时，将制冷剂喷在棉球上并用镊子夹住[21]（图1-5）。然后将冷棉球放置在牙齿上（图1-6）。如果麻醉已经完善，患者将对冷刺激没有感觉。如果患者对冷刺激仍有感觉，应给予补充注射局部麻醉药物。如果冷刺激感觉不到疼痛，提示麻醉可能已经成功。与EPT相比，制冷剂检测更方便，对临床麻醉也提供了很好的指导作用。

对金属冠和烤瓷冠进行制冷剂牙髓试验也是有效的。事实上，牙髓活力测试在这些情况下非常容易使用，因为金属有很好的导热性。Miller等[21]的研究还表明，用制冷剂进行牙髓活力测试对全瓷冠是有效的。

结论：对于临床牙髓麻醉而言，制冷剂牙髓活力测试是一项很可靠的技术，即使是金属冠、金瓷复合冠及全瓷冠，也都适用。

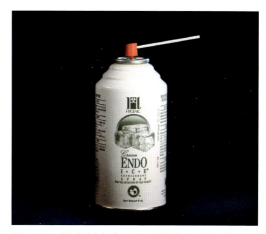

图1-4　制冷剂在临床牙科操作开始前使用，用于测试牙髓麻醉效果（Courtesy of Coltène/Whaledent.）。

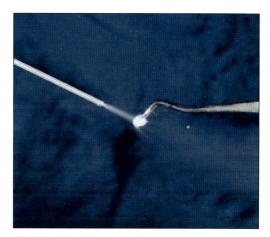

图1-5　制冷剂喷洒在棉球上。

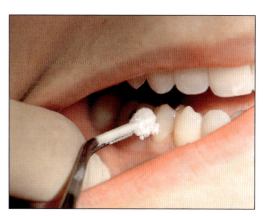

图1-6　冷棉球置于牙面。

电活力测试

为了进行EPT（Kerr Vitality Scanner，SybronEndo）（图1-7），牙齿首先需要用干棉球或纱布擦干。在活力测试仪器探针置于需要被麻醉的牙齿唇面（前牙）或颊面（后牙）前需要用一些牙膏（图1-8）。Kerr EPT能自动地接触牙面并且持续地给予电流刺激直到最大的输出读数达到80。当从牙面移除时，EPT自动归零。现有的EPT使用非常简便，不需要再像以往那样由牙科医生手动地转动表盘来调整电流。

Kitamura等[22]报道EPT检测牙髓活性有99%的正确率。Dreven等[17]以及Certosimo和Archer[18]指出当EPT读数达到80时，患者仍无反应则可确认牙髓麻醉有效且无痛。

Certosimo和Archer[18]指出当EPT读数小于80时，患者在常规牙科手术时会感觉到疼痛。因此，在临床牙科操作前应用EPT可以为临床医生判断牙髓麻醉是否有效提供可靠提示。

结论：EPT对于判断有活力、无痛的牙齿的牙髓麻醉效果非常可靠。EPT读数小于最大输出读数（80）时提示牙髓麻醉需要加强。

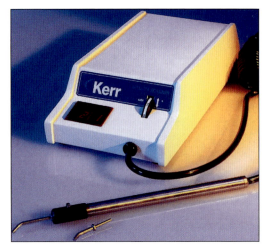

图1-7　使用EPT仪测试牙髓麻醉效果（Courtesy of SybronEndo.）。

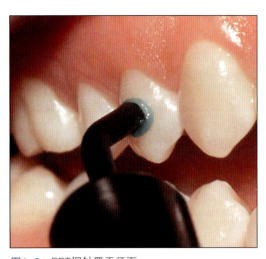

图1-8　EPT探针置于牙面。

电活力测试及冷测试在临床的应用

本书列出的几乎所有的研究都能在临床工作中复制应用。也就是说在实施不同类别的、不同技术的局部麻醉后，可以通过同样的活力测试来评估牙髓麻醉的效果。

有些人可能认为，活力测试的阴性结果对于牙科修复而言不是必需的。如果你不介意患者在治疗过程中不断抱怨疼痛的话也是可以的[18]。然而，牙科医生的目标是让患者感觉不到牙髓疼痛。在现代牙科临床医疗实践中，经常让患者忍受疼痛性伤害是不应该的。

结论：电活力测试对于临床工作中牙髓麻醉的测试是非常有价值的。

临床局部麻醉的相关问题

患者因素

治疗过程中的疼痛与压力

有经验的医生常会告诉患者，他们在治疗过程中只会感受到压力，而不是疼痛。这个现象的解释是局部麻醉药物能有效地阻滞疼痛的传导，但不能阻滞压力感觉的传导。这样的解释有一定道理但并没有被证实，而且患者手术过程中感觉到疼痛的原因非常复杂（见第2章及第4章）。例如，电压门控钠离子通道（VGSC）存在于神经细胞膜表面，对周围神经痛的传导发挥不同作用[23-25]。它被分为河豚毒素（Toxin tetrodotoxin，TTX）敏感型及河豚毒素不敏感型（TTX-R）[26]。大多数TTX-R钠离子通道存在于痛觉感受器$Na_v1.8$及$Na_v1.9$[26]，这些钠离子通道对局部麻醉药物不敏感[27]。

结论：*压力传导并不能完全解释为什么患者对牙科治疗有反应，而且TTX-R钠离子通道对局部麻醉药物有耐受作用。*

患者对局部麻醉药物注射的反应

Brand等[28]发现，感觉紧张（42%）、紧握拳头（14%）和呻吟（13%）是局部麻醉注射时最常见的反应。Vika等[29]报道大约17%的患者对上一次牙科治疗中的注射疼痛有高度的恐惧，导致他们对未来必要的治疗采取躲避的态度。

结论：*一些患者对于接受局部麻醉药物注射显得很消极。*

前次局部麻醉效果不佳的患者

前次局部麻醉效果不佳的患者，再次局部麻醉的失败率更高[30]。这些患者逐渐会认为诸如"普鲁卡因对我没有作用"或者"我的牙齿需要打好多针麻醉药才能麻木"等。临床经验丰富的医生应预先询问患者，以往有无局部麻醉失败的经历。如果有这样的经历，可以考虑额外增加局部麻醉药物的用量。

结论：*以往有局部麻醉失败的患者，本次局部麻醉效果不佳的概率更高。*

牙科医生因素

牙科医生对局部麻醉注射的反应

Simon等[31]发现，19%的牙科医生报道，局部麻醉注射给他们带来很大压力，以至于他们在某个时刻会重新考虑是否放弃职业生涯。6%的牙科医生认为这是一个严重的问题。本研究表明，局部麻醉注射可能给一些牙科医生带来很大的职业压力。

焦虑的患者可能并不是唯一对局部麻醉药物注射紧张的人群。Dower等[32]发现，2/3的牙科医生认为他们的紧张来源于患者的焦虑和紧张。16%的牙科医生认为儿童也是他们紧张和焦虑的主要原因。

结论：*一些牙科医生对于注射局部麻醉药物有所顾虑，焦虑的患者以及儿童也是牙科医生紧张和焦虑的原因。*

同情疲劳

此外，被称为同情疲劳（Compassion fatigue）的情感耗竭可能会影响许多医务工作者[33-34]。虽然医生是因为想帮助患者，但每天要控制患者的疼痛、保持高水准实施治疗措施会让人倦怠。实际上，如果患者在修复治疗中感觉疼痛，我们通常会默认他们的感觉不真实。

作为牙科医生或专家，对患者提供的是特殊的医疗服务。在为患者提供专业医疗服务的同时保持关怀的态度则是一种值得褒奖的艺术。然而，我们同样有避免失败的能力，因为有办法避免失败的发生。牙科医生多年来被患者的疼痛所抱怨。然而，我们现在所知的一些可以缓解患者疼痛的方法，在当时并不为牙科医生所知。对于局部麻醉而言更是如此，局部麻醉药物注射的失败常常导致一些临床问题。本书罗列如何克服局部麻醉阻滞失败的一些步骤。

结论：我们如果有办法去避免牙髓麻醉失败，就不应该接受这种失败的发生。

麻醉药物及剂量因素

表1-1列举的是美国常用的局部麻醉药物。美国牙科协会规定了一系列特定的颜色码来防止不同品牌药物的混淆，制定了口腔颌面部手术中最大允许剂量。常规最大剂量是指成人（体重67.5kg）接受常规修复治疗及牙髓手术的剂量。局部麻醉药物、常用名和每支药物的剂量可见于表1-2。

灰色橡皮塞

大多数的卡局式注射器的橡皮塞都是灰色的（图1-9）。这些橡皮塞并不是颜色编码，且不能代表注射器内的药物分类。

Orabloc（商品名）阿替卡因的成分

Orabloc（Patterson Dental公司）是一种含有血管收缩剂（两种肾上腺素浓度配方：1：200000及1：100000）的阿替卡因。其阿替卡因的成分可能更加单纯，在室温下可保存24个月。产品内生产相关的降解产物，包括阿替卡因酸及肾上腺素硫酸含量都非常低，且不含有依地酸二钠、苯甲酸甲酯及橡胶。据我们观察，目前尚无有关Orabloc和其他同类市售产品的对比研究报道。

结论：Orabloc阿替卡因的成分需要进行临床效果的评估。

媒体炒作："局部麻醉药物导致牙齿细胞死亡。"

Zhuang等[36]研究发现，采用猪的牙齿和恒牙的牙胚细胞在高浓度的局部麻醉药物中暴露能影响细胞线粒体的损伤，从而导致细胞死亡。研究人员指出需要进一步的临床

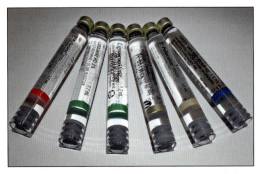

图1-9　卡局式局部麻醉药物注射器的灰色橡皮塞。

表1-1 美国常用的局部麻醉药物[a]				
麻醉药物	血管收缩剂	针筒颜色[b]	MAD[c]	TMD[c]
2%利多卡因	1∶100000肾上腺素	红	13	8
2%利多卡因	1∶50000肾上腺素	绿	13	8
2%利多卡因	无	浅蓝	8	8
2%甲哌卡因	1∶20000左旋异肾上腺素	棕	11	8
3%甲哌卡因	无	黄褐	7	5.5
4%丙胺卡因	1∶200000肾上腺素	黄	5.5	5.5
4%丙胺卡因	无	黑	5.5	5.5
0.5%布比卡因	1∶200000肾上腺素	蓝	10	10
4%阿替卡因	1∶100000肾上腺素	金	7	7
4%阿替卡因	1∶200000肾上腺素	银	7	7

[a]剂量摘自Malamed[35]。
[b]卡局式注射器的牙科标准化颜色标识。
[c]本表提供了两种最大剂量：最大允许剂量和常规最大剂量。最大允许剂量（Maximum allowable dose，MAD）是指在复杂的口腔手术及颌面部手术中允许的最大剂量。常规最大剂量（Typical maximum dose，TMD）是指常规的牙科手术操作的最大用量。两列数据的数字是指最大使用的包装剂量数字，适用于67.5kg的成人患者。

表1-2 局部麻醉药物、常用名和每支药物的剂量		
局部麻醉药物	商品名	剂量（mg）
含1∶100000肾上腺素的2%利多卡因	Xylocaine（Dentsply） Lidocain	36
含1∶50000肾上腺素的2%利多卡因	Xylocaine Lidocaine	36
含1∶20000左旋异肾上腺素的2%甲哌卡因	Carbocaine（Cook-Waite） Polocaine（Dentsply）	36
3%甲哌卡因（无血管收缩剂）	Carbocaine Polocaine	54
含1∶200000肾上腺素的4%丙胺卡因	Citanest Forte（Dentsply）	72
4%丙胺卡因（无血管收缩剂）	Citanest Plain（Dentsply）	72
含1∶200000肾上腺素的0.5%布比卡因	Marcaine（Cook-Waite）	9
含1∶100000肾上腺素的4%阿替卡因	Septocaine（Septodont） Zorcaine（Cook-Waite） Articadent（Dentsply）	72
含1∶200000肾上腺素的4%阿替卡因	Septocaine	72

研究获取更多的数据来改变现有的临床指南。同样敦促家长无须因此受到警示而拒绝对患儿进行必要的口腔治疗。

结论：猪的牙齿和恒牙的牙胚细胞在高浓度的局部麻醉药物暴露中得出的结论与临床实际结局之间并无明确关联。

卡局式注射器药物剂量——1.7mL vs 1.8mL

Robertson等[37]用最小测量精度为0.01mL的标准针筒测量过普通抽吸针筒、标准的27-G针筒及50个卡局式注射器的阿替卡因和50个卡局式注射器的利多卡因剂量。虽然卡局式注射器的阿替卡因剂量标注净含量为1.7mL（图1-10），但它的平均注射量为1.76mL。而卡局式注射器的利多卡因剂量标注净含量为1.8mL（图1-11），而平均注射量也是1.76mL。总而言之，有小剂量的麻醉药物留在注射器内，阿替卡因和利多卡因二者最终的注射量相同。一些制造商现在就将净含量标注为1.7mL，但实际净含量为1.76mL。

结论：标注1.7mL及1.8mL的卡局式注射器包含的实际药量是一样的。

局部麻醉的分类和临床意义

就一般而言，局部麻醉药物根据其pKa、脂溶性及蛋白结合力的不同分为短效、中效及长效局部麻醉药物[35]。短效局部麻醉药物包括3%甲哌卡因以及4%丙胺卡因，长效局部麻醉药物包括含1∶200000肾上腺素的0.5%布比卡因，利多卡因、阿替卡因、甲哌卡因及丙胺卡因加上血管收缩剂为中效局部麻醉药物。然而，Pateromichelakis和

Prokopiou[38]发现，一些基于离体条件下的神经而开展的研究对于临床比较局部麻醉药物作用的指导意义不大。例如，临床研究表明，同样的药物，其作用时间在神经阻滞、浸润及骨内注射麻醉的应用中不完全相同。如长效局部麻醉药物布比卡因和依替卡因只适用于神经阻滞而非上颌骨浸润麻醉及韧带内或骨内麻醉[11,39-41]。短效局部麻醉药物（例如，3%甲哌卡因以及4%丙胺卡因），对于局部麻醉神经阻滞至少可以持续50分钟，但如果用于上颌浸润麻醉时效较短[42-43]。

结论：局部麻醉药物的总体分类并不总是与临床效应之间密切相关。

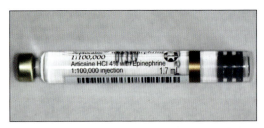

图1-10　卡局式注射器的阿替卡因剂量标注净含量为1.7mL。

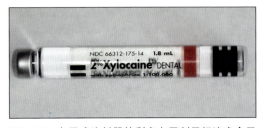

图1-11　卡局式注射器的利多卡因剂量标注净含量为1.8mL。

影响局部麻醉药物效果的因素

遗传

一些患者对局部麻醉药物的反应并不敏感。许多研究将疼痛或者局部麻醉无效归咎于遗传因素[44-47]。也许在未来的某一天，人们可以通过基因检测来针对患者筛选最有药效的局部麻醉药物。

结论：遗传因素可能是局部麻醉失败的原因之一。

红发表型

局部麻醉药物在红发的患者中药效较低，这也可能提示该类患者可能对疼痛更加敏感[48-50]。自然的红发源于黑皮素受体–1（Melanocortin–1 receptor，MC1R）基因的突变，同时会调节疼痛通路[47-49]。红发是MC1R的显性基因，与红发、白皙皮肤和雀斑相关（图1–12）。红发女性可能对某些种类的疼痛特别敏感而且皮下注射利多卡因可能对其无效[48]。Liem等[49]报道了地氟烷的使用剂量在红发人群中显著增加。另一项追踪研究中，Binkley等[50]发现，与红发相关的基因突变同时也与对牙科医生的恐惧和焦虑相关。然而，Myles等[51]在各类外科手术中发现，没有任何证据表明头发颜色能够影响患者的药物需求及恢复特点。

Droll等[52]研究了MC1R的某些等位基因变异或其表型（红发）与局部麻醉药物对女性的麻醉效果之间的可能联系。他们发现无论是红发还是MC1R基因突变都与拥有健康牙髓的女性的局部麻醉成功率无关（图1–13）。重要的是，与黑发的女性和没有红发的女性相比，红发和有两个红发等位基因女性报道的焦虑水平明显更高。有红发的女性也报道说在针刺时更痛。红发个体麻醉失败的临床现象可能是由于该人群有较高焦虑水平造成的。在牙科治疗期间，这一人群更可能将非疼痛的感觉（压力、振动等）视为疼痛。

结论：红发女性不会有更高的局部麻醉失败率。然而，红发女性的牙科焦虑感明显更高。

性别差异

学者发现，与男性相比，女性更容易躲避疼痛，更难忍受疼痛，更惧怕疼痛[53-55]。Morin等[56]发现，女性对术后疼痛感觉比男性更强烈，但男性比女性更容易被持续几天的低水平疼痛所困扰。焦虑水平也可能改变男性和女性对疼痛反应的差异[54]。因此，

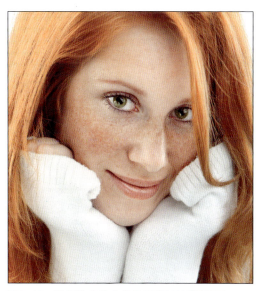

图1–12 这样的红发女性会更难以被麻醉吗？

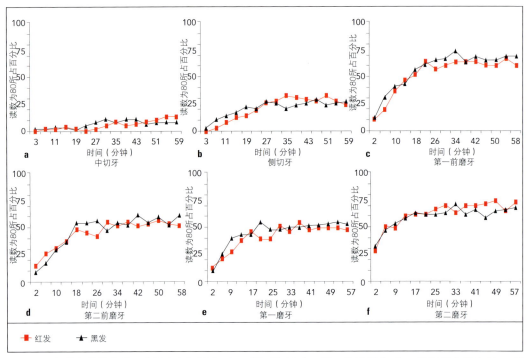

图1-13　红发及黑发女性，分别在中切牙（a）、侧切牙（b）、第一前磨牙（c）、第二前磨牙（d）、第一磨牙（e）、第二磨牙（f）注射局部麻醉药物后牙髓麻醉的成功率。以在每个注射后的间期对电活力测试的最大值（80）无反应作为评判标准。在各个牙位之间，局部麻醉成功率无显著差别，红发女性表现出显著高于黑发女性的牙科焦虑，且与健康牙髓局部麻醉的成功率无关（经许可转载于Droll等[52]）。

我们应该意识到女性对疼痛的反应与男性不同。Tofoli等[57]发现，局部麻醉药物的注射不适感和有效性与月经周期或口服避孕药的使用无关。然而，Loyd等[58]报道，外周机制可能调节三叉神经疼痛的传递，并可能与月经周期的黄体酮高表达有关。

结论：*女性比男性更容易感知疼痛，更难接受疼痛，并且更惧怕疼痛。*

"灾难化"感受

　　一些患者可能对以往经历过的或预期的痛苦产生了夸大的负面心理[59]，这叫作"灾难化"。也就是说，这些患者在以往的牙科治疗期间已经有了痛苦的经历。

结论：*临床医生可能需要了解分析患者的疼痛经历，并帮助他们重新评估疼痛。*

牙科恐惧的获得途径

　　与牙科恐惧相关的5种获得途径包括[60]：①条件性途径：直接经历的创伤。②父母途径：从父母或监护人那里感知到的牙科恐惧。③信息途径：从他人那里获得或听到的可怕经历。④言语威胁途径：父母对孩子不良行为的惩罚言语威胁。⑤视觉替代途径：在媒体上的所见引起的牙科恐惧。最近的一项研究发现[60]，年纪较大的患者表现出的恐惧较少。男性更有可能因为恐惧而取消牙科治疗预约，不同的种族背景会有不同的恐惧途径。

结论：*牙科恐惧有不同的途径，每一种都对牙科恐惧有影响。*

怀孕及哺乳

对于孕妇患者，择期治疗需要推迟，特别是在怀孕前3个月。然而，如果需实施镇痛治疗，临床上常用的局部麻醉药物对于孕妇都是比较安全的[61]。美国FDA将阿替卡因、甲哌卡因及布比卡因列为C类药物[35]。C类药物是指"没有动物繁殖实验证明该药物有不良反应，没有针对女性的对照试验或者没有针对女性及动物的对照试验。只有当用药潜在的问题证明对胎儿的潜在风险在合理范围之内时，才应该给药"[35,61]。利多卡因及丙胺卡因被归类为B类药物，B类药物是指"动物实验没有发现对胎儿有风险，但没有在怀孕初期（以及怀孕后期）女性或动物繁殖实验中发现未被对照试验所证实的不良作用"[35]。

基于医疗法律，药物制造商常常在药物说明书中警告该药物不能用于孕妇，因为这些药物的不良作用的确未被怀孕期的女性所验证。事实上，在总人群中先天畸形发生率是3%，其中能明确原因的只有不到50%[61]。Hagai等[62]评估了在局部麻醉药物暴露的怀孕人群，发现在怀孕期间使用局部麻醉药物和牙科治疗并不会造成重大的畸形风险。

药物确实可能少量进入哺乳期患者的乳汁中[63]。如果考虑到这一点，患者可以选择使用吸乳器丢弃母乳，然后每天给婴儿提供配方奶或使用局部麻醉药物前挤出的母乳。如果从业人员不能确定药物的安全性，可以查阅美国国立卫生研究院的LactMed数据库。这些资源提供有关进入母乳的药物、药物安全性和安全替代药物的信息。

对于疼痛的孕妇来说，最重要的是通过有效的治疗措施消除引起疼痛的原因。这可减少对局部麻醉药物的需求[61]。

结论：*推迟对怀孕患者的选择性治疗，特别是在妊娠的前3个月。然而，如果需要对怀孕或哺乳期患者进行镇痛治疗，很多常用的局部麻醉药物是安全的。*

老年患者

Nordenram等[64]发现，老年患者相比年轻患者局部麻醉药物的起效时间更快，总体而言，老年患者对疼痛的忍受性高于年轻患者[65-66]。

结论：*老年患者对疼痛的忍受性高于年轻患者。*

酒瘾

有酒瘾的患者对疼痛刺激反应更敏感，伴有抑郁症的患者接受牙髓麻醉更容易失败[67-68]。但正在戒酒的患者对于局部麻醉药物的应用并没有特殊影响[68]。

结论：*那些有酒瘾的并且没有戒酒的患者可能更难被成功麻醉。*

局部麻醉药物与过敏反应

局部麻醉药物

一般来说，酰胺类局部麻醉药物发生过敏反应的概率很低[69]。Batinac等[70]发现，局部麻醉药物过敏最常见的症状为心血管反应（18%）。真正的过敏反应很少（不到1%）。在局部麻醉药物不良反应的患者中，没有发现皮内注射局部麻醉药物有过敏反应。然而，确实有对局部麻醉药物产生超敏反应的病例报道[69-78]。对局部麻醉药物有严重过敏或特异反应的患者，在进行手术前应咨询口腔麻醉医生或口腔外科医生，选择深度镇静或全身麻醉。

结论：对局部麻醉药物有严重过敏反应的患者，应求助于口腔麻醉医生或口腔外科医生，选择深度镇静或全身麻醉。

牙科卡局式注射器中的橡胶

Shojaei和Haas[76]对橡胶过敏进行了文献综述。他们发现，既往报道提供的一些证据表明，卡局式注射器的橡胶塞直接接触局部麻醉药物溶液，而向其释放橡胶过敏原。然而，尚无有橡胶塞导致的局部麻醉药物过敏反应病例的记录。最近一些制造商将不含橡胶的胶塞引入到了卡局式注射器的生产线上。

结论：对于橡胶过敏的患者，卡局式注射器带来的风险很小。

亚硫酸盐

亚硫酸盐是许多食品的常见添加剂，在局部麻醉剂中含量很少。亚硫酸盐可以防止牙用制剂中血管收缩剂的氧化。Smolinske[77]认为注射亚硫酸盐导致的过敏或哮喘反应与食物引起的过敏反应不同。前者反应更加迅速且无法预知。正如Naftalin和Yagiela[78]所说："最好的预防亚硫酸盐过敏的方法是对亚硫酸盐过敏患者使用不含血管收缩剂的局部麻醉药物。"

结论：如果一名患者对亚硫酸盐严重过敏，应该使用不含血管收缩剂的局部麻醉药物。

逆转软组织麻木

患者可能会觉得残留的软组织麻木感会在3个层面干扰他们的日常生活——知觉（对身体形态改变的知觉）、感觉（感觉缺失）和功能（语言、微笑、喝水和控制流涎的能力减弱）。患者可能会抱怨他们在看完牙科医生后无法正常进食或说话。患者通常不希望在治疗后的几个小时内出现嘴唇和舌头麻木。甲磺酸酚妥拉明（1.7mL卡局式注射器含有0.4mg；商品名：OraVerse；公司：Septodont）是一种缩短软组织麻木时间的药物（图1-14）。软组织麻醉的持续时间长于牙髓麻醉，并常与进食、饮水和说话困难有关[79-81]。使用OraVerse的最大价值是用于大多数术后疼痛不显著的牙科治疗。有临床试验评估了酚妥拉明在接受常规非手术治疗、牙周手术或种植体植入的患者和

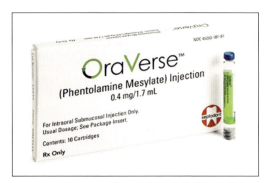

图1-14　OraVerse是一种能够改善软组织麻木的安全药物。

无症状的根管疾病患者中的应用[79-87]。这些研究表明，与假性注射相比，酚妥拉明在统计学上减少了软组织麻木的时间。Saunders等[86]发现，使用OraVerse的患者麻木时间缩短（92%），就医体验改善（84%），83%的患者会向他人推荐OraVerse，79%的患者会在将来就诊时使用OraVerse。

Fowler等[85]研究了OraVerse在无症状牙髓疾病患者中逆转软组织麻木的应用。他们发现，患者恢复正常上颌软组织感觉的时间缩短了88分钟，恢复正常下颌、唇感觉的时间缩短了47分钟。术后疼痛和并发症极低。许多牙髓病患者如果需要术后立刻说话、出席重要会议甚至需要参加演唱及剧场演出的将会从此药中受益。

Elmore等[88]发现，局部麻醉后30分钟或60分钟使用酚妥拉明可显著缩短髓内麻醉和软组织麻醉的持续时间（图1-15）。由于牙髓麻醉可以很快逆转，所以在牙科门诊结束时应使用酚妥拉明。

OraVerse使用和局部麻醉药物相同的标准注射器、相同的位置和技术（浸润或神

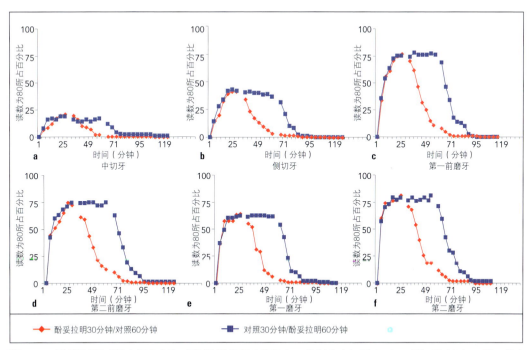

图1-15　酚妥拉明/对照（红色）和对照/酚妥拉明（蓝色），分别在中切牙（a）、侧切牙（b）、第一前磨牙（c）、第二前磨牙（d）、第一磨牙（e）、第二磨牙（f）注射局部麻醉药物后牙髓麻醉的成功率。以在每个注射后的间期对电活力测试的最大值（80）无反应作为评判标准。局部麻醉后30分钟注射酚妥拉明能快速逆转牙髓麻醉。酚妥拉明对需要在局部麻醉后快速恢复口腔软组织功能和感觉的患者有帮助。然而，牙髓麻醉同时也会快速逆转（经许可转载于Elmore等[88]）。

经阻滞麻醉），并按相同的比例（1∶1）进行注射。

结论：OraVerse是一种安全的产品，对于希望局部麻醉后软组织功能更快恢复正常的患者是有益的。

焦虑与疼痛

焦虑的患者可能更难被麻醉。虽然牙科注射是治疗患者的一个重要方面，但注射可能会引起焦虑或恐惧，这可能是患者不愿接受牙科治疗的一个原因[89]。Van Wijk和Hoogstraten[90]发现，焦虑的患者比不焦虑的患者更能感到疼痛。焦虑的患者也有高估疼痛的倾向[91]。Vika等[92]报道，大约17%的患者在最后一次看牙科医生时表示高度恐惧。

焦虑的患者对疼痛的耐受性降低[93]。因此，焦虑的患者可能需要辅助麻醉技术（阿替卡因下颌浸润麻醉或骨内注射或牙周韧带注射）。

此外，牙科焦虑在老年人（50岁以上）发生率较高[94]。

尤其是对于牙科专业的学生来说，他们在过渡到临床治疗阶段时，最焦虑的事情之一就是害怕伤害患者[95]。当面对特定的临床情况时，学生因局部麻醉失败而倍感压力[95]。

然而，Corah等[96]发现，牙科医生致力于预防疼痛是对患者最重要的诊疗行为，可以减少患者的焦虑，增加患者的满意度和友好性，友好、快速工作、冷静、精神支持是重要的辅助行为。

结论：焦虑的患者可能更难被麻醉。医生最重要的是预防疼痛。

口服清醒镇静药物

疼痛的患者常常对牙科治疗感到焦虑和恐惧[97]。因为疼痛需要紧急治疗的情况更让人害怕。因此，在为焦虑和恐惧患者进行手术时，如果患者有意识地服用镇静剂，IANB会更成功吗？Lindemann等[98]使用0.25mg三唑仑（Halcion，Pfizer）舌下含服来确定对IANB治疗不可逆性牙髓炎的疗效。在根管探查或初次使用器械时无痛或仅出现轻度疼痛则被判定为有效。三唑仑组IANB的成功率为43%，安慰剂组为57%。两组间无显著差异。同样，Khademi等[99]发现，术前口服0.5mg的阿普唑仑并不能提高IANB在患有不可逆性牙髓炎的患者中的成功率。阿普唑仑组的成功率为53%，安慰剂组为40%，两组间无显著差异。总之，对于下颌后牙，术前三唑仑或阿普唑仑不会增加不可逆性牙髓炎患者IANB的成功率。

因此，如果治疗过程的疼痛是能预见到的，使用三唑仑或阿普唑仑进行清醒镇静不会减少在牙科治疗期间的疼痛，仍然需要深度局部麻醉。也就是说，在牙科治疗过程中，不应该使用清醒镇静来减轻疼痛！这些研究的结果不应被解释为三唑仑或阿普唑仑镇静不能应用于降低患者的焦虑。减轻患者的焦虑使牙科治疗过程更容易被患者接受。

结论：口服三唑仑（Halcion）或阿普唑仑（Xanax, Pfizer）进行清醒镇静不会减轻患者的疼痛。

疼痛治疗与患者满意度的关系

牙科医生的关怀态度关系到患者的满意程度，即使其中很多患者经历了疼痛的牙科治疗。

大量关于根管治疗的研究发现，尽管大多数患者在治疗过程中经历了中度到重度的疼痛，但这些患者仍表现出很高的满意度（96%～100%）[98,100-104]。Gale等[105]、Davidhizar和Shearer[106]、Schouten等[107]、Fletcher等[108]均发现，患者满意度与积极和专业的态度、不断的鼓励、表现出关心的态度和避免防御有关。牙科医生的交流行为（亲善或"椅旁态度"）与患者满意度呈正相关，并解释了为什么患者对牙科治疗感到满意，即使可能涉及疼痛。在根管治疗中，高满意度也可能与预期患者的疼痛会减轻有关。

结论：牙科医生的护理态度与患者的满意程度有关，即使可能涉及疼痛治疗。在根管治疗中，高满意度可能与预期患者疼痛减轻有关。

氧化亚氮（笑气）

氧化亚氮一直以来给人深刻的印象便是安全，因而非常适合多数患者的轻度清醒镇静[109]。氧化亚氮可以产生镇痛效果[110-112]，并已被用于减少静脉穿刺[113]和儿童小手术的麻醉[114]以及缓解患者IANB（包括标准阻滞、Gow-Gates或Vazirani-Akinosi阻滞技术）的注射疼痛[115]。它还被用于减少儿童注射IANB的疼痛，从而改善行为[116]。

Stanley等[100]验证了氧化亚氮对有症状牙髓炎患者IANB成功的影响。他们发现，

氧化亚氮镇静确实增加了IANB的成功率，是一种治疗牙痛的有效方法。此外，如果患者出现焦虑或要求镇静，氧化亚氮镇静可能比口服镇静更好。氧化亚氮镇静允许滴定剂量，不会超过治疗预约的时间，这意味着患者可以在使用后开车离开。

结论：氧化亚氮在焦虑症和急症患者的轻度清醒镇静中是非常有用的，因为它具有麻醉和抗焦虑作用。

芳香疗法

Kiecolt-Glaser等[117]研究了芳香疗法，发现它在控制疼痛方面没有任何改善。然而，柠檬香气确实能提升积极情绪，而薰衣草对情绪没有影响。也许我们应该撒上柠檬味的清洁剂来提升患者、助手和我们自己的情绪，这只是开个玩笑。

结论：芳香疗法不能改善焦虑患者的疼痛控制。

血管收缩剂

心血管反应

有几名研究者[118-122]报道了使用含1∶100000肾上腺素的2%利多卡因进行浸润注射和神经阻滞时心率的增加，而其他的研究者[123-128]没有报道心率的显著变化，或认为这些变化无显著差异。就给药和心率增加的具体信息数据而言，5项[118-122]研究表明，平均心率增加。其中2项研究发现，使用了大约20μg的肾上腺素（1支1∶100000肾上腺素包含18μg）时心率每分钟增加4次[119-120]。3项研究记录使用45～80μg的肾上腺素（2.5～4

支1：100000肾上腺素）心率每分钟增加10～15次[118,120-121]。另有一项研究发现使用144μg肾上腺素心率能够每分钟增加大约21次[122]。

Moore等[123]发现，使用一个卡局式注射器的4%阿替卡因，含1：100000与1：200000肾上腺素与对心血管反应没有差异。然而，当使用大剂量时（将近7支，这是4%阿替卡因的最大允许剂量），Hersh等[124]报道，注射后10分钟，1：100000肾上腺素能够明显导致更高的心率和收缩压。心率的增加是由β_1受体的激活引起的。因此，在浸润或阻滞中增加肾上腺素的量会增加心率增加的可能性。

局部麻醉药物联合血管收缩剂的骨内注射可能增加心率，但牙周韧带注射不会增加心率[11,13,129-131]（详见第4章讨论）。

结论：1.8mL的局部麻醉药物与血管收缩剂用于浸润和神经阻滞麻醉一般不会增加心率。增加注射量会增加心率，使用带有血管收缩剂的局部麻醉药物进行骨内注射总是会增加心率。

心血管疾病患者治疗的注意事项

治疗应在综合评估患者和完善医疗咨询的基础上进行个体化。Niwa等[132]得出结论：1.8mL的含2%1：80000的利多卡因肾上腺素是安全的，对心血管疾病患者几乎没有血流动力学影响。同样，Elad等[133]发现，在牙科治疗中使用1.8mL的含4%1：200000的阿替卡因肾上腺素或含2%1：100000的利多卡因肾上腺素是安全的。Niwa等[134]报道，许多不稳定型心绞痛或急性心肌梗死患者（6个月内）在局部麻醉下可以耐受拔牙和去髓，但是需要采取适当的应激控制措施。

结论：在治疗心血管疾病患者之前，建议进行医疗咨询。

禁忌证

肾上腺素在未经治疗的甲状腺功能亢进和嗜铬细胞瘤患者中禁用[35]。

嗜铬细胞瘤是一种罕见的肾上腺髓质神经内分泌肿瘤，可引起儿茶酚胺分泌增加[135]。患者应充分意识到如果他们有这种情况，必须要进行医疗咨询。由于儿茶酚胺的过度分泌，这类患者应当避免应用血管收缩剂。

甲状腺功能亢进是指甲状腺激素分泌增加，可能引起心律失常[135]。在最严重的情况下，未经治疗的甲状腺功能亢进可能导致甲亢危象，这种情况包括高血压、发热和心力衰竭。通常，甲状腺功能亢进的症状在发病初期进展非常缓慢，患者直到病情加重才意识到症状。这意味着症状可能会持续数周或数月，患者才完全意识到已经患病。在老年人中，甲状腺功能亢进的部分或全部典型症状可能消失，患者可仅表现为体重减轻或抑郁。因此，患者来诊所就诊时可能患有未确诊的甲状腺功能亢进。症状包括患者经常感觉比周围的人更热，因为身体的新陈代谢增加了。而且即使他们进食增加，体重却在慢慢下降[135]。甲状腺功能亢进患者通常容易感到疲劳，且睡眠有问题。可能出现手颤和心悸。这些人可能会变得易怒，容易心烦意乱。甲状腺功能亢进严重时，患者可出现呼吸短促、胸痛和肌肉无力[135]。

另外，Malamed[35]指出，对于高血压（收缩压高于200mmHg或舒张压高于115mmHg）、心律失常、不稳定型心绞痛、严重的心血管疾病或在6个月内发生的心肌梗死的患者应避免使用血管收缩剂。因此，肾上腺素或左旋异肾上腺素的禁忌证并不是这些患者所要面对的关键问题；相反，关键问题应该是在牙科诊所进行牙科治疗的安全保证。

此外，患者可能对麻醉中的肾上腺素过敏，但这非常罕见。Kohase和Umino[136]报道2例对2%利多卡因制剂中的肾上腺素（盐酸盐或酒石酸盐）过敏的病例。虽然有些患者可能确实对肾上腺素制剂过敏，但一些因为心率加快及心悸而自称对肾上腺素过敏的患者其实只是对释放到他们血液中的肾上腺素表现出的反应。

结论：严重的疾病是常规牙科治疗的禁忌证。患者可能会对麻醉药物中的肾上腺素过敏，但这必须被认为是一种极端罕见的情况。

向患者的内科医生进行咨询

最好是直接与患者的医生联系，讨论治疗方法。这样做，医生可以理解我们对患者的关心和我们治疗的基本讨程。还需要强调的是，所有的注射都是在反复的确定之后才进行的，并且是在60秒的时间内缓慢进行的。最好不要问使用肾上腺素是否安全，因为许多医生使用高剂量的肾上腺素来治疗过敏反应——给予0.3～0.5mg的1∶1000肾上腺素溶液。他们只是不太熟悉在牙科卡局式注射器中肾上腺素的剂量。

对于IANB，3%甲哌卡因与含1∶100000肾上腺素的2%利多卡因相似，时效约为50分钟。3%甲哌卡因可用于骨内注射，但不能用于牙周韧带注射。因此。3%甲哌卡因可用于这些情况。

结论：强调我们预期的治疗方法和局部麻醉的基本原理。

麻醉药物本身的成分

一直以来，人们强调在某些医疗条件或药物相互作用下使用血管收缩剂的危险性。虽然这一点很重要，但临床医生也必须认识到，由于浓度较高（3%甲哌卡因和4%丙胺卡因），不含血管收缩剂的局部麻醉药物溶液中含有更多的麻醉药。由于认为这些药物比没有血管收缩剂的溶液更安全，临床医生可能会给予更多的麻醉剂，这会导致毒性和中枢神经系统抑制[137]。我们必须记住，如果没有血管收缩剂，麻醉剂溶液将更快地从注射部位进入全身循环，从而使血液中的麻醉剂浓度升高。

结论：不含血管收缩剂的麻醉溶液并不比含有血管收缩剂的麻醉溶液安全，因此不应大量使用。

药物的相互作用

对于一些服用全身性药物（例如，抗抑郁药物、β受体阻滞剂、抗帕金森病药物以及可卡因）的患者，应该谨慎使用血管收缩剂，或者至少限制血管收缩剂的用量。对于大多数服用这些药物的患者，3%甲哌卡因可用于IANB。对于辅助性骨内注射，仅应使用3%甲哌卡因，因为牙周韧带注射无效。

单胺氧化酶（MAO）抑制剂

肾上腺素和左旋异肾上腺素是儿茶酚胺类物质，由儿茶酚–邻甲基转移酶代谢，而不是单胺氧化酶[138]。因此，服用MAO抑制剂的患者可以接受这两种血管收缩剂中的任何一种。

抗抑郁药物

氟西汀（Prozac，Eli Lilly）选择性地抑制5-羟色胺的吸收，本身不会导致什么问题[138]。然而，服用三环类抗抑郁药的患者可能会有心律失常，而血管收缩剂可能会诱发心律失常[139]。对该类患者，含有肾上腺素或左旋异肾上腺素的药物应用需限制在1~2支。

β受体阻滞剂

服用非选择性β受体阻滞剂（例如，普萘洛尔、纳多洛尔）的患者可能对引起血压升高和反射性心动过缓的血管升压药敏感[138]。谨慎使用血管收缩剂是明智的。接受选择性β受体阻滞剂（阿替洛尔、美托洛尔）治疗的患者在正常下并不表现出对血管升压药的敏感性[138]。然而，血管收缩剂的使用不应过量。

抗帕金森病药物

由于治疗帕金森病的药物（左旋多巴和恩他卡朋）相互作用对血压和心率的影响会被放大，应该把含1∶100000肾上腺素的2%利多卡因用量限制在每30分钟3次以内[140]。如果患者正在接受司来吉兰治疗，则不应使用肾上腺素或左旋异肾上腺素[140]。

可卡因

可卡因产生一种儿茶酚胺超敏反应状态，从而引起心律失常和其他严重的心脏问题[35]。在过去24小时内吸食可卡因的患者绝对不应该使用血管收缩剂进行局部麻醉[35]，然而，吸食可卡因的患者可能不会如实告知。我们必须坦率地询问患者是否使用过可卡因，特别是我们看到滥用的身体迹象：结膜充血、流鼻涕或频繁嗅探却没有过敏或感冒症状、血压升高、瞳孔扩大、心率加快或流鼻血。

此外，Saraghi等[141]提醒从业人员注意利多卡因的供应情况，因为局部麻醉药物可能被从牙科诊所转移到可卡因掺假的地方（它会增加吸入可卡因引起的鼻麻木）。

注射疼痛

牙科注射和所有的医疗注射都有可能造成疼痛。观察接受疫苗注射的儿童就很容易发现注射带来的疼痛反应，也许幼年对注射疼痛更为敏感。此外，疫苗在注射过程中没有局部麻醉药物的特性。Taddio等[142]指出，尽管2/3的儿童害怕打针，1/10的儿童不遵守免疫接种，但疼痛干预措施在儿童接种疫苗期间并不常用，原因是成本和不便[143]。管理疫苗接种的疼痛是重要的，应该经常使用镇痛干预（分散注意力技术、表面麻醉剂和注射技术），从而促进更积极的态度和行为。

Taddio等[143]比较了布比卡因表面麻醉、蒸汽冷却喷雾剂、护士给予的触觉刺激以及自我导向分散注意力（阅读杂志）的效果。学者发现布比卡因比注意力分散更有效，但与蒸汽冷却剂喷雾或触觉刺激没有区别。他们的结论是，疫苗接种人员应该在免疫接种过程中做好镇痛措施。其他的医疗注射操作，包括静脉穿刺和美容整形手术，也有可能造成疼痛。

Versloot等[144]评估了患儿、牙科医生和独立观察员在牙科检查期间对疼痛和应激的观察。发现患儿的自述疼痛和独立观察员的疼痛评估具有相关性，而牙科医生的疼痛评估最低。因此，牙科医生对患者疼痛的评估并不总是准确的。

医生自认为对大多数的患者实施了相对无痛的注射，但很少去客观地评估患者的疼痛感受。

操作者与患者的性别差异对注射疼痛的影响

实验研究表明，与男性相比，女性对疼痛的接受度较低，更害怕疼痛[55]。Perry等[145]研究了注射者的性别对接受注射男性和女性疼痛的影响。他们评估了操作员性别及其对男性和女性上颌侧切牙注射疼痛的影响。研究发现女性实施麻醉注射时的疼痛评分比男性更高。男性操作者/男性患者、女性操作者/女性患者、女性操作者/男性患者之间的疼痛报道的差异不显著。关于为什么男性和女性之间存在疼痛差异的一种解释是社会期望的结果，长期以来在人们的期望中，男性表现得更加不害怕疼痛。可能所谓的"男子汉法则"导致一些男性不愿意在公共场合承认受到伤害。

结论：当一名男性操作人员对一名女性患者进行检查时，会出现较高的疼痛反应。

不同注射阶段的疼痛

每一次牙科注射有3个阶段：①初始针穿过牙槽黏膜；②针到达目标部位；③麻醉药物在目标部位的聚集。每个阶段对控制疼痛有不同的要求。

IANB注射疼痛

IANB与无症状的疼痛有关。在针尖穿刺阶段，Nusstein等[146]的一项1635个IANB病例的回顾性研究报道了中度到重度的疼痛发生率为14%～22%。Nusstein等[147]发现，在将针置入到目标位置时，39%～54%的患者报道有中度到重度疼痛。对于麻醉药物在目标部位聚集，不同的学者[2,7,15-16,148]报道了中度到重度疼痛的发生率为20%～40%。即使注射持续时间超过60秒，疼痛仍然不可避免。Nusstein等[147]发现，对于IANB来说，针尖置入目标区域比起针尖穿刺和IANB药物在目标区域的注射更令人疼痛。因此，我们需要研究减少IANB疼痛的方法。

结论：IANB本身是一项导致疼痛的注射操作。

上颌骨和下颌骨的注射疼痛

Kaufman等[149]发现，IANB比局部浸润、牙周韧带注射以及颏神经阻滞造成更多不适，而上颌骨前区局部浸润导致的不适感最强烈。Aminabadi等[150]也发现儿童上颌骨前区的局部浸润疼痛评分高于IANB和下颌浸润麻醉。Wahl等[151]发现腭部注射所致的疼痛比上颌后部浸润或IANB更为显著。Meechan等[152]比较了针尖穿透腭部前部和后部的疼痛，发现腭部前部比后部局部浸润更为不适。

上颌骨浸润麻醉是一种伴有疼痛的注射。Nusstein等[146]在一项对422例上颌前牙浸润麻醉病例的回顾性研究中，报道了在针头穿刺阶段中度到重度的疼痛发生率为18%～21%。对于上颌后牙浸润麻醉，Nusstein等[146]在一项包含279例病例的回顾性研究中报道了中度到重度的疼痛发生率为12%～17%。在上颌前部浸润麻醉中，表面麻醉显著增加了针尖置入时患者无痛的比例，但对于上颌后部浸润则无效。

在针尖置入侧切牙时，Scott[153]报道了有20%～28%的患者发生中度疼痛，3%的患者发生重度疼痛。Perry等[145]报道，在25%～46%的情况下，针头置入会导致中度到重度疼痛。

Mikesell等[154]和Scott等[153]报道了予侧切牙注射1.8mL的含1：100000的2%利多卡因肾上腺素，23%～34%的患者有中度疼痛，而3%的患者有重度疼痛。Perry等[145]报道，麻醉药物注射导致中度疼痛的比例为35%～53%，重度疼痛的发生率为4%～14%。Mikesell等[154]报道了9%的患者在前磨牙注射时有中度疼痛，6%的患者在第一磨牙注射时有中度疼痛。即使注射持续时间超过60秒，疼痛仍然不可避免。

结论：上颌浸润麻醉是一项较为疼痛的操作。

针头规格

牙科医生可能考虑到减轻疼痛而使用型号更小的注射针（图1-16）。然而，Fuller等[155]发现，在磨牙后垫中25号、27号和30号针对疼痛的感知无显著差异。Flanagan等[156]发现，在930次注射中，25号、27号和30号之间的注射疼痛无显著差异，其中包括IANB、上颌颊部浸润和腭部注射。他们认为注射器针头的大小不重要，至少在牙科注射中如此。

McPherson等[157]研究了在IANB和颊神经阻滞时，更大内径的针是否能减轻疼痛。增大的内径（比标准针头宽43%）在注射过程中可以缓解压力，从而减轻疼痛。然而，笔者发现大口径27号针头与标准口径27号针头相比并不能减轻疼痛。

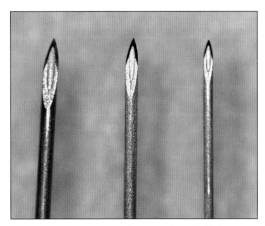

图1-16　Tribeveled25号、27号和30号针头。不同型号针头在口腔注射中产生的疼痛无差异。

Meechan等[152]发现，以前在同一患者的腭部注射中使用的针头会引起女性患者更多的不适，提示腭部再次注射局部麻醉药物时最好换一个新的针头。

结论：针头规格（25号、27号和30号）对口腔疼痛的感知似乎没有影响。

单纯局部麻醉药物和含肾上腺素局部麻醉药物的注射不适

有研究发现，当使用单纯局部麻醉药物时，注射疼痛会减轻[158]。造成这种效果的原因可能是这些溶液的pH更高。然而，Meechan和Day[159]在腭部注射中没有发现单纯局部麻醉药物和含肾上腺素药物的区别。Wahl等[160]发现，在上颌颊部浸润或IANB中使用普通或含肾上腺素溶液时的疼痛无差异。在后来的一项研究中，Wahl等[161]发现，用于上颌颊部浸润、腭部浸润或IANB注射时，丙胺卡因（Citanest Plain，Dentsply）疼痛评分明显低于含肾上腺素的利多卡因、甲哌卡因或含肾上腺素的阿替卡因。然而，针尖的置入及针尖的放置并不受局部麻醉药物溶液影响。尽管纯4%丙胺卡因注射可以减轻药物注射疼痛，但并不代表无注射疼痛。

一些临床医生在实施IANB时，首先给予3%甲哌卡因，然后加入含1∶100000肾上腺素的2%利多卡因。理由是3%甲哌卡因由于不含肾上腺素，因此pH更高。理论上，3%甲哌卡因初始注射可减轻注射疼痛。Lammers等[162]发现，IANB实施过程中，首先用3%甲哌卡因再用含1∶100000

肾上腺素的2%利多卡因，与首先用含1∶100000肾上腺素的2%利多卡因再用含1∶100000肾上腺素的2%利多卡因，两种方式对注射疼痛无显著差异。

在上颌骨，注入无血管收缩剂的普通麻醉溶液只能维持10～15分钟的牙髓麻醉。因此，如果需要15分钟以上的麻醉，则需要进行追加浸润。在IANB中，单纯局部麻醉药物浸润麻醉可提供持续至少50分钟的牙髓麻醉。

另外，需要考虑的问题是，与使用计算机控制的局部麻醉药物注射系统（CCLAD）相比，使用标准的注射器时，4%丙胺卡因或3%甲哌卡因是否能更好地减少疼痛。

结论：IANB过程中，3%甲哌卡因与含1∶100000的2%利多卡因肾上腺素对注射疼痛的影响相同。4%丙胺卡因可减轻IANB的疼痛，但仍需进一步研究。除了疼痛之外，其他因素如4%丙胺卡因、3%甲哌卡因在上颌麻醉的效果也需要考虑。

阿替卡因注射疼痛

Mikesell等[154]、Evans等[163]、Haase等[164]、Robertson等[37]发现，在注射的3个阶段中，含1∶100000肾上腺素的4%阿替卡因与含1∶100000肾上腺素的2%利多卡因之间无显著差异。Sumer等[165]观察阿替卡因与利多卡因在497例上颌浸润麻醉或IANB中的作用，他们发现两种麻醉药物注射导致的注射疼痛相似。

结论：同利多卡因相比，阿替卡因的注射疼痛与其相同。

注射技术

慢注射

Hochman等[166]和Kudo[167]测试了牙科注射的压力，低压注射（慢注射）可显著减轻疼痛和焦虑[167]。因此，慢注射（局部麻醉药物溶液）降低了注射过程中的注射压力和患者的不适感。Kanaa等[168]发现，IANB慢注射（60秒）比快注射（15秒）更为舒适。

慢注射的一种方式是使用先前Wand提及过的CompuDent（Milestone Scientific）计算机控制的局部麻醉药物注射系统（CCLAD）（图1-17）。CCLAD可以控制在4分45秒时间内注射1.4mL药液（慢注射）。CompuDent同样可以使用较快的速率。关于CCLAD的文献大多数是比较其与标准注射器的注射疼痛[169-194]。在20个相关研究中，有力的证据表明CompuDent CCLAD减轻了注射疼痛并且能减少儿童的抵抗行为[169-189]。有4项研究表明二者注射疼痛没有差异[190-193]，1项研究表明CCLAD的疼痛评分更高[194]。尽管CCLAD减轻注射疼痛，但注射仍然不是无痛的过程[169-194]。

结论：慢注射比快注射更为舒适，CCLAD可以减轻注射疼痛。

两步法注射

两步法注射包括最初的在黏膜下非常缓慢的注射大约1/4局部麻醉药物。当局部麻木后，剩余药液注射于深部目标区域。Nusstein等[147]发现，在两步法注射中使用标准注射器，在IANB中减轻了针头置入的

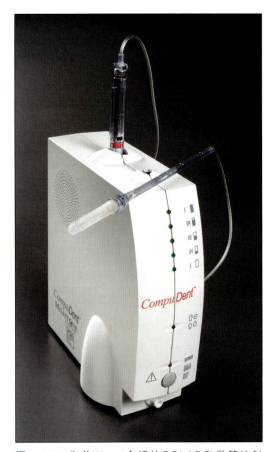

图1-17　先前Wand介绍的CCLAD和微管注射（Courtesy of Milestone Scientific.）。

疼痛，但只对女性有效。这个技术适用于焦虑和忧郁的患者，但可能也适用于儿童患者和所有人。Sandeep等[195]发现，两步法注射技术减少了儿童神经阻滞的疼痛。

结论：两步法注射对注射疼痛的缓解可能有效。

IANB后的神经损伤

舌神经和下牙槽神经的永久性损伤是非常罕见的。Pogrel和Thambyl[196]报道的发病率为1/160571～1/26762。70%～79%的患者

有舌神经受累，21%～30%的患者有下牙槽神经受累[197,199]。舌神经损伤概率大等原因是注射部位舌神经束少于下牙槽神经束[197]。Krafft和Hickel[198]报道了在12104例患者中，有18例出现舌神经感觉障碍，其中的17例在6个月后感觉恢复。

Rout等[199]、Stacy和Hajjar[200]发现，在IANB后检查针头时，针尖损伤的发生率为60%～97%（图1-18）。针头在注射时与下颌骨内侧表面接触，导致尖端损伤。Stacy和Hajjar[200]推测，带倒钩的针尖在退出可能导致舌神经或下牙槽神经损伤。使用IANB时最好不要让针尖触及骨表面。

结论：舌神经损伤较下牙槽神经损伤更为常见。然而，永久性损伤是罕见的。此外，当针接触到下颌骨时会因损伤而产生倒钩。

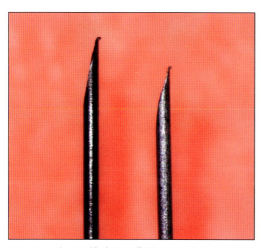

图1-18 在下牙槽神经阻滞时，注射中针尖在接触下颌骨表面时受到损伤。

断针

根据Pogrel的研究[201]，大多数的针头折断发生在IANB时，常常是使用30号针头，并且发生在注射过程中突然移动的儿童身上。他的建议如下：不要将针头没至接口中，避免用30号针头来完成IANB，注射前不要在接口处弯折针头（最后一项建议对骨内注射麻醉不适用，因为短针通常被折弯用来置入后牙）。尽管针头损坏在新的一次性针头中很少出现，但牙科医生仍然需要注意这些建议，安全总比发生事故好。

结论：为避免IANB时断针，不要使用30号针头，不要将针头没至接口中，不要在接口处弯折针头。

表面麻醉剂

对针头的恐惧是牙科患者恐惧的主要原因之一[202-204]，尽管一些研究[205-208]证明表面麻醉剂的有效性，其他的[209-211]报道使用表面麻醉剂并没显著减轻疼痛。然而，口腔中一个特定的区域，表面麻醉已经被证明是有用的，那就是上颌前区。Nusstein和Beck[146]报道，表面麻醉显著增加了患者在上颌前部浸润过程中无入针疼痛的概率。

Nusstein和Beck等[146]的研究和其他的相关研究[205,207-208,212-214]均表明，20%苯佐卡因需要至少60秒的应用才能在上颌起效，但是对于IANB，延长作用时间可能仍然不能起效。据报道，利多卡因在5%[205,215-217]、10%和20%[206,218-219]（通过贴片）浓度下有效。据报道，5%利多卡因在

30秒内无效[208]。一种含有利多卡因和丙胺卡因的局部麻醉软膏（EMLA）分别在连续使用2分钟和5分钟后被证实有效[215-216,220-221]。de Feiras等[222]比较了利多卡因注射时使用局部苯佐卡因或安慰剂对上牙槽神经和腭大神经对疼痛的影响。笔者发现安慰剂和苯佐卡因有相似的效果。性别差异无统计学意义。Ghaderi等[223]在儿童患者注射前使用表面麻醉剂（苯佐卡因）或表面麻醉剂加60秒冷冻颊黏膜。虽然他们发现表面麻醉加冷冻［疼痛视觉模拟量表（VAS）显示为42mm/100mm］较仅使用表面麻醉剂明显减轻了疼痛（58mm/100mm），但注射时疼痛仍然存在。

Franz-Montan等[224]比较了脂质体包裹的罗哌卡因和EMLA（2.5%利多卡因/2.5%罗哌卡因）及20%苯佐卡因凝胶用于上颌尖牙区局部麻醉的有效性。学者发现脂质体包裹的罗哌卡因在减少针入过程中的疼痛方面与EMLA相当。没有一种表面麻醉剂对牙髓麻醉有效。

Al-Melh等[225-227]发现，EMLA在腭侧尖牙区浸润和上颌前庭尖牙区浸润方面优于苯佐卡因凝胶。

Martin等[210]发现，如果患者认为他们正在接受表面麻醉，不管他们是否真的接受，他们都会感觉疼痛有所减轻。因此，使用表面麻醉最重要的方面可能不是它的临床效果，而是对患者的心理影响，让他们觉得医生正在尽一切可能减轻疼痛。

结论：表面麻醉在上颌前牙区是最有效的。每次注射前至少应使用60秒的表面麻醉剂，以向患者表明我们正在采取一切可能

的预防疼痛措施。

复合表面麻醉剂的安全性

Kravitz[228]回顾了5种含有丁卡因、可卡因、丙胺卡因和利多卡因的复合表面麻醉剂，分别含有或者不含血管收缩剂。他的结论是，由于它们是未经批准的药物，因此对它们安全性的始终担忧。而且，在联邦政府对复合表面麻醉剂进行监管之前，都不应该只考虑了益处而忽视了对牙科患者的风险。此外，在复合麻醉剂中，每种表面麻醉剂的用量可能有很大差异。Macdonnel[229]也质疑这些复合局部麻醉剂的使用。虽然我们在口腔中用药的量很小，但不同成分的麻醉药的有效性并不为人所知。

结论：复合表面麻醉剂可能含有不同成分的药物，并且没有经过深入的研究。

腭部麻醉

Bhalia等[230]发现，5%利多卡因表面麻醉剂在腭黏膜上停留2分钟、5分钟或10分钟，可减轻针刺入时的疼痛，但对局部麻醉药物溶液注射时的疼痛无影响。对于使用CCLAD进行的腭部注射，Johnson和Primosch[211]比较了以下4种方法对腭部局部麻醉过程中浸润疼痛的影响：使用表面麻醉剂、使用棉球涂抹器的压力麻醉、两种方法的结合以及两种方法均不采用。他们发现在不同的部位准备方法之间没有差异，且疼痛均很轻微，可能是因为使用了慢注射速率的CCLAD。然而，Jälevik等[231]发现，CCLAD的腭部注射疼痛明显低于常规注射

器注射。Nusstein等[179]发现，使用CCLAD进行AMSA注射，针头刺入时的疼痛程度与常规注射器相似，但麻醉溶液注射时的疼痛程度较低。然而，对于AMSA注射，无论是使用CCLAD还是常规的注射器，都有可能出现注射疼痛。

在腭部注射利多卡因时，应用低强度激光疗法、20%苯佐卡因或压力注射之间的疼痛程度无显著差异[232]。

结论：腭部麻醉注射的疼痛一直存在，需要进一步的研究来减轻疼痛。使用CCLAD可以减少疼痛，但不能使注射疼痛消失。

减少注射疼痛的其他方法

麻醉药物溶液加热

有3项研究发现加热局部麻醉药物到人体温度相较常温局部麻醉药物注射并未减轻皮下注射的疼痛[233-235]。然而，其他研究发现加热局部麻醉药物溶液可以减轻局部浸润麻醉的疼痛[236-238]。Oikarinen等[239]发现，大多数受试者并不能区分局部麻醉药物溶液是常温的（21℃）还是和体温一致的（37℃）。Volk和Gargiulo[240]的研究对药液加热提出了质疑，他们发现当药液从加热器中拿出并装入针筒中并从金属针头中输注时，药液的温度其实已经差不多下降为室温了。

结论：麻醉药物溶液加热的有效性值得进一步研究。

腭部冷却麻醉

Hijazi等[241]在临床上发现外用蒸汽冷却剂喷雾可减少静脉置管前的疼痛。Robinson等[242]报道称，皮内注射利多卡因对减轻静脉置管前的疼痛效果比氯乙烷外用喷雾剂更有效。Hartstein和Barry[243]的研究却发现皮肤冷却剂对静脉置管时的疼痛有作用。

在儿科患者中，使用冰预冷软组织有助于减少局部麻醉注射的疼痛[244]。Harbert[245]描述了一种利用局部冰敷来减轻腭部疼痛的技术。Kosaraju和Vandewalle[246]比较了冷冻剂5秒和20%苯佐卡因凝胶2分钟对后腭部注射时疼痛的作用。发现冷冻剂在减轻注射疼痛方面效果较好，但术后未随访确定冷冻剂是否引起组织损伤。

Wiswall等[247]发现，仅使用压力、压力和20%苯佐卡因以及压力和冰敷（应用10秒），在腭大孔上方进行腭部注射的疼痛没有差异。针头刺入时的疼痛程度弱于麻醉溶液注射时的疼痛。然而，超过80%的受试者报道，他们的腭部（图1-19）在冰敷后2～48小时出现疼痛，并持续1～10天。Endo-Ice制造商警告，由于造成组织的冷冻和软组织的损伤，不应该将其应用于黏膜组织。

结论：临床上不应该使用Endo-Ice或延长冷冻时间的方法来达到麻醉的目的。

缓冲麻醉溶液以减少注射疼痛

含有血管收缩剂的局部麻醉剂是酸性溶液的。人们猜想如果将局部麻醉药物进行缓冲，使其pH接近于生理性的pH，注射时疼痛应该会减轻。临床医学系统回顾研

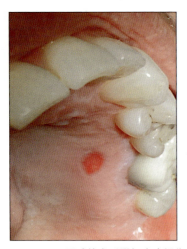

图1-19　Endo-Ice导致的术后腭部冷冻损伤。

究表明，使用缓冲麻醉药可减少注射疼痛[248-250]。在口腔医学方面，Al-Sultan等[251-252]、Kashyap等[253]、Malamed等[254]以及Bowles等[255]使用缓冲的利多卡因减轻了注射疼痛。而Primosch和Robinson[256]、Whitcomb等[257]、Balasco等[258]、Harreld等[259]、Saatchi等[260]、Schellenberg等[101]、Hobeich等[261]、Shurtz等[262]和Comerci等[263]使用缓冲利多卡因或阿替卡因并未观察到疼痛显著减轻。缓冲配方增加了麻醉配方的pH，但在药物注射过程中并没有减轻疼痛。从理论上讲，较高的pH应该会降低注射的疼痛。然而，人体本身有一个有效的缓冲系统，以维持组织的生理pH。根据Wennberg等[264]的报道，pH转换缓冲过程可以在几分钟内发生。Punnia-Moorthy等[265]报道了一个新配制的2%利多

卡因与肾上腺素合剂（pH为5.25）在皮内注射3分钟之内被转换为pH7.17。这种生理导致的pH改变可能有助于解释为什么缓冲麻醉在减轻疼痛方面没有任何益处。

另外，需要考虑的是注射开始时，针的刺入和放置时的疼痛。这两个方面的注射已被证明是痛苦的。事实上，据报道，14%～22%的IANB患者存在中度到重度的针刺疼痛[146]。针置入是注射过程中的，39%～54%的患者报道有中度到重度疼痛[147]。这些都不会被缓冲消除！

结论： *局部麻醉药物的缓冲并不能减少牙科注射的疼痛。*

超声导入

超声导入产生超声波能量（图1-20），在角质层的角质化细胞之间产生微通道，使表面麻醉剂穿透这一层。Packer等[266]研究了超声导入和5%利多卡因在无症状患者上颌尖牙前庭的应用。学者发现使用超声导入和对照组在痛觉感知上无显著差异。

结论： *应用超声导入/局部利多卡因似乎并不能有效减少注射疼痛。*

喷射注射

在静脉穿刺前使用皮内无针喷射注射（J-Tip，National Medical Products；图1-21）显示出良好的效果[267-270]。它也已被用于无针输精管结扎术[271]。Geenen等[272]报道，喷射注射器（Injex Pharma）可能在儿童牙科有一定价值。然而，患者对Injex系统的认可度并不比常规的针筒注射局部麻醉药物高。Dabarakis等[273]发现，尽管Injex

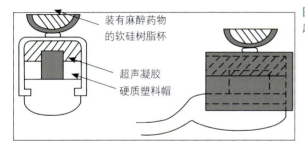

图1-20 将装有麻醉药物的软硅树脂杯进行超声导入的设备模式图。

装有麻醉药物
的软硅树脂杯

超声凝胶

硬质塑料帽

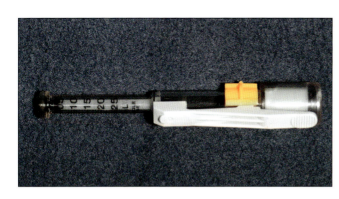

图1-21 J-Tip喷射注射器可在装上局部麻醉药物后实施压力注射局部麻醉。

对软组织麻醉效果良好，但是对于上颌侧切恒牙的牙髓麻醉成功率很低（通过牙髓电活力测试结果成功率13%）。Arapostathis等[274]也发现Injex对浸润麻醉效果不佳，81%的患者需要追加麻醉以完成常规的牙科操作。他们还认为在口腔的某些部位使用Injex系统很困难。

喷射器可用于表面麻醉，但不适用于牙髓麻醉。另外，因为喷射器是用二氧化碳在压力下注射局部麻醉剂的，所以它们的使用听起来就像开易拉罐一样。在口腔中，这种声音可能会使患者受到惊吓或在给药过程中引起恐惧[273-274]。

结论：喷射注射可能不是有效的口腔麻醉方式，并不能提供持续有效的牙髓麻醉。

揉擦和分散注意力

研究发现，揉擦（使用手指对口腔组织的来回揉擦）和分散注意力（抬起左腿和右腿）可以减轻患者的疼痛反应[275]，Nanitsos等[276]也发现，组织振动可以减轻局部麻醉时的疼痛。Furman等[277]发现，在牙周洁牙和根面平整过程中，虚拟现实分散注意力比电影更能控制疼痛。Dahlquist等[278]研究了电子游戏和虚拟现实技术对儿童冷压迫痛的分散注意力的影响。他们发现这两种方法都同样提高了疼痛阈值和疼痛耐受性。

b-Calm等噪音消除装置可以帮助患者在治疗期间平静下来（图1-22），特别是患有感觉障碍或自闭症的儿童。这些设备的作用效果还需要研究来评估。

结论：揉擦和分散注意力等方法可能是有效的，但需要进一步的研究。

振动装置及其对疼痛的影响

Saijo等[279]在一项研究中使用了局部麻醉附属装置（VibraJect，Vibraject）来缓解注射疼痛。其原理和振动剃须刀相似。Vibraject的电池驱动组件附着在常规针筒上可被用于任何注射技术（图1-23）。临床上并未发现此装置可降低进针和药物注射的疼痛评分。Roeber等[280]研究了使用振动注射减少儿童牙齿注射疼痛的效果。研究发现，使用振动注射并无显著减少疼痛、疼痛相关的破坏性行为或牙科医生的主观评分。

DentalVibe（Bing Innovations，图1-24）在牙齿切除过程中振动、照亮和收缩组织。Ching等[281]发现，与常规注射相比，青少年患者在局部麻醉注射期间使用DentalVibe时自我报道的疼痛明显减轻。DiFelice等[282]比较了振动装置和局部麻醉剂对IANB的效果。他们发现，与单纯表面麻醉（39mm VAS）相比，振动装置和局部麻醉明显减少了疼痛（21mm VAS）。Elbay等[283]比较了儿童DentalVibe注射系统和常规的IANB注射器的注射疼痛。他们发现无统计上的差异。患者更喜欢常规的注射操作，而不是DentalVibe。

结论：振动装置通过需要进一步的研究来确定对疼痛的作用。

电子牙科麻醉（EDA）和经皮神经电刺激（TENS）

各种儿科研究发现[284-285]，EDA减少年轻牙科患者在局部麻醉时的不适，并有效地控制疼痛。Meechan和Winter[286]发现EDA在治疗腭部注射疼痛方面并不比安慰剂更有效。然而，Meechan等[287]发现，TENS比20%苯佐卡因确实更能减少IANB的注射不

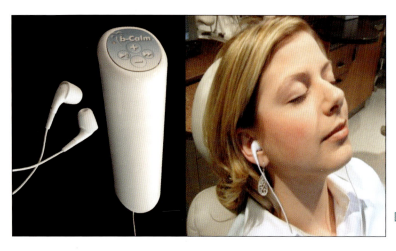

图1-22　患者使用音频镇静（Courtesy of b-Calm.）。

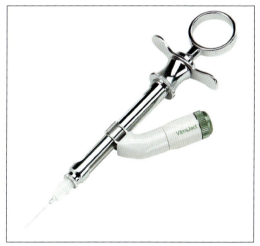

图1-23　VibraJect是一种连接于局部麻醉注射器的振动注射组件（Courtesy of Vibraject.）。

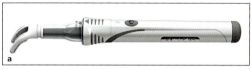

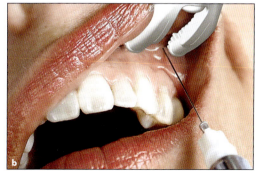

图1-24　DentaVibe在注射部位周围产生振动，从而将麻醉药物导入注射区（Courtesy of Bing Innovations.）。

适。在手术操作方面，Yap和Ho[288]发现，局部麻醉比EDA更有效。Modaresi等[289]报道，EDA并不比安慰剂治疗更有效，并且认为EDA可能是通过分散患者的注意力来起作用的。Schäfer等[290]发现，作为局部麻醉剂的替代物，TENS将不会有用，因为与安慰剂相比，它的优势非常有限。

　　结论：EDA和TENS对疼痛控制作用均有限。

其他可选方法

激光

　　激光治疗已被提倡作为口腔准备过程中提供镇痛的一种方法。Hadley等[291]研究了牙科激光，发现他们降低了拒绝接受局部麻醉的患者的不适程度。Liu等[292]发现，儿童激光口腔准备比常规方法的疼痛更少。Whitters等[293]发现，激光治疗后疼痛阈值有

小幅增加（以EPT测量）。Poli和Parke[294]用激光（Er,Cr:YSGG）进行了单面洞制备。大约80%的患者感觉不到疼痛或只有非常轻微的感觉。引起更多疼痛的因素是后牙。龋坏深度越深，使用功率越高，消融时间越长。因此，似乎激光可能有助于减轻疼痛，但不能消除疼痛[295-297]。

　　结论：需要进一步的研究来确定激光对疼痛的作用。

螺旋聚合物钻

　　Allen等[298]发现，许多受试者更喜欢无须局部麻醉药物的螺旋聚合物钻，而不是局部麻醉的硬质合金钻。然而，这些受试者报道当使用聚合物钻治疗时，承受更大的疼痛和压力。

　　结论：需要进一步的研究确定螺旋聚合物钻是否在临床实践中有用。

空气喷磨

比起常规技术，空气喷磨技术被推荐应用于牙科康复阶段是因为它对麻醉的需求较低。一项研究发现，当应用空气喷磨来清除下颌前磨牙咬合间隙的龋性病灶时并不需要麻醉[299]。

结论：需要更多的研究来客观评估空气喷磨对于牙科无痛康复治疗的价值。

结语

综上所述，关于局部麻醉相关的临床因素。我们必须参照：任何问题都有解决方案，唯一的困难就是去发现这个解决方案！

2 下颌麻醉
Mandibular Anesthesia

阅读本章后，读者应该掌握：

- 叙述使用含1：100000肾上腺素的2%利多卡因进行下牙槽神经阻滞麻醉（Inferior alveolar nerve block，IANB）的成功、失败、起效及持续时间。
- 探讨IANB的备选麻醉剂问题。
- 评估IANB的下颌骨注射的可替代位点。
- 叙述可提高IANB成功率的措施。
- 解释IANB失败的相关机制。
- 讨论为什么有的无症状患者并不能用IANB实现牙髓麻醉的原因。
- 叙述提高下颌麻醉成功率的方法。

本章节内容关注于下颌麻醉[1]，由于局部麻醉时IANB的失败率最高，而且在不同的牙科治疗过程中对麻醉的要求也不完全相同，故本章将会重点围绕下颌麻醉展开讨论。有关于IANB麻醉具体操作方法可复习教科书相关章节。

常规IANB

我们应用1.8mL含1：100000肾上腺素的2%利多卡因对无症状患者进行常规IANB，以此预期效果作为参照标准。

麻醉成功

可以应用牙髓电活力测试（Electric pulp tester，EPT）的方法定义神经阻滞麻醉成功率，即通过计算注射后15分钟内对FPT刺激（连续两次强度读数为80的刺激）无反应，并且可维持这种麻醉状态60分钟的患者百分比来得出[2-19]。换句话说，神经阻滞麻醉成功的目标是在15分钟内达到麻醉效果，即EPT刺激（连续两次强度读数为80的刺激）无反应，且麻醉持续60分钟，可满足全科医生一次预约牙科治疗的需要（多数为46~60分钟[20]）。除非另有说明，本章将以此作为麻醉成功的标准定义。

实现深度牙髓麻醉对于修复牙科和牙体牙髓科的治疗均具有重要临床意义。表2-1显示了下颌不同牙位的麻醉成功率。其中特别指出的是，我们要意识到虽然所有受试者100%感到嘴唇的明显麻木[2-19,21-23]，但是不同牙齿的麻醉成功率是不同的。磨牙和前磨牙麻醉成功率最高，切牙相对较低。

结论：即使患者出现了明显的下唇麻

表2-1 使用1.8mL含1∶100000肾上腺素的2%利多卡因进行 IANB 的成功率和失败率

牙位	成功率[a]（%）	参考文献	失败率[b]（%）	参考文献
第二磨牙	65	6–8,1–13,15,16	17	6–9,11,21,22,24,28
第一磨牙	51	2–8,10–18,23	23	4–9,11,21,22,24–26,28
第二前磨牙	58	6–8,11–13,15,16	19	6–9,11,21,22
第一前磨牙	60	2–8,10–18	21	3,7,9,11,21,24,28
尖牙	52	2,23	32	2,23
侧切牙	34	2–5,7,10–14,16–18,23	44	3–5,7,9,11,21–23,27
中切牙	10	7,11,12,16,23	58	7,9,11,21–23,27

[a]115分钟内对连续两次最大（读数为80）强度的EPT刺激无反应，并且可维持这种麻醉状态60分钟的患者百分比。
[b]60分钟内从未达到对连续两次最大（读数为80）强度的EPT刺激无反应的患者百分比。

木，IANB麻醉成功率在各个牙位也不完全相同，下颌第一磨牙的麻醉成功率可达到51%，而中切牙仅10%。

麻醉失败

麻醉失败是相对于麻醉成功而言。麻醉失败的定义是患者在60分钟内始终都没有达到EPT连续两次强度读数为80的刺激无反应。这些患者在牙科治疗过程中最有可能出现疼痛症状。下颌不同牙位的麻醉失败率如表2–1中所显示[2–19,21–28]。这就是说，尽管出现了明显的下唇麻木，但是部分受试者并没能达到完全的牙髓麻醉。

结论：即使患者出现了明显的下唇麻木，不同牙位的IANB仍会出现不等的麻醉失败率。第一磨牙最低为23%，中切牙最高（可达58%）。

如何处理麻醉失败？

每名牙科医生在临床工作中都会遭遇无法获得牙髓麻醉的情况（表2–1）。如果追求每次注射都必须达到100%牙髓麻醉，那将会使我们背负上沉重的负担。实际上，一旦麻醉失败，我们仅需要采取些必要措施对初期失败进行补救即可。

结论：每名牙科医生都会遭遇牙髓麻醉失败的情况。

牙髓麻醉的起效

在多数病例中，常规IANB牙髓麻醉起效时间为5～19分钟不等[2–5,12–14]。牙髓麻醉起效比唇部麻木起效慢（唇部麻木通常发生在4.5～6分钟）[2–5,18]。表2–2显示了使用1.8mL含1∶100000肾上腺素的2%利多卡因进行IANB时，不同牙齿的起效时间。我们注意到在大多数受试者中，前牙总比后牙起效慢。

结论：不同牙齿牙髓麻醉的起效时间不同，第一磨牙麻醉的起效时间为9分钟，而中切牙则大约为19分钟。

起效缓慢

部分患者存在麻醉起效延迟的情况。在麻醉成功与否的总体定义中，麻醉起效快慢也是其中的一个相关因素。15分钟后

表2-2	不同牙位IANB时牙髓麻醉大约起效时间			
牙位	起效时间[a]（分钟）	参考文献	起效缓慢百分比[b]（%）	参考文献
第二磨牙	5.2	12–13	12	6,11
第一磨牙	9.2	2–5,12–14	14	2–6,11
第二前磨牙	9.5	12–13	19	6,11
第一前磨牙	9.9	3–5,12–13	20	3–5,11
尖牙	13.6	2	20	2
侧切牙	13.8	2–5,12–14	20	2–5,11
中切牙	19.2	12	16	11

[a]EPT中获得连续两次读数为80时的第一次读数为80的时间点。
[b]15分钟后才能达到EPT无反应（读数为80）的患者百分比。

才达到EPT刺激无反应（读数为80）即为起效缓慢。表2-2显示了麻醉起效缓慢的百分比，在下颌牙齿中发生率为12%～20%，大约8%的患者30分钟后才起效[2–6,10,29]。经常会有这样的患者，在治疗期间他们的牙齿没有被麻醉，但治疗完成走出诊室时他们会说："现在感觉牙齿开始麻木了。"此时，只要简单做个牙髓冷测试即可确定患者是否已经获得了牙髓麻醉。

结论：牙髓麻醉中12%～20%的患者起效缓慢。

非连续性麻醉

除了成功和失败之外，用IANB进行下颌麻醉时还需要考虑其他情况，例如非连续性麻醉，这也是麻醉成功与否总体定义中的一个因素。非连续麻醉意味着患者在预约治疗期间没有获得连续的稳定麻醉期，虽有麻醉发作，但未达到牙髓麻醉的效果。这可能与麻醉药液对神经膜的作用（钠离子通道的阻滞或开放）有关。下颌牙齿麻醉时非连续

性麻醉有12%～20%的发生率[2–6,10]。

结论：接受IANB的患者在治疗中获得的牙髓麻醉效果可能是连续性的，也可能是非连续性的。

以牙髓麻醉的持续时间

下颌牙齿牙髓麻醉的持续时间非常好[2–19,21–29]。当使用1支含1∶100000肾上腺素的2%利多卡因进行首次麻醉时，麻醉可持续约2.5小时[13]。表2-3显示了不同麻醉药物配伍的牙髓麻醉持续时间。

牙髓麻醉的时间进程

接下来，我们会看到IANB的牙髓麻醉的时间进程图，其中牙髓麻醉成功率的定义是：持续60分钟以上对连续两次最大强度（读数为80）的EPT刺激无反应的患者百分比。如费德勒法则（Fiedler's Rule）所说，使用详尽的图表形式进行研究结果陈述，可以使表达更加形象生动。

表2-3　IANB的牙髓麻醉与软组织麻醉的大约持续时间		
局部麻醉药物（1.8mL）	牙髓麻醉持续时间	软组织麻醉持续时间
含1∶100000肾上腺素的2%利多卡因	2小时24分钟[13]	超过3小时[13]
含1∶50000肾上腺素的2%利多卡因	至少60分钟[13]	无相关研究
含1∶20000左旋异肾上腺素的2%甲哌卡因	至少60分钟[3]	无相关研究a
3%甲哌卡因	至少50分钟[4]	超过3小时b
含1∶200000肾上腺素的4%丙胺卡因	至少60分钟[3]	无相关研究a
4%丙胺卡因	至少50分钟[4]	超过3小时b
含1∶200000肾上腺素的0.5%布比卡因	3~4小时[13]	超过8小时[13]
含1∶100000肾上腺素的4%阿替卡因	至少60分钟[11]	无相关研究a
含1∶200000肾上腺素的4%阿替卡因	无相关研究	无相关研究

a 时间应该与含1∶100000肾上腺素的2%利多卡因相似。
b 根据Hersh等[30]和Fernandez等[13]的研究数据推测而来。

第一、第二磨牙

图2-1和图2-2描绘了无症状患者的第一、第二磨牙获得牙髓麻醉的时间过程。大家可以看到，大多数患者在15分钟获得完全的牙髓麻醉。但是，还有12%~20%的患者起效缓慢，表现为15分钟后麻醉成功率进入了略有倾斜的平稳期。第一磨牙IANB的麻醉持续时间非常好，至少60分钟，但也会有麻醉失败发生，成功率也不是100%。第二磨牙情况与第一磨牙相似，但牙髓麻醉成功率比第一磨牙略高。

第一、第二前磨牙

图2-3和图2-4描述了无症状患者的第一、第二前磨牙牙髓麻醉的时间过程。前磨牙的牙髓麻醉时间过程与第一磨牙相似，但牙髓麻醉成功率略高。

尖牙、侧切牙、中切牙

图2-5~图2-7描述了无症状患者的尖牙、侧切牙和中切牙获得牙髓麻醉的时间进程。尖牙牙髓麻醉成功率低于前磨牙，中切牙和侧切牙的成功率则最低。

软组织麻醉

软组织麻醉（通常指唇部麻木或口腔黏膜对尖锐探针无反应）的出现并不能完全证明牙髓麻醉成功[2-19,21-29]。但是，软组织有没有麻醉经常会作为术者操作是否准确的一个有用的指标。有经验的临床医生注射失败率低于10%，此时应在继续治疗之前及时重新给予神经阻滞[17]。有句老话说得好，如果它没有坏，就不要修理它，直到它真的坏了。也就是说，尝试改进IANB时要小心。如果IANB后患者已经成功获得了唇部麻木感，那么就不要再改变麻醉方式了，因为这已经表明你和大多数医生一样准确地找到了下牙槽神经，然而不是所有患者的IANB都能做到牙髓麻醉，这很正常。

结论：唇部麻木或软组织麻木并不意

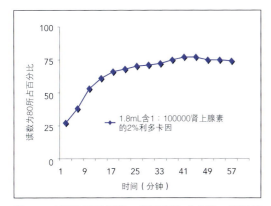

图2-1 IANB后下颌第一磨牙麻醉成功率。根据持续60分钟以上对连续两次最大强度（读数为80）的EPT刺激无反应进行结果判定。

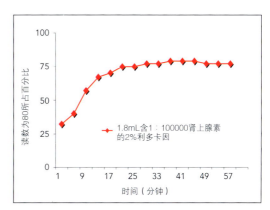

图2-2 IANB后下颌第二磨牙麻醉成功率。根据持续60分钟以上对连续两次最大强度（读数为80）的EPT刺激无反应进行结果判定。

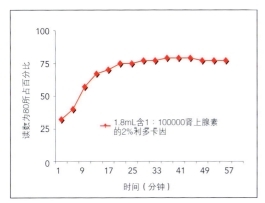

图2-3 IANB后下颌第一前磨牙麻醉成功率。根据持续60分钟以上对连续两次最大强度（读数为80）的EPT刺激无反应进行结果判定。

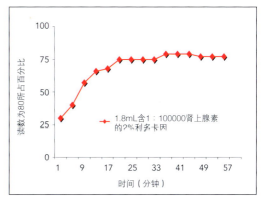

图2-4 IANB后下颌第二前磨牙麻醉成功率。根据持续60分钟以上对连续两次最大强度（读数为80）的EPT刺激无反应进行结果判定。

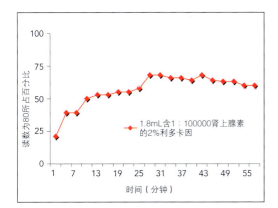

图2-5 IANB后下颌尖牙麻醉成功率。根据持续60分钟以上对连续两次最大强度（读数为80）的EPT刺激无反应进行结果判定。

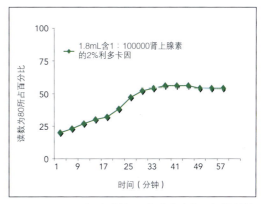

图2-6 IANB后下颌侧切牙麻醉成功率。根据持续60分钟以上对连续两次最大强度（读数为80）的EPT刺激无反应进行结果判定。

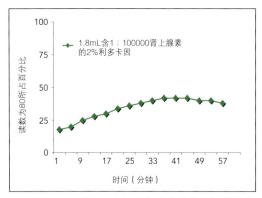

图2-7　IANB后下颌中切牙麻醉成功率。根据持续60分钟以上对连续两次最大强度（读数为80）的EPT刺激无反应进行结果判定。

味着牙髓麻醉，也并非所有患者都能达到牙髓麻醉。

神经阻滞麻醉遗漏

下牙槽神经阻滞麻醉遗漏是指在IANB后15～20分钟未获得明显的唇部麻木感[31]。阻滞麻醉遗漏同样不能获得牙髓麻醉，IANB时出现神经阻滞麻醉遗漏很可能是由于将麻醉药物注射到了翼颌间隙之外造成的。阻滞麻醉遗漏与IANB失败有所不同，IANB失败时，唇部麻木是有的，但不能达到牙髓麻醉的效果。Malamed[32]讨论了导致阻滞麻醉遗漏的因素，如技术错误（注射麻醉药物时针尖位于下颌孔下方，针头插入位置过前或过后）和解剖变异因素。下牙槽神经阻滞麻醉遗漏的情况通常发生在没有经验的操作者（例如，牙科学生）身上。然而，Krediet等[33]也发现，即使是专家也会在局部麻醉进行神经阻滞注射时出现偏差。

我们都碰到过这样的状况，一名患者连续几次IANB注射都不成功，后面还有其他患者等待治疗。我们对此无法解释，但

临床工作时常发生。此时可以再注射1支含1：100000肾上腺素的2%利多卡因，以减少下牙槽神经阻滞麻醉遗漏的发生。

在一项对2450名无症状受试者的研究中，Fowler等[31]发现，注射1支剂量的含肾上腺素利多卡因时，将有6%的可能性会出现下牙槽神经阻滞麻醉遗漏。而注射2支剂量时，麻醉遗漏的发生率则只有4%。使用2支麻醉药物的用量可以显著降低下牙槽神经阻滞麻醉遗漏的发生率。一旦出现下牙槽神经阻滞麻醉遗漏，应立即重新给予IANB，因为如果没有唇部麻木感，将无法获得牙髓麻醉。

结论： 无症状受试者的下牙槽神经阻滞麻醉遗漏率从4%（2支剂量麻醉药物）到6%（1支剂量麻醉药物）不等。使用2支剂量的麻醉药物进行IANB可以显著降低下牙槽神经阻滞麻醉遗漏的发生。

唇部麻木的起效时间

使用1.8mL含1：100000肾上腺素的2%利多卡因进行IANB，下唇麻木的起效时间为4.5～6分钟[2-5,18]。唇部麻木起效时间并不代表牙髓麻醉的起效时间。

结论： 唇部麻木起效时间一般为4.5～6分钟。

唇部麻木的持续时间

表2-3显示了使用不同麻醉药物配伍进行IANB时唇部麻木的大约持续时间。牙科医生普遍认为与使用含1：100000肾上腺素的2%利多卡因进行IANB时相比，单纯使用3%甲哌卡因或4%丙胺卡因可以缩短唇部麻

木的时间。然而，Hersh等[30]发现使用这3种麻醉剂进行IANB时，唇部麻木的持续时间没有区别。因此，用单纯麻醉药物做IANB来减少唇部麻木时间并无优势。

结论：使用单纯麻醉药物方式与使用含1∶100000肾上腺素的2%利多卡因进行IANB时，在唇部麻木时间上并无区别。

IANB中的颊神经麻醉

若不进行单独的颊神经注射，IANB的颊部麻醉可能达不到预期效果[2]。

但是，Vreeland等[2]发现，使用1.8 ~ 3.6mL含1∶100000肾上腺素的2%利多卡因进行IANB，将有30% ~ 63%的颊神经出现了麻醉效果。Goldberg等[14]发现，如果用3.6mL含1∶100000肾上腺素的2%利多卡因进行IANB，颊神经麻醉成功率会达到81%。但是，不管这些研究中所报道的结果是多少，IANB中的颊神经麻醉率都达不到100%。

结论：在进行下颌磨牙软组织麻醉时，应当加行颊神经注射。

回抽阳性

在进行局部麻醉之前的回抽可以减少不良反应的发生。多位学者发现[34-39]，在IANR中，回抽有血阳性概率为4% ~ 16%。而Delgado-Molina[38]报道称在1957—1995年的14项研究中发现了3.6% ~ 22%的回抽有血阳性率。

结论：在IANB麻醉中，回抽有血阳性率可以达到4% ~ 22%。

牙关紧闭

研究表明，在使用含1∶100000肾上腺素的2%利多卡因进行IANB的患者中，牙关紧闭的发生率为2% ~ 9%[11,22,40]。通常情况下，病情会在几天内好转。一般来说，牙关紧闭的治疗方法是热敷、肌肉拉伸、止痛药、肌肉松弛剂，以及物理治疗[41]。牙关紧闭的严重程度和持续时间将决定治疗手段。

结论：牙关紧闭可能发生在IANB之后，但一般会在几天内好转。

IANB的备选麻醉药物配伍

使用单纯麻醉药液注射：甲哌卡因和丙胺卡因

McLean等[4]发现，单纯使用3%甲哌卡因或4%丙胺卡因进行IANB与含1∶100000肾上腺素的2%利多卡因在50分钟内是等效的（图2-8）。在一项针对不可逆性牙髓炎患者的临床研究中，Cohen等[42]也发现使用3%甲哌卡因和使用含1∶100000肾上腺素的2%利多卡因进行IANB的效果是一致的。

结论：用于牙髓麻醉时，单纯使用3%甲哌卡因或4%丙胺卡因与含1∶100000肾上腺素的2%利多卡因效果相同，麻醉时间约为50分钟。

使用3%甲哌卡因（盐酸甲哌卡因）的意义

这是一项重要的临床发现，即当医疗条件或药物治疗方案要求谨慎应用肾上腺素时，可以使用3%甲哌卡因（盐酸甲哌卡因）的单纯麻醉药液作为一种替代方案。

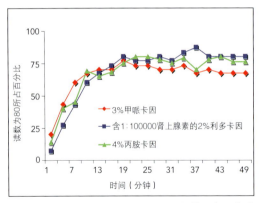

图2-8　不同麻醉药物行IANB后下颌第一磨牙麻醉成功率。根据持续60分钟以上对连续两次最大强度（读数为80）的EPT刺激无反应进行结果判定（经许可转载于McLean等[4]）。

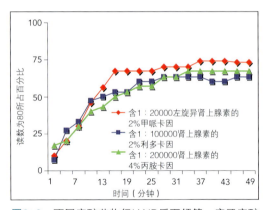

图2-9　不同麻醉药物行IANB后下颌第一磨牙麻醉成功率。根据持续60分钟以上对连续两次最大强度（读数为80）的EPT刺激无反应进行结果判定（经许可转载于Hinkley等[3]）。

结论： 当医疗条件或药物治疗提示慎用含肾上腺素麻醉药物进行IANB时，使用3%甲哌卡因可以很好地替代含肾上腺素的局部麻醉药物。

含肾上腺素的丙胺卡因和含左旋异肾上腺素的甲哌卡因

在实验研究中，Hinkley等[3]证实在通过IANB进行牙髓麻醉时，使用含1：200000肾上腺素的4%丙胺卡因（Citanest Forte，Dentsply）和使用含1：20000左旋异肾上腺素的2%甲哌卡因（Carbocaine with Neo-Cobefrin，Cook-Waite），均可获得和使用含1：100000肾上腺素的2%利多卡因相同的麻醉效果（图2-9）。

结论： 通过IANB进行下颌牙牙髓麻醉时，含1：200000肾上腺素的4%丙胺卡因和含1：20000左旋异肾上腺素的甲哌卡因，与含1：100000肾上腺素的2%利多卡因麻醉效果相同。

单纯麻醉药物与含肾上腺素利多卡因的联合应用

临床上，一些医生采用先注射单纯3%甲哌卡因，再追加含1：100000肾上腺素的2%利多卡因的方式进行IANB。此联合应用的基本原理是：由于不含肾上腺素，所以3%甲哌卡因的pH更高；而且由于3%甲哌卡因的浓度更高，所以它比2%利多卡因拥有更多的麻醉分子[43]。理论上讲，在IANB时先使用3%甲哌卡因可以提供更快的麻醉起效时间，增加麻醉成功率，并且有可能增强随后追加使用含肾上腺素的2%利多卡因的麻醉效果。但是，2项研究发现对于IANB而言，3%甲哌卡因与含1：100000肾上腺素的2%利多卡因麻醉效果相当，并无差别[4,42]。Rood等[44]发现，在拔牙术麻醉时，联合应用4%丙胺卡因并不能够增强使用含肾上腺素利多卡因的麻醉效果。

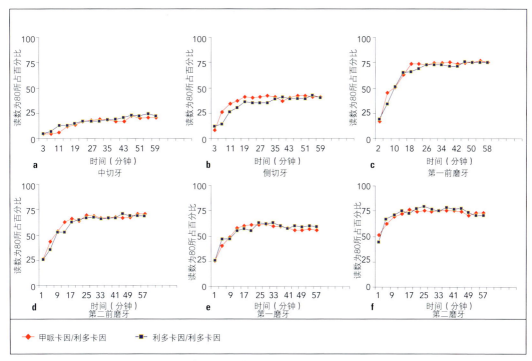

图2-10　使用甲哌卡因/利多卡因和利多卡因/利多卡因组合麻醉药物进行IANB时，中切牙（a）、侧切牙（b）、第一前磨牙（c）、第二前磨牙（d）、第一磨牙（e）、第二磨牙（f）麻醉成功率。根据持续60分钟以上对连续两次最大强度（读数为80）的EPT刺激无反应进行结果判定。结果显示，在每次注射后60分钟的观察期内，两种配伍的组合麻醉药物所获得的牙髓麻醉成功率在各个牙位分别进行比较时，都无显著差异。

Lammers等[43]发现，用先注射单纯3%甲哌卡因，再追加一剂含1∶100000肾上腺素的2%利多卡因的方式进行IANB和用先注射含1∶100000肾上腺素的2%利多卡因，再追加一剂含1∶100000肾上腺素的2%利多卡因的方式进行IANB在麻醉起效时间和麻醉成功率方面并无显著差异（图2-10）。甲哌卡因配方溶液的平均pH为6.7，利多卡因配方溶液的平均pH为4.3。

结论：采用先注射单纯甲哌卡因后，再追加含肾上腺素的2%利多卡因的方式进行IANB，并没有临床应用优势。因此，将两种等效的酰胺类麻醉剂联合用于IANB将会增强牙髓麻醉效果这一设想并不可靠。

左旋异肾上腺素作为血管收缩剂

已有制造商生产含1∶20000左旋异肾上腺素的2%甲哌卡因（Neo-Cobefrin，Cook-Waite），并声称左旋异肾上腺素作为一种血管收缩剂，比肾上腺素对心脏和中枢神经系统的刺激更少。从药理学基本理论来说，这是正确的，因为左旋异肾上腺素具有75%的α激动活性，只有25%的β激动活性，而肾上腺素的α激动活性和β激动活性各占50%。然而，市售的2%甲哌卡因牙科麻醉药物中含1：20000左旋异肾上腺素，是2%利多卡因麻醉药物所含1：100000肾上腺素浓度的5倍[45]。临床使用时，较高浓度左旋异肾上腺素与普通浓度肾上腺素在临床疗效及系统作用中的效果是一样的[3,28]。Goglielmo等[28]分别测量了1.8mL含1：20000左旋异肾上腺素的2%甲哌卡因和1.8mL含1：100000肾上腺素的2%利多卡因骨内注射后，受试者心率（脉搏率）的变化情况。结果显示，两种麻醉制剂都会增加80%受试者的心率（平均每分钟的心率增加23～24次），二者之间无显著差异。至此，既然Goglielmo等[28]发现使用含1：20000左旋异肾上腺素的2%甲哌卡因和使用含1：100000肾上腺素的2%利多卡因对于受试者心率的影响是相似的；并且由Hinkley等[3]发现这两种麻醉药物配伍在注射成功率上也并无差异。所以说，相较于1：100000肾上腺素来说，1：20000左旋异肾上腺素并无临床优势。

结论：1：20000左旋异肾上腺素与1：100000肾上腺素相比较，并无临床优势。

阿替卡因

阿替卡因于2000年4月获准在美国使用。该配方可称为Septocaine（Septodont）、Articadent（Dentsply）和Zorcaine（Cook-Waite），即4%阿替卡因药液中含1：100000或1：200000肾上腺素。阿替卡因为酰胺类麻醉药物，药物分子结构中含有噻吩环，而非像其他酰胺类局部麻醉药物一样的苯环结构[46]。

作为一种酰胺而不是对氨基苯甲酸（PABA）的酯，无须担心对PABA衍生物的交叉过敏反应。阿替卡因和其他酰胺类局部麻醉药物的第二个分子区别是：阿替卡因分子中含有额外的酯键，这导致阿替卡因可被血浆酯酶水解[46]。正因为如此，阿替卡因的半衰期比利多卡因短（利多卡因需要经肝脏清除）。

安全性

大量研究评估阿替卡因后得出结论：在适当剂量下使用阿替卡因是安全的[46-56]。利多卡因和阿替卡因对成年患者的最大剂量相同，均为500mg（推荐剂量为6.6～7.0mg/kg）[45]。因为市售的阿替卡因麻醉药物浓度为4%，所以制造商推荐70kg健康成人的最大剂量是7支药液，而2%利多卡因最大剂量是13支药液（表1-1）。

结论：阿替卡因是一种安全的局部麻醉药物。

感觉异常和高铁血红蛋白血症

阿替卡因和丙胺卡因一样，有可能引起高铁血红蛋白血症和神经病变。虽然高铁血红蛋白血症的发生率很低，但是牙科医生应该注意那些可能出现这种并发症的高风险患者，例如有呼吸问题的患者（哮喘、肺气肿）[57]。

Haas和Lennon[58]与Miller和Lennon[59]调查了局部麻醉诱发神经疾病的发生率。使用阿替卡因和丙胺卡因时，神经疾病（包括嘴唇和/或舌头）的发生率大约是使用利多卡因或甲哌卡因的5倍[58-59]。在Haas和

Lennon[58]的回顾性研究中，感觉异常的发生率为14/1100万次注射，约为78.5万次注射中发生1例。

近年来，Gaffen和Haas[60]以及Garisto等[61]发现，使用阿替卡因和丙胺卡因的感觉异常发生率更高：注射丙胺卡因时，感觉异常发生率为1/2070678，注射阿替卡因时为1/4159848，而在注射利多卡因时仅为1/181076673。因此，根据这些回顾性研究，尽管使用阿替卡因和丙胺卡因的感觉异常发生率较高，但临床上仍然很罕见。Pogrel[62]评估了那些确定是由于IANB导致的下牙槽神经和/或舌神经损伤的患者，其中35%使用了利多卡因，30%使用了阿替卡因。他得出结论：阿替卡因并没有不成比例地增加神经损伤。最近有更新显示，Pogrel[63]发现，在发生永久性神经损伤的患者中，使用利多卡因者占25%，使用阿替卡因者占33%，而使用丙胺卡因者占34%。

因此，对于可能造成感觉异常的担心不应该成为限制阿替卡因临床应用的理由。对于有感觉异常或改变的患者，如实记录他们报道的感觉改变的区域、感觉改变的类型（例如，麻木、感觉异常或感觉迟钝）以及定期随访都是很重要的。我们应注意到，在神经阻滞麻醉方面利多卡因和阿替卡因在成功率上并无差异[11]。所以，在临床中用阿替卡因做浸润麻醉，而用其他方法做阻滞麻醉会更加合理。

结论：阿替卡因引起的感觉异常很罕见。

刺激性

Hoffmeister[64]、Leuschner和Leblanc[54]，

以及Ribeiro等[65]发现，阿替卡因对神经没有细胞毒性，在组织耐受性方面与其他麻醉药物（例如，甲哌卡因、布比卡因和利多卡因）相似。Baroni等[66]评估了阿替卡因在大鼠颊神经注射中的毒性（使用组织学观察法），结果发现阿替卡因对神经结构无毒性。

结论：阿替卡因在组织耐受性和毒性方面与其他局部麻醉药物类似。

阿替卡因的作用机制

许多研究表明，无论是只使用下颌颊侧局部浸润方式进行下颌第一磨牙[67-69]麻醉，还是IANB后在第一磨牙颊侧再追加局部浸润麻醉的方式[70-71]，使用含1：100000肾上腺素的4%阿替卡因都比使用含1：100000肾上腺素的2%利多卡因有更好的麻醉效果。阿替卡因局部麻醉效果好的确切机制尚不清楚。Borchard和Drouin[72]发现，与其他酰胺类麻醉剂相比，较低浓度的阿替卡因就足以阻滞动作电位。Potocnik等[73]在一项对大鼠感觉神经传导的研究中又发现，2%和4%阿替卡因在阻断神经传导方面都优于2%利多卡因。所以，除了药物浓度之外，可能还有其他因素也增强了阿替卡因的局部麻醉效果，例如，阿替卡因具有（噻吩环）的独特化学结构，可以促进阿替卡因的药液更好地扩散[74]，这是其他局部麻醉剂所不具有的。研究表明，分子内氢键赋予了阿替卡因良好的局部浸润麻醉效果[74]。

Nydegger等[75]采用在下颌第一磨牙颊侧局部浸润1.8mL麻醉药物的方式，对于含1：100000肾上腺素的4%阿替卡因、含1：100000肾上腺素的4%利多卡因和含

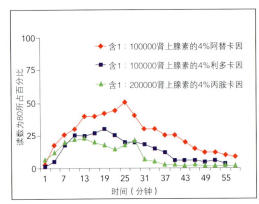

图2-11　不同麻醉药物行颊侧局部浸润后下颌第一磨牙麻醉成功率。根据持续60分钟以上对连续两次最大强度（读数为80）的EPT刺激无反应进行结果判定。结果显示，4%阿替卡因比4%利多卡因和4%丙胺卡因更有效。但是55%的牙髓麻醉成功率并不足以支持将4%阿替卡因局部浸润麻醉方式作为获得下颌第一磨牙牙髓麻醉的首选方式（经许可转载于Nydegger等[75]）。

1∶200000肾上腺素的4%丙胺卡因进行了比较，计算了各组药物获得牙髓麻醉效果的成功率，从而判断4%的浓度是否与阿替卡因的良好局部浸润麻醉效果有关。结果显示，采用这样3组麻醉药物配方分别进行局部浸润麻醉后，出现牙髓的麻醉成功率分别为55%、33%和32%（图2-11）。学者在统计分析时发现使用含肾上腺素的4%阿替卡因（pH为3.3）获得牙髓麻醉的成功率要明显优于含肾上腺素的4%利多卡因（pH为6.1），也明显优于含有肾上腺素的4%丙胺卡因（pH为4.0）。由此可以认为，阿替卡因良好的局部浸润麻醉效果应当归因于其独特的化学结构，而不是它的4%的浓度或是pH。

结论：阿替卡因的临床疗效取决于浓度以外的因素。

保险公司警告

曾经，著名的埃默里韦伯保险公司在寄给成千上万的美国牙科医生的信件中这样说道：

我公司接手的与麻醉药物相关的医疗事故最近在增加……我们注意到，阿替卡因引起可逆的和不可逆的感觉异常的病例数目在增加……我公司提醒牙科医生们要注意这些事件，希望你不要成为这些事件的受害者[76]。

随着一些有见地的牙科医生和教育工作者表达出他们的担忧后，埃默里韦伯保险公司又发布了撤回声明：

令人遗憾的是，我公司经过进一步的审查以及邮件的核查处理，发现之前的文件有不准确之处，文中使用了一种危言耸听的语气，这是没有根据的……我公司没有发现与阿替卡因有关的医疗事故索赔或诉讼增多的情况……需要明确的是，我公司并未对阿替卡因麻醉药进行过任何科学研究、取样、检测或其他调查，也没有获得用于限制该产品使用的任何独立知识或数据[76]。

结论：牙科医生应该向权威机构咨询关于阿替卡因的正确信息。

阿替卡因用于IANB的临床效果

阿替卡因可有效改善局部麻醉效果[77]。现有文献表明，阿替卡因与其他局部麻醉药

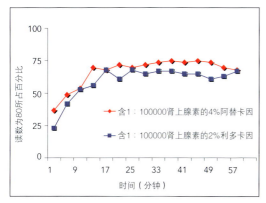

图2-12 不同麻醉药物行IANB后下颌第一磨牙麻醉成功率。根据持续60分钟以上对连续两次最大强度（读数为80）的EPT刺激无反应进行结果判定。结果显示，在IANB中使用此两种麻醉药物配方，第一磨牙牙髓麻醉成功率无显著差异（经许可转载于Mikesell等[11]）。

物在临床效果上并无统计学差异[11,55,78-85]。Mikesell等[11]发现，含1：100000肾上腺素的4%阿替卡因与含1：100000肾上腺素的2%利多卡因用于IANB时，二者麻醉效果无显著差异（图2-12）。Tofoli等[86]发现，含1：100000肾上腺素的4%阿替卡因与含1：200000肾上腺素的4%阿替卡因进行IANB时效果相同。Moore等[87]也发现4%阿替卡因分别配以1：100000或1：200000肾上腺素时，其麻醉效果在临床研究中并无差异。Brandt等[88]和Kung等[89]分别对阿替卡因和利多卡因在牙科治疗中的应用进行了Meta分析，结果均表明，IANB中使用阿替卡因的麻醉效果并不比利多卡因更好。

结论：IANB中使用阿替卡因与利多卡因效果相同。

长效麻醉剂

布比卡因和依替卡因

布比卡因［麻卡因（Cook-Waite）、维瓦卡因（Septodont）］和依替卡因（AstraZeneca）已经在口腔外科手术[90-91]、牙体牙髓治疗[92-93]和牙周治疗[94-95]中开展了临床试验。但是Dentsply公司则在市面上撤回了他们的依替卡因。

Fernandez等[13]比较了在IANB中使用含1：200000肾上腺素的0.5%布比卡因和含1：100000肾上腺素的2%利多卡因的情况，发现二者在第一磨牙的牙髓麻醉中有相近的成功率。然而，布比卡因对第二磨牙、前磨牙和侧切牙的牙髓麻醉成功率则较低。布比卡因较低的牙髓麻醉成功率部分与其较慢的麻醉起效时间有关。但布比卡因获得牙髓麻醉的持续时间平均为4小时，而利多卡因平均只有2小时24分钟[13]（图2-13）。

与利多卡因相比，布比卡因显著延长了下唇的麻木时间[13]。其他多个研究也得到了相似结果[92-93,96-106]。尽管唇部麻木比牙髓麻醉持续时间长，但是长时间的唇部麻木并没有什么好处。对于患者而言，进食和说话障碍，或者可能引起的软组织创伤都是很麻烦的。Rosenquist和Nystrom[103]发现，34%的患者认为布比卡因引起的长时间麻醉令人讨厌。在一项随访研究中，Rosenquist等[104]发现，一些患者宁愿忍受些许口腔治疗后的持续性疼痛，也愿意让唇部感觉尽快地恢复。因此，在实施IANB前，医生应当询问患者是否可以接受延长唇部麻木时间的体验，而不是常规给予其长效麻醉剂。

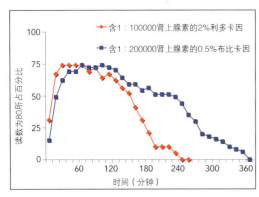

图2-13　不同麻醉药物行IANB后下颌第一磨牙麻醉成功率。根据持续60分钟以上对连续两次最大强度（读数为80）的EPT刺激无反应进行结果判定。结果显示，在IANB中使用布比卡因比使用利多卡因获得的麻醉持续时间更长，但是第一磨牙的牙髓麻醉成功率无显著差异（经许可转载于Fernandez等[13]）。

众所周知，布比卡因可以延长IANB的镇痛时间[95,102,105-107]。虽然布比卡因可以减少术后初期的疼痛和镇痛药的需要，但它并不能完全消除疼痛或代替止痛药[92-93,103-105,108]。因此，在使用布比卡因延长镇痛期的同时，也应考虑术后疼痛时间的长短。Neal等[107]发现，术中应用布比卡因相较于利多卡因在术后第一天可以显著降低疼痛的发生。但是在随后几天里，二者的疼痛分值就相差不大了。Rosenquist和Nystrom[103]发现，术后2~3小时布比卡因组疼痛值比利多卡因/二氟尼柳组低，但到术后6小时，布比卡因组的疼痛评分却比利多卡因/二氟尼柳组更高。这意味着长效麻醉剂的镇痛时间通常也不会延长到足以覆盖术后不适的整个时间，因此，在使用布比卡因时，仍然需要为整个术后时间开出镇痛药物。而且，当应用布比卡因时，其在术后整个时间的止痛效果有

待证实。在上颌牙髓治疗中，Meechan和Blair[109]发现，与利多卡因相比，用于浸润麻醉的长效麻醉剂在上颌牙齿的牙髓外科处置中并不会减少术后疼痛或镇痛药物的摄入量。学者还发现相较于布比卡因而言，在对上颌牙齿进行牙髓外科处置时使用利多卡因会有更好的麻醉效果和更少的出血。因此，上颌牙髓治疗浸润麻醉使用布比卡因效果并不显著，反映出布比卡因用于上颌牙髓外科手术时的浸润麻醉效果较差。

结论：相对于利多卡因，布比卡因麻醉起效慢，但牙髓麻醉持续时间长，软组织麻醉时间也更长。

其他长效麻醉制剂

另一种长效局部麻醉药物是罗哌卡因，它是布比卡因的结构同系物[110]。多项研究表明，罗哌卡因对中枢神经系统和心血管的毒性作用比布比卡因低[110]。Kennedy等[110]证实在药理作用方面，含1:200000肾上腺素的0.5%罗哌卡因与含1:200000肾上腺素的0.5%布比卡因效果相同（图2-14）。El-Sharrawy和Yagiela[111]发现，在IANB中使用不含肾上腺素的0.5%或0.75%的罗哌卡因都是有效的。另一项研究评估了左旋布比卡因（一种长效局部麻醉药物）在IANB中的作用，发现它与布比卡因相当[112]。因此，具有心脏和中枢神经系统低毒性的罗哌卡因和左旋布比卡因，有望在牙科临床实践中取代布比卡因。

结论：其他长效麻醉药物有望在未来某个时候的牙科实践中取代布比卡因。

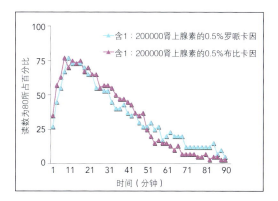

图2-14 不同局部麻醉药物行颊侧局部浸润后上颌侧切牙牙髓麻醉成功率。根据持续60分钟以上对连续两次最大强度（读数为80）的EPT刺激无反应进行结果判定。结果显示，使用两种长效局部麻醉药物进行浸润麻醉时上颌侧切牙牙髓麻醉成功率没有显著差异（经许可转载于Kennedy等[110]）。

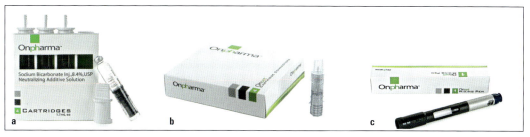

图2-15 Onset缓冲系统的组成（Courtesy of Onpharma.）。（a）中和添加剂（8.4%碳酸氢钠）。（b）药筒连接器。（c）混合笔。

麻醉溶液的缓冲方案

迄今为止，市面上有两种系统可用于局部麻醉药物溶液的缓冲：Onset系统（Onpharma）和Anutra系统（Anutra Medical）。Onset系统使用独特的配药系统缓冲局部麻醉药物溶液（图2-15），主要包括有混合笔（Onpharma）、药筒连接器（Onpharma）和一种碳酸氢钠中和添加剂溶液。而Anutra缓冲系统（Anutra Medical）（图2-16），则是由一个5mL的多剂量注射器和一个卡式盒分配器组成。从理论上讲，局部麻醉药物经过缓冲，可以提供更多的去离子化的不带电的碱基麻醉分子

图2-16 Anutra缓冲系统的组成。（a）卡式盒分配器。（b）5mL注射器（Couresy of Anutra Medical.）。

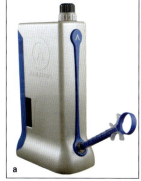

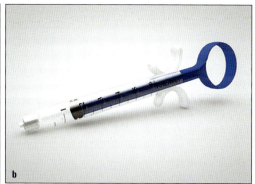

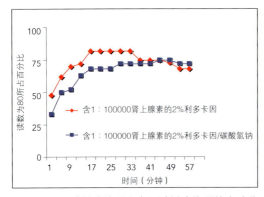

图2-17　经过缓冲处理和未经过缓冲处理的麻醉药物行IANB后下颌第一磨牙麻醉成功率。根据持续60分钟以上对连续两次最大强度（读数为80）的EPT刺激无反应进行结果判定。结果显示，此两种麻醉药物方案在下颌第一磨牙牙髓麻醉成功率方面没有显著差异（经许可转载于Whitcomb等[116]）。

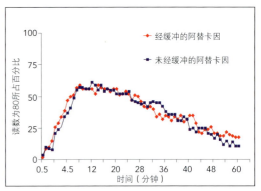

图2-18　经过缓冲处理和未经过缓冲处理的麻醉药物行颊侧局部浸润后下颌第一磨牙麻醉成功率。根据持续60分钟以上对连续两次最大强度（读数为80）的EPT刺激无反应进行结果判定。结果显示，经过缓冲调节的阿替卡因与未经过缓冲调节的阿替卡因获得的第一磨牙牙髓的麻醉成功率分别达到71%和65%，但是两组之间的差异并不显著（经许可转载于Shurtz等[119]）。

来提高麻醉的成功率。有了更多的碱基分子，更多的麻醉剂就能穿透神经鞘并阻断钠离子通道。Galindo[113]在硬膜外麻醉、周围神经阻滞和局部麻醉中使用pH调节的局部麻醉药物溶液（pH为7.4）。他发现pH越高，麻醉效果越好。

在牙科中，AI-Sultan等[114-115]报道称使用经过缓冲处理的利多卡因可以提高拔牙术和根尖周手术的效率。而Whitcomb等[116]则没有发现在IANB中使用经过缓冲的利多卡因可以提高无症状患者获得牙髓麻醉的效果（图2-17）；同样，Saatchi等[117]和Schellenberg等[118]也没有发现在IANB中使用和不使用经过缓冲的利多卡因对于那些患有不可逆性牙髓炎、有症状表现的患者有什么显著的差异。Shurtz等[119]在使用经过缓冲处理的阿替卡因进行下颌第一磨牙颊侧浸润麻醉的过程中，也没能够获得明显优

于非缓冲处理阿替卡因局部浸润麻醉效果的结果（图2-18）。此外，Balasco等[120]和Harreld等[121]也均未发现使用缓冲利多卡因配方可以减少切口和引流手术疼痛的结果。

一些学者发现[114-115,122-123]，缓冲处理后的利多卡因具有更快的起效时间。而另一些学者的研究则没有显示出这种趋势[116,119,124]。Malamed等[123]建议临床医生可以在给予患者一次成功的IANB后即刻开始后续工作。这个观点是基于一项含有18个实验对象的关于IANB的研究。学者发现使用缓冲处理的利多卡因获得牙髓麻醉的时间约为2分钟，未缓冲的利多卡因的获得牙髓麻醉的时间约为6.5分钟。但是，此研究中记录的这些时间并不包括等待下唇麻木的时间，而只是计算了从下唇麻木起计时，到达满足牙髓麻醉标准时为止的时间。Malamed等[123]在研究中没有记录下唇麻木的起始时间，在这

种情况下，学者发现使用缓冲处理的利多卡因达到牙髓麻醉的时间更短，约为2分钟；而使用未缓冲利多卡因的牙髓麻醉时间约为6.5分钟。因此，实际上我们仍然需要先等待唇部麻木，可能需要4.5~6分钟，这样会增加额外的等待时间。除了唇部麻木之外，IANB中还存在牙髓麻醉失败（估计约23%的第一磨牙）和麻醉起效缓慢（约14%的时间）的情况。只是由于研究中纳入受试者人数很少，所以在研究中这两件事都没有发生。

从理论上讲，较高的pH应该会导致麻醉的更快启动和更高的成功率。然而，人体本质上存在着一个有效的缓冲系统，它维持组织稳定在生理pH上。Wennberg等[125]报道称，人体pH缓冲转换过程可以在几分钟内发生。Punnia-Moorthy等[126]报道称，新鲜制备含肾上腺素的2%利多卡因，pH为5.25，当其在皮内注射后3分钟就可以转化为7.17。这种生理转换可能有助于解释为什么经过缓冲处理的局部麻醉药物在增加麻醉成功率方面并没有显示出特别明显的优势。如果一些临床医生还坚持认为使用缓冲处理的局部麻醉药物进行IANB时效果会更好，那么据此可以设计一个方案，使用缓冲麻醉药物和非缓冲麻醉药物进行IANB，采用盲法的手段，客观地评估两种麻醉药物方案的感觉神经阻断效果，有可能会获得新的发现。

结论：利多卡因加入缓冲剂的方案并不能提高IANB成功率或缩短起效时间，使用缓冲处理的局部麻醉药物溶液似乎并不能够提高牙髓麻醉的成功率和起效速度。

改变注射位点

Gow-Gates和Vazirani-Akinosi技术

据报道，与常规IANB相比，Gow-Gates技术[127]（图2-19）有更高的成功率[45,128]。但实验性研究并未证明其有优势[14,29,129-132]

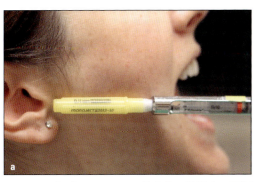
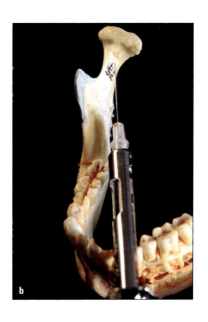

图2-19 （a）Gow-Gates技术的口外标志：耳屏的下缘和嘴角连线。（b）Gow-Gates技术的口内穿刺抵骨面的目标位置：下颌髁突颈部。

（图2-20）。Akinosi[133]在1977年介绍了他的下颌麻醉技术，而Vazirani[134]在1960年也描述过一种类似的技术，所以采用Vazirani-Akinosi的命名方式以彰显他们二人的贡献[45]。但是，相对于标准IANB的下颌神经阻滞麻醉注射位点而言，使用Vazirani-Akinosi[45,133]技术（图2-21）并没有明显的优势[14,129,135-137]。Goldberg等[14]用3.6mL含1∶100000肾上腺素的2%利多卡因进行IANB，比较了分别使用常规方法、Gow-

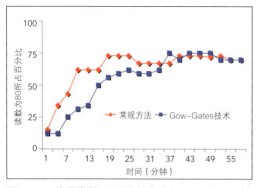

图2-20　使用常规IANB注射方法和Gow-Gates技术下颌第一磨牙麻醉成功率。根据持续60分钟以上对连续两次最大强度（读数为80）的FPT刺激无反应进行结果判定。结果显示，两种方法没有显著差异（经许可转载于Goldberg等[14]）。

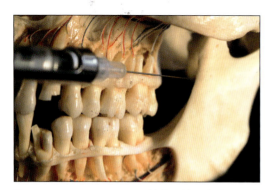

图2-21　Vazirani-Akinosi技术。使用这种闭口位方式进行IANB时，口内穿刺方向平行于上颌第二磨牙颊侧膜龈联合线。

Gates技术和Vazirani-Akinosi技术时，活髓无症状牙齿的麻醉程度。结果显示三者在牙髓麻醉成功率方面效果相似。他们还发现，对于IANB中获得了唇部麻木的受试者，常规方法与Vazirani-Akinosi技术在麻醉成功率方面是相似的（图2-22）。但Gow-Gates技术和Vazirani-Akinosi技术相较于常规方法起效慢，因此这些技术并不能代替常规方法。只有当患者表现出牙关紧闭症或下颌开口受限时，可以采用Vazirani-Akinosi技术，因为它在注射过程中采用的是闭口位方式。在减轻注射疼痛方面，这两种技术都不如常规的IANB注射方法[14,129-130,138]。

结论：Gow-Gates技术和Vazirani-Akinosi技术都不能替代IANB常规注射方法。

颊神经麻醉成功率

Gow-Gates[127]和Akinosi[133]声称，

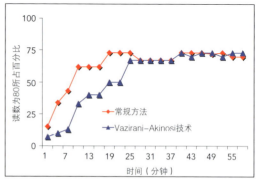

图2-22　使用常规IANB注射方法和Vazirani-Akinosi技术下颌第一磨牙麻醉成功率。根据持续60分钟以上对连续两次最大强度（读数为80）的EPT刺激无反应进行结果判定。结果显示，两种方法没有显著差异（经许可转载于Goldberg等[14]）。

使用他们的方法进行IANB将不再需要对颊神经做单独麻醉即可使软组织麻醉。Goldberg等[14]报道称使用3.6mL含1：100000肾上腺素的2%利多卡因进行IANB，颊神经麻醉成功率在使用Gow-Gates技术时为84%，而在使用Vazirani-Akinosi技术时则为80%。之前多个研究报道，采用Gow-Gates技术时颊神经麻醉成功率分别可达到62%[139]、68%[132]、77%[128]、78%[140]、20%[130]和89%[131]。而对于Vazirani-Akinosi技术，已有研究发现颊神经麻醉成功率分别可达到80%[135]和71%[141]。通常来讲，由于颊神经横跨下颌升支前缘[142]，因此无论使用哪种技术进行IANB时，只需采用边进针或退针边推注局部麻醉药物的方式，或注入足量麻醉药物以弥散方式影响颊神经，都可以获得颊神经的麻醉。无论报道称这些麻醉技术的成功率是如何之高，颊神经的麻醉成功率都达不到100%，因此当磨牙位点需要软组织麻醉时，需要添加独立的颊神经麻醉。

结论：使用Gow-Gates技术和Vazirani-Akinosi技术并不能确保对颊神经的麻醉。

经颏孔行切牙神经阻滞麻醉

Nist等[7]、Joyce和Donnelly[143]以及Whitworth等[144]认为不管是否进入颏孔注射，单独使用切牙神经阻滞麻醉（图2-23）即可成功麻醉前磨牙，其获得牙髓麻醉状态的持续时间为20～30分钟（图2-24）[7,143]。Batista da Silva等[145]认为，对于切牙神经阻滞麻醉而言，4%阿替卡因比利多卡因效果更好，注射0.6mL即可产生大约10分钟的麻醉持续时间。

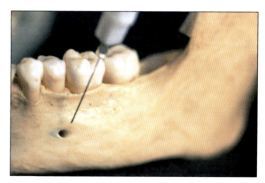

图2-23 切牙神经阻滞麻醉。针尖向前下方指向第二前磨牙长轴的远端。

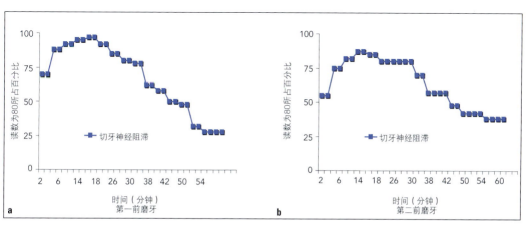

图2-24 行切牙神经阻滞麻醉后下颌第一前磨牙（a）与第二前磨牙（b）麻醉成功率。根据持续60分钟以上对连续两次最大强度（读数为80）的EPT刺激无反应进行结果判定（经许可转载于Nist等[7]）。

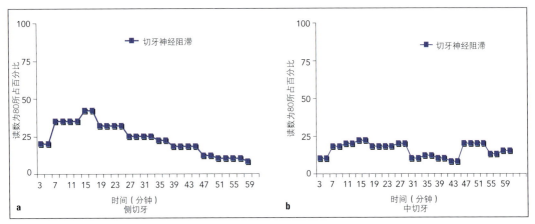

图2-25 行切牙神经阻滞麻醉后下颌侧切牙（a）与中切牙（b）麻醉成功率。根据持续60分钟以上对连续两次最大强度（读数为80）的EPT刺激无反应进行结果判定（经许可转载于Nist等[7]）。

而Nist等[7]与Whiteworth等[144]却表示这种技术在麻醉下颌侧切牙和中切牙时并没有什么效果（图2-25），而且，虽然Nist等[7]报道称找到并进入颏孔不存在困难，但Joyce和Donnelly[143]却发现实际操作中成功定位颏孔的概率仅有57%。Jaber等[146]研究了在颏孔区麻醉药物注射部位进行软组织按摩（60秒），对颏部和下颌切牙的神经阻滞麻醉效果的影响。结论是软组织按摩并不影响颏神经/切牙神经的阻滞成功率或起效时间。

Phillips[147]认为切牙神经阻滞麻醉注射要比常规IANB注射时更为疼痛，但是Pampush[148]则认为其并没有常规IANB注射时疼痛。Nist等[7]发现，无论是单独行下颌前牙神经麻醉还是在IANB后追加下颌前牙神经麻醉，注射针插入颏孔都会造成些许不适，其中5%～8%的人可能会感到中度疼痛；他们还证明虽然下颌切牙唇侧局部浸润麻醉注射可能使18%的人感到中度到重度疼痛，但是中重度疼痛的发生率在IANB中却可以达到25%之多。因此，根据这项研究，

下颌切牙神经阻滞麻醉的疼痛感比IANB要轻。

Joyce和Donnelly[143]报道称在颏孔内和颏孔外进行局部麻醉药物注射，疼痛的感觉并无差异。Whitworth等[144]发现，慢注射（60秒注射完）比快注射（15秒注射完）的痛感要轻。

Northrop[149]认为对下颌切牙行神经阻滞麻醉比IANB更容易发生术后不适。Nist等[7]发现，下颌切牙神经阻滞麻醉的术后疼痛（2%中度疼痛）明显低于IANB（17%中度疼痛），而且没有感觉异常的发生，但Joyce和Donnelly[143]研究中有2例患者有颏神经感觉异常症状。

结论：切牙神经阻滞在前磨牙上比较成功，其麻醉持续时间为20～30分钟。

下颌切牙神经阻滞麻醉联合阿替卡因局部浸润麻醉

Dressman等[150]测定了将1支剂量的阿替卡因浸润注射在下颌第二前磨牙根尖部位的切牙神经支配区或颏神经支配区，从而进

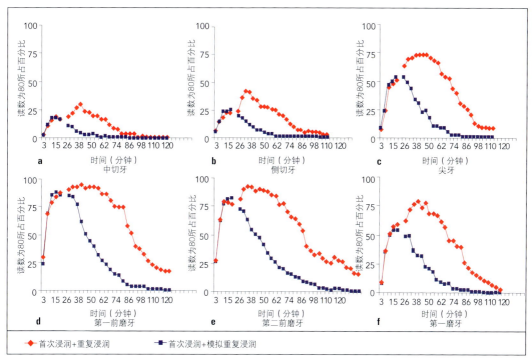

图2-26　下颌中切牙（a）、侧切牙（b）、尖牙（c）、第一前磨牙（d）、第二前磨牙（e）和第一磨牙（f）麻醉成功率。研究中使用1支含1∶100000肾上腺素的4%阿替卡因在下颌第二前磨牙根尖区域局部浸润，以获得初始的神经阻滞麻醉。在首剂麻醉注射后20分钟，于同一部位再次进行真实的浸润麻醉（使用与首剂完全相同的阿替卡因）或只是浸润麻醉的模拟注射。接下来每间隔4分钟，使用牙髓电活力测试法分别测试第一磨牙、前磨牙、尖牙和切牙的牙髓麻醉情况，一次循环需要约12分钟。根据持续60分钟以上对连续两次最大强度（读数为80）的EPT刺激无反应进行结果判定。结果显示，对于下颌第一磨牙、尖牙或切牙而言，使用在下颌第二前磨牙根尖部位的切牙神经支配区或颏神经支配区进行局部浸润麻醉的效果都不好，就算是对前磨牙而言也只有中度的麻醉效果。虽然使用重复浸润的方式可以增加前磨牙牙髓麻醉的成功率和持续时间，但首剂浸润成功率太低，因此这种方案不能成为IANB的替代技术（经许可转载于Dressman等[150]）。

行神经阻滞麻醉时，下颌第二前磨牙的牙髓麻醉情况；还测定了间隔20分钟时，重复注射阿替卡因浸润麻醉时的下颌第二前磨牙获得牙髓麻醉的情况。这是一项随机的单盲研究，100名牙髓无症状的成人都接受了两种方式的局部麻醉注射，而且是在接受一种局部麻醉注射之后至少相隔1周才会接受另一种局部麻醉注射。方法是：①先使用1支含1∶100000肾上腺素的4%阿替卡因在下颌第二前磨牙根尖区域局部浸润，以此获得

初始的神经阻滞麻醉。②接下来在首剂浸润麻醉注射后20分钟，在同一部位再次进行真实的浸润麻醉（使用与前次相同体积的阿替卡因）或只是浸润麻醉的模拟注射。接下来每间隔4分钟，使用牙髓电活力测试法分别测试第一磨牙、前磨牙、尖牙和切牙的牙髓麻醉情况，总共观察2小时。

结果显示，第一磨牙、尖牙和切牙的单次浸润麻醉的成功率为19%～59%（图2-26），前磨牙的麻醉成功率更高

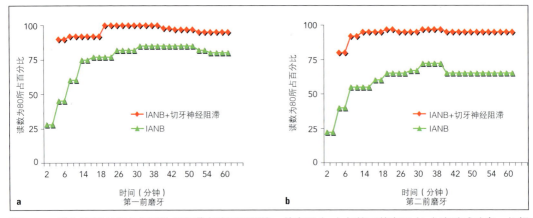

图2-27　联合使用IANB与切牙神经阻滞麻醉后下颌第一前磨牙（a）与第二前磨牙（b）麻醉成功率。根据持续60分钟以上对连续两次最大强度（读数为80）的EPT刺激无反应进行结果判定。结果显示，这种IANB与切牙神经阻滞麻醉的组合技术提高了麻醉效果（经许可转载于Nist等[7]）。

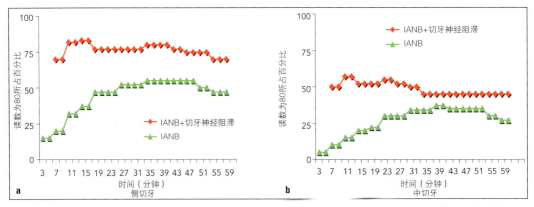

图2-28　联合使用IANB与切牙神经阻滞麻醉后下颌侧切牙（a）与中切牙（b）麻醉成功率。根据持续60分钟以上对连续两次最大强度（读数为80）的EPT刺激无反应进行结果判定。结果显示，这种IANB与切牙神经阻滞麻醉的组合技术提高了麻醉效果，但是并未达到100%的牙髓麻醉效果，不如前磨牙区的效果好（经许可转载于Nist等[7]）。

（80%～87%），但麻醉效果在20～25分钟后会有下降。通过20分钟间隔的重复浸润麻醉可以显著提高前磨牙的牙髓麻醉成功率（92%～94%）和麻醉持续时间。尽管重复局部浸润的成功率获得了提高，但是这种只用局部浸润方式进行下颌牙齿麻醉的首剂成功率太低，不足以使这种方法成为可以替代IANB的麻醉技术。

　　结论：仅用阿替卡因的单次浸润在麻醉下颌第一磨牙、尖牙或切牙时效果不好，就前磨牙而言也只有中度的麻醉效果。虽然使用重复浸润的方式可以增加前磨牙牙髓麻醉的成功率和持续时间，但单次浸润成功率太低，因此这种方案不能成为IANB的替代技术。

IANB与切牙神经阻滞麻醉联合应用

　　Nist等[7]发现，IANB联合切牙神经阻滞在前磨牙麻醉中取得了良好的成功率（图

2-27），但在侧切牙和中切牙中成功率不高（图2-28）。另外，Nist等[7]还证明，当IANB与切牙神经阻滞麻醉联合应用时，第一磨牙的麻醉成功率会有所提高。也就是说如果IANB失败了，使用含1：100000肾上腺素的4%阿替卡因进行颏孔区局部浸润注射或骨内注射，是对第一磨牙进行辅助麻醉的不错选择。尽管Nist论证了上述方法可提高第一磨牙麻醉成功率，但如果IANB失败，用1支含1：100000肾上腺素的4%阿替卡因做第一磨牙浸润麻醉或骨内注射效果更好。

结论： 联合使用IANB与切牙神经阻滞麻醉是前磨牙获得牙髓麻醉的有效方法。

下颌浸润麻醉

利多卡因下颌浸润麻醉

对于下颌牙齿而言，使用单纯的利多卡因唇、舌侧浸润注射，想要获得牙髓麻醉效果并不是很有效[80-81,151-152]（图2-29）。Meecha等[153]发现，用1.8mL含1：100000肾上腺素的2%利多卡因对下颌第一磨牙做浸润麻醉时，无论是颊侧浸润或是颊、舌两侧都浸润，其麻醉成功率（患者对EPT无反应，即牙髓电活力测试达到最大输出值即读数为80时无反应，持续60分钟以上）都较低，仅为32%～39%。

结论： 进行下颌麻醉时，单用利多卡因浸润麻醉的效果差。

使用阿替卡因进行下颌前牙区唇、舌侧浸润麻醉

Nuzum[154]发现，在使用含1：100000

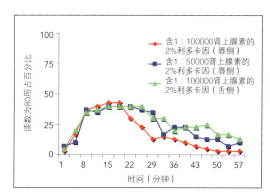

图2-29 单用利多卡因进行下颌浸润麻醉时下颌侧切牙牙髓麻醉成功率。根据持续60分钟以上对连续两次最大强度（读数为80）的EPT刺激无反应进行结果判定。结果显示，用利多卡因进行下颌前牙浸润麻醉时，牙髓麻醉成功率均在50%以下，而且麻醉持续时间也不足60分钟（经许可转载于Nist等[7]）。

肾上腺素的4%阿替卡因进行下颌麻醉时，按照连续内次牙髓电活力测试达到最大输出值即读数为80时无反应即可判断为牙髓麻醉的标准，在下颌前牙颊、舌侧进行联合浸润麻醉可显著提高麻醉成功率至98%，明显优于只进行下颌前牙颊侧浸润麻醉时76%的麻醉成功率。只是使用阿替卡因进行下颌前牙唇、舌侧联合浸润麻醉所能提供的牙髓麻醉时间仍然不足60分钟（图2-30）。

Jaber等[155]发现，无论是采用唇侧浸润还是唇、舌侧联合浸润的方法来麻醉下颌切牙时，4%阿替卡因比2%利多卡因麻醉效果更好（二者都含1：100000肾上腺素）。但是，二者的牙髓麻醉持续时间都没有超过45分钟。

结论： 下颌前牙的唇、舌侧联合浸润提供了可靠的牙髓麻醉效果，但麻醉效果仅能持续约60分钟，随后将明显下降。

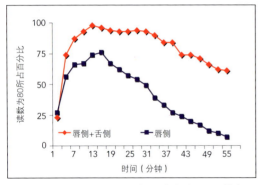

图2-30　单用1∶100000肾上腺素的4%阿替卡因行下颌浸润麻醉时下颌侧切牙麻醉成功率。根据持续60分钟以上对连续两次最大强度（读数为80）的EPT刺激无反应进行结果判定。结果显示，唇、舌侧联合浸润组在第4分钟至第58分钟的观察期内的效果明显优于唇侧浸润组，差异显著（经许可转载于Nuzum等[154]）。

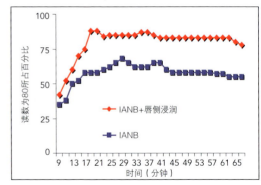

图2-31　下颌侧切牙牙髓麻醉成功率：将常规IANB后联合应用1.8mL含1∶100000肾上腺素的2%利多卡因进行下颌前牙颊侧浸润麻醉的牙髓麻醉情况与只使用IANB后的牙髓麻醉情况进行比较。根据持续60分钟以上对连续两次最大强度（读数为80）的EPT刺激无反应进行结果判定。结果显示，IANB后联合应用局部麻醉药物颊侧浸润麻醉，提高了牙髓麻醉的成功率，但是也达不到100%（经许可转载于Clark等[23]）。

IANB联合利多卡因局部浸润进行下颌前牙麻醉

　　常规IANB后，联合应用1.8mL含1∶100000肾上腺素的2%利多卡因进行下颌前牙唇侧浸润麻醉，可以提高下颌前牙的牙髓麻醉成功率，但是达不到100%[23]（图2-31）。不过，如果能在IANB后使用阿替卡因进行下颌前牙唇、舌侧的联合浸润或是辅助以骨内注射的方法，将会获得更高的麻醉成功率[6,154]。

　　结论：在IANB后联合利多卡因的唇侧局部浸润比单独使用利多卡因浸润麻醉的牙髓麻醉成功率要高，如果能在IANB后使用阿替卡因进行下颌前牙唇、舌侧联合浸润或是辅助以骨内注射的方法，将会获得更高的麻醉成功率。

IANB联合利多卡因进行下颌第一磨牙局部浸润麻醉

　　Foster等[15]发现，在IANB后联合1.8mL含1∶100000肾上腺素的2%利多卡因进行下颌第一磨牙颊侧或舌侧浸润麻醉时，并不能显著提高第一磨牙深度牙髓麻醉的成功率（图2-32）。假设是由于下颌舌骨肌神经导致的第一磨牙麻醉失败，那么采用1.8mL利多卡因舌侧浸润将会显著提高IANB的成功率。然而这种情况并没有发生，所以说下颌舌骨肌神经不太可能对下颌后牙的神经支配起什么重要作用。Clark等[9]还研究了下颌舌骨肌神经在下颌牙髓麻醉中的作用，发现并没有明显的证据支持下颌舌骨神经在牙髓麻醉中的积极作用。

　　结论：在IANB后联合利多卡因对第一磨牙的颊侧或舌侧进行浸润麻醉时，将不会

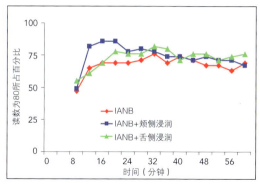

图2-32 下颌第一磨牙麻醉成功率。根据持续60分钟以上对连续两次最大强度（读数为80）的EPT刺激无反应进行结果判定。结果显示，这3种情况下所能获得的牙髓麻醉成功率是相近的（经许可转载于Foster等[15]）。

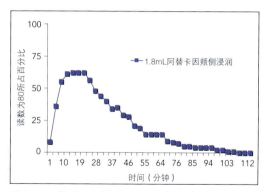

图2-33 使用1支含1：100000肾上腺素的4%阿替卡因行下颌第一磨牙颊侧浸润后麻醉成功率。根据持续60分钟以上对连续两次最大强度（读数为80）的EPT刺激无反应进行结果判定。结果显示，此情况下获得的牙髓麻醉成功率只有不到70%（经许可转载于Pabst等[158]）。

比只使用IANB时增加多少可预测的牙髓麻醉成功率。

阿替卡因浸润麻醉下颌第一磨牙

Kanaa等[69]证明，对于下颌第一磨牙颊侧首剂浸润麻醉而言，含1：100000肾上腺素的4%阿替卡因比含1：100000肾上腺素的2%利多卡因的麻醉效果更加显著。但是，4%阿替卡因也只能获得64%的牙髓麻醉成功率（按照连续两次牙髓电活力测试达到最大强度即读数为80时无反应即判断为已经获得牙髓麻醉）。Jung等[156]与Gorbett等[157]报道称，使用阿替卡因进行下颌第一磨牙颊侧浸润麻醉时，首剂麻醉的成功率分别为54%和64%～70%。Robertson等[68]也发现使用阿替卡因进行下颌第一磨牙颊侧浸润麻醉时，首剂麻醉的成功率为87%，而使用利多卡因时的成功率则仅为57%。阿替卡因的麻醉效果优于利多卡因，可能与其分子内氢键能更好地穿透骨组织有关[74]。Pabst等[158]还发现使用阿替卡因进行下颌第一磨

牙颊侧浸润麻醉时，首剂麻醉的成功率为64%～69%（图2-33），牙髓麻醉持续时间超过60分钟。Meechan等[159]发现，在使用相同剂量即1.8mL含1：100000肾上腺素的4%阿替卡因的麻醉条件下，采用下颌第一磨牙颊侧局部浸润麻醉可以获得65%的成功率，而采用舌侧局部浸润麻醉时只有10%的成功率。

Robertson等[68]发现，与利多卡因相比，由阿替卡因产生的牙髓麻醉起效时间更快。他们还发现相邻的牙齿也可以被第一磨牙处浸润的颊侧局部麻醉药物所麻醉。局部麻醉药物似乎更容易从第一磨牙向下颌前部扩散移动，也就是说，前磨牙和第一磨牙的麻醉成功率都比第二磨牙高。据此，学者推测麻醉药液可能进入了颏孔，导致麻醉前磨牙和第一磨牙的成功率较高。他们还发现阿替卡因和利多卡因在下颌第一磨牙颊侧浸润时，有很大可能性（98%～100%）会引起单侧唇部麻木的发生，其持续时间也可以达

到60分钟之久。这表明，在下颌第一磨牙颊侧进行浸润麻醉时，可能导致主观的唇部麻木感。由于并非所有情况下都能够获得牙髓麻醉的效果，因此使用颊侧浸润法对第一磨牙进行麻醉时，绝对不能简单地把下唇麻木视为已经获得牙髓麻醉的标志。下颌第一磨牙颊侧局部浸润的注射部位与颏神经位置非常的接近，常常会导致主观唇部麻木的发生（图2-34）。

Robertson等[68]发现，对比阿替卡因和利多卡因，它们在颊侧浸润麻醉注射3个阶段的疼痛没有区别。同样，Kanaa等[69]发现，在进行下颌第一磨牙的颊侧浸润麻醉时，阿替卡因和利多卡因在注射不适方面也无显著差异。通常报道颊侧浸润麻醉注射3个阶段的疼痛评分为从微痛到略痛。Kanaa等[69]、Pabst等[158]，以及McEntire等[160]也发现使用阿替卡因或利多卡因时，第一磨牙颊侧浸润麻醉注射时的疼痛属于一种轻度疼痛的范围。

Robertson等[68]还发现，使用阿替卡因和利多卡因进行局部麻醉，患者手术后的疼痛报道均为微痛，两种局部麻醉药物之间的

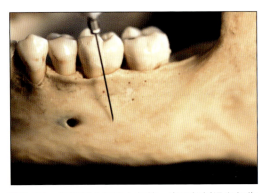

图2-34　切牙管（颏孔）与第一磨牙颊侧浸润部位接近。

评分没有差异。Pabst等[158]以及McEntire等[160]报道称，使用含1∶100000肾上腺素的阿替卡因与含1∶200000肾上腺素的阿替卡因进行局部麻醉后施行手术，术后疼痛程度仅为微痛到轻度疼痛，二者之间也无显著差异。在这3项研究中，也没有任何患者出现感觉异常。Brandt等[88]和Kung等[89]对利多卡因与阿替卡因在牙科治疗中的使用情况进行了Meta分析，发现阿替卡因比利多卡因更适用于下颌骨的颊侧浸润麻醉。

结论：*阿替卡因的下颌颊侧浸润麻醉效果明显优于利多卡因。然而，在下颌第一磨牙处，当仅用颊侧浸润麻醉方式时，阿替卡因也不能确保获得牙髓麻醉。*

下颌第一磨牙颊侧浸润麻醉时应当首选使用1.8mL还是3.6mL的含1∶100000肾上腺素的4%阿替卡因

Martin等[161]比较了首剂使用1.8mL和3.6mL两种剂量的含1∶100000肾上腺素的4%阿替卡因进行下颌第一磨牙颊侧浸润麻醉时，第一磨牙获得牙髓麻醉的情况，发现单剂3.6mL的阿替卡因获得的麻醉成功率可达70%，明显高于单剂1.8mL阿替卡因获得的50%的成功率（图2-35）。然而，70%的麻醉成功率尚不足以支撑需要首选单剂量3.6mL的含1∶100000肾上腺素的4%阿替卡因作为下颌第一磨牙颊侧浸润麻醉的结论。

结论：*虽然使用3.6mL阿替卡因进行下颌第一磨牙颊侧浸润麻醉的成功率较高，可达70%，但这仍不足以支持将其作为下颌颊侧浸润麻醉技术的首选用药剂量。*

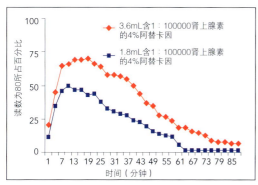

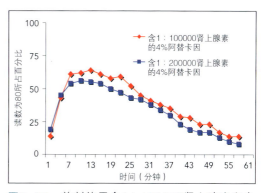

图2-35　首剂使用1.8mL和3.6mL的含1∶100000肾上腺素的4%阿替卡因行下颌第一磨牙颊侧浸润麻醉后麻醉成功率。根据持续60分钟以上对连续两次最大强度（读数为80）的EPT刺激无反应进行结果判定。结果显示，两组间牙髓麻醉成功率在第7分钟至第49分钟时间段内的差异显著。单剂量3.6mL的阿替卡因麻醉效果要优于单剂量1.8mL的阿替卡因。然而，70%的麻醉成功率尚不足以支撑首选单剂3.6mL的含1∶100000肾上腺素的4%阿替卡因作为下颌第一磨牙颊侧浸润麻醉的结论（经许可转载于Martin等[161]）。

图2-36　首剂使用含1∶100000肾上腺素和含1∶200000肾上腺素的4%阿替卡因行下颌第一磨牙颊侧浸润麻醉后麻醉成功率。根据持续60分钟以上对连续两次最大强度（读数为80）的EPT刺激无反应进行结果判定。结果显示，两组间牙髓麻醉成功率没有显著差异。牙髓麻醉成功率不到70%（经许可转载于McEntire等[160]）。

肾上腺素浓度对下颌第一磨牙颊侧浸润麻醉效果的影响

　　McEntire等[160]报道称，首剂使用含1∶100000肾上腺素和含1∶200000肾上腺素的4%阿替卡因进行下颌第一磨牙颊侧浸润麻醉时的麻醉成功率是基本相同的（图2-36）。然而，Moore等[162]发现，在上颌牙的牙周手术中，使用含1∶100000肾上腺素的4%阿替卡因能更好地显示手术范围，并且出血少。de Morais等[163]的研究也没有发现因为使用了含1∶100000或1∶200000肾上腺素的4%阿替卡因进行局部麻醉后，在血流动力学参数方面带来的明显临床变化。

　　结论：含1∶100000或1∶200000肾上腺素的4%阿替卡因在下颌第一磨牙颊侧浸润麻醉时的麻醉效果无明显差别。

使用0.9mL的局部麻醉药物进行下颌第一磨牙颊侧浸润麻醉

　　此前所述的研究都是使用1.8mL含1∶100000肾上腺素的2%利多卡因或含1∶100000肾上腺素的4%阿替卡因进行的下颌第一磨牙颊侧浸润麻醉。Abdulwahab等[67]还评估了6种局部麻醉药物在仅使用0.9mL的情况下，进行下颌第一磨牙颊侧浸润麻醉的情况。该研究发现相对于利多卡因、丙胺卡因、甲哌卡因和布比卡因而言，使用0.9mL的含1∶100000或1∶200000肾上腺素的4%阿替卡因的麻醉成功率是最高的。然而，0.9mL的这两种配方的阿替卡因的麻醉成功率均低于40%并且不能为大多数牙科手术提供足够的完全牙髓麻醉效果，总体麻醉成功率低于先前讨论的使用1.8mL阿替卡因剂型所进行的研究。

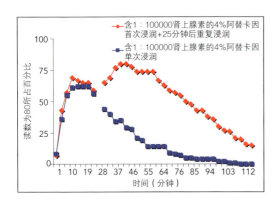

图2-37　不同方式行下颌颊侧浸润麻醉后下颌第一磨牙麻醉成功率。根据持续60分钟以上对连续两次最大强度（读数为80）的EPT刺激无反应进行结果判定。结果显示，牙髓麻醉持续时间超过112分钟。阿替卡因的反复浸润显著延长了牙髓麻醉的时间，但总体成功率也不到100%（经许可转载于Pabst等[158]）。

结论：用0.9mL阿替卡因对第一磨牙浸润麻醉不会产生预期的牙髓麻醉效果。

在下颌第一磨牙处重复进行阿替卡因浸润麻醉

先前的研究表明，当使用1支含1∶100000肾上腺素的4%阿替卡因进行下颌第一磨牙颊侧浸润麻醉时，超过60分钟将出现牙髓麻醉效果的下降。Pabst等[158]发现，在首次注射25分钟后重复用1∶100000肾上腺素的4%阿替卡因浸润麻醉可以显著提高牙髓麻醉的持续时间（从28分钟至109分钟，图2-37）。然而，首次注射阿替卡因的麻醉成功率只有64%～69%。如果能增加首剂注射的成功率，再加上反复的阿替卡因浸润就能提供临床可预测的足量牙髓麻醉时间。

结论：下颌第一磨牙麻醉时，重复进行阿替卡因浸润麻醉可以显著提高麻醉效果。

IANB后联合阿替卡因进行第一磨牙局部浸润麻醉

Haase等[70]在一项前瞻性、随机、双盲交叉研究中比较了先使用含1∶100000肾上腺素的4%阿替卡因进行常规IANB，随后再用含1∶100000肾上腺素的4%阿替卡因或含1∶100000肾上腺素的2%利多卡因对下颌第一磨牙颊侧进行浸润麻醉时，第一磨牙获得牙髓麻醉状态的情况。其中，将IANB联合局部浸润麻醉注射之后10分钟内连续两次对强度为80的EPT刺激无反应并持续60分钟，定义为获得牙髓麻醉。结果显示，IANB联合使用含1∶100000肾上腺素的4%阿替卡因获得的牙髓成功率达到88%，高于IANB联合使用含1∶100000肾上腺素的2%利多卡因时71%的成功率。4%阿替卡因，在首次注射后即能达到稳定的麻醉状态，而且在50分钟内始终维持在EPT最大强度（读数为80）时无反应状态的比例非常高（图2-38）。因为对于需要深度麻醉牙髓的牙科手术而言，高水平的牙髓麻醉成功率至少需要能保持50分钟以上，所以这是一个非常重要的临床发现。Kanaa等[71]也发现，IANB后使用阿替卡因浸润来补充麻醉可以获得92%的牙髓麻醉成功率［连续两次最大强度（读数为80）的EPT刺激无反应时即判断为牙髓麻醉］，比单用IANB的56%成功率有明显提高。

图2-38 下颌第一磨牙麻醉成功率：行IANB后联合使用含1：100000肾上腺素的4%阿替卡因行下颌第一磨牙颊侧浸润麻醉。根据持续60分钟以上对连续两次最大强度（读数为80）的EPT刺激无反应进行结果判定。结果显示，在IANB后联合使用含1：100000肾上腺素的4%阿替卡因进行颊侧浸润麻醉，可以获得非常高的牙髓麻醉成功率，并且持续时间也远超过50分钟（经许可转载于Haase等[70]）。

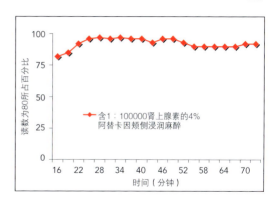

所以对于临床医生来说，在给予下颌颊侧浸润之前，应谨慎地等待IANB之后出现唇部麻木的迹象，因为如果没有有效的IANB，单独的颊侧浸润不会完全有效，而且牙髓麻醉的持续时间也短[75,158,160]。另外，使用一满支剂量的局部麻醉药物在下颌第一磨牙颊侧浸润麻醉，也可能使颏神经被麻醉，这是局部麻醉药物向前方弥散的结果[68]。因此，即使没有成功地获得下牙槽神经的阻滞，人们也可能会感到唇部麻木。

第二磨牙区较厚的下颌骨可能阻碍麻醉药物的扩散，因此在IANB后对第二磨牙再进行颊侧浸润麻醉时，需要进一步的检测才能确定一次注射的成功与否。

Haase等[70]发现，阿替卡因与利多卡因在下颌颊侧浸润麻醉注射3个阶段中的疼痛程度无显著差异。阿替卡因与利多卡因颊侧浸润麻醉注射3个阶段时相的疼痛评分通常报道为微痛到略痛的水平，术后疼痛也为隐痛，阿替卡因和利多卡因二者之间并无区别。而且也没有任何患者有感觉异常的报道。

结论：在IANB后使用第一磨牙颊侧进行阿替卡因浸润的方式，几乎确定可以提供约60分钟的牙髓麻醉。

间隔内麻醉

间隔内麻醉是指通过注射等方式，将局部麻醉药物直接送到牙槽间隔处，局部麻醉药物通过弥散与渗透进入多孔隙的牙槽骨内，并最终进入包绕牙根的牙周束状骨内。Saadoun和Malamed[164]进一步描述了这种注射方式，是在牙齿颊侧角化组织"位于牙龈乳头三角形的中心……与邻牙的距离相等"的点上进行的。2005年Woodmansey[165]在他的一篇关于间隔内麻醉注射技术的回顾性文章中曾建议操作者黏膜穿刺后继续推进针头，直到抵达下方骨面，再刺穿骨嵴，然后坚定地向牙槽间隔推进并完成局部麻醉药物的注射。Woodmansey还建议在患牙的近远中侧重复行间隔内麻醉注射。间隔内麻醉成功率为76%～90%。成功率的测定取决于采用何种测量方法对间隔内麻醉成功与否进行评估，例如，是用拔牙时无痛，或修复体基牙预备时无痛，还是用EPT达到最大强度（读数为80）时无反应来进行评估[164,166-170]。

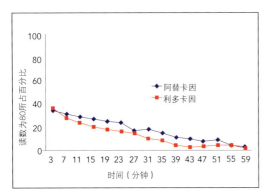

图2-39 下颌第一磨牙麻醉成功率：比较单纯用阿替卡因或利多卡因进行间隔内麻醉注射时，下颌第一磨牙发生牙髓麻醉的比例。根据持续60分钟以上对连续两次最大强度（读数为80）的EPT刺激无反应进行结果判定。结果显示，单纯用利多卡因和阿替卡因进行间隔内麻醉注射的麻醉成功率并不理想，仅分别达到28%和35%，两种配方之间并没有显著差异（经许可转载于Bonar等[171]）。

Bonar等[171]进行了在无症状的下颌第一磨牙中，使用计算机控制的局部麻醉药物注射系统（CCLAD），进行了阿替卡因和利多卡因的间隔内麻醉注射的效果比较研究。该研究采用交叉设计，100名受试者随机接受1.4mL均含1：100000肾上腺素的4%阿替卡因和2%利多卡因的间隔内麻醉注射，同一受试者的两种局部麻醉药物将会分配入不同的复诊日期来注射。注射部位选择在第一磨牙近中侧和远中侧的牙间乳突处，每一侧注射0.7mL麻醉药物。用EPT检测牙髓麻醉状况，观察并记录注射疼痛、术后疼痛和心率变化。

单纯使用牙齿间隔内注射麻醉下颌第一磨牙的麻醉成功率〔连续两次最大强度（读数为80）的EPT刺激无反应时即判断为牙髓麻醉〕并不理想，使用阿替卡因时为35%，使用利多卡因时为28%（图2-39），二者间并无明显差别。在单纯使用牙齿间隔内注射麻醉引起注射疼痛的问题上，使用阿替卡因还是利多卡因二者之间无显著差异。单纯使用牙齿间隔内注射麻醉时，有22%～28%的患者报道针刺时有中度疼痛，而7%～18%的患者则报道称推注局部麻醉药物时有中度疼痛，这些都表明在单纯使用牙齿间隔内注射麻醉时可能会有一些疼痛，但是这并不会增加患者的心率（图2-40）。牙齿间隔内注射麻醉的术后疼痛将逐日减少，使用阿替卡因或是利多卡因并无显著差异。牙齿间隔内注射麻醉最常见的并发症是注射部位疼痛、发红、挫伤和牙龈变色。

结论：单纯使用阿替卡因在牙齿间隔内注射麻醉的麻醉效果与单纯使用利多卡因在牙齿间隔内注射麻醉的麻醉效果是相似的，只有28%～35%的麻醉成功率，麻醉成功率并不理想。

对提高无症状患者IANB麻醉成功率的尝试

以下罗列了几种人们试图用于提高IANB麻醉成功率的方法。

增加局部麻醉药物量

一种可选方法就是局部麻醉药物量加倍。但是增加含肾上腺素的2%利多卡因至3.6mL（2支剂量）时，并不能提高IANB的牙髓麻醉成功率[2,9-10,14,27,172]（图2-41）。

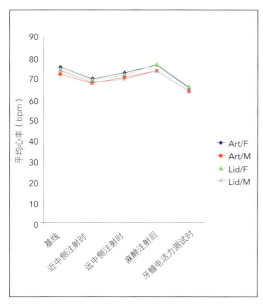

图2-40　接受下颌第一磨牙牙齿间隔内注射麻醉的受试者平均心率。结果显示，无论男性（M）或是女性（F），在接受单纯使用阿替卡因（Art）或利多卡因（Lid）进行牙齿间隔内注射麻醉时，他们的平均心率在整个测试过程中，包括基线与第一磨牙近中侧注射时、远中侧注射时、麻醉注射后，以及牙髓电活力测试时都没有显著改变。由此可见，牙齿间隔内注射麻醉对心率似乎没有显著影响（经许可转载于Bonar等[171]）。

Camarda等[173]报道称使用CCLAD（Milestone Scientific，先前也称为Wand系统）进行2支剂量局部麻醉给药时，可以显著提高麻醉成功率。但该研究中并未检测是否获得牙髓麻醉，而只是检测了软组织麻醉的情况。正如我们之前所说，软组织获得麻醉并不能代表牙髓也被麻醉。

结论：使用2支剂量利多卡因进行IANB，也并不能提高牙髓麻醉的成功率。

增大肾上腺素浓度

另一种可选方法是增大肾上腺素浓度。

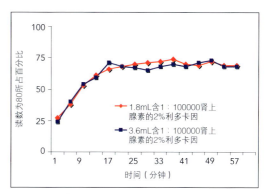

图2-41　使用3.6mL或1.8mL含1∶100000肾上腺素的2%利多卡因行下颌第一磨牙IANB后麻醉成功率。根据持续60分钟以上对连续两次最大强度（读数为80）的EPT刺激无反应进行结果判定。结果显示，3.6mL含1∶100000肾上腺素的2%利多卡因与1.8mL含1∶100000肾上腺素的2%利多卡因两组之间的牙髓麻醉成功率没有显著差异（经许可转载于Nusstein等[10]）。

但当评估临床中的正常牙齿时，在IANB中增大肾上腺素浓度并无优势[18,174]。

Wali等[18]认为与1.8mL含1∶100000肾上腺素的2%利多卡因相比，在2%利多卡因中增大肾上腺素浓度至1∶50000或增大麻醉总剂量至使用3.6mL含1∶50000肾上腺素的2%利多卡因，并不能提高牙髓麻醉成功率（图2-42）。

结论：提高利多卡因中配方肾上腺素浓度并不能提高IANB的牙髓麻醉成功率。

透明质酸酶的使用

透明质酸酶可以降低注射区域内机体组织的黏度，从而允许局部麻醉药物更广泛的渗透[175]。早期的牙科研究发现[175-176]，使用加入透明质酸酶的麻醉药物进行IANB，更

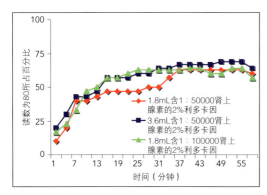

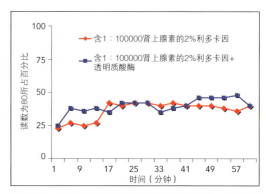

图2-42 不同麻醉药物行IANB后下颌第一磨牙麻醉成功率。根据持续60分钟以上对连续两次最大强度（读数为80）的EPT刺激无反应进行结果判定。结果显示，使用这样不同配方的3组利多卡因进行IANB时，各组间的牙髓麻醉成功率并没有显著差异（经许可转载于Wali等[18]）。

图2-43 不同麻醉药物行IANB后下颌第一磨牙麻醉成功率。根据持续60分钟以上对连续两次最大强度（读数为80）的EPT刺激无反应进行结果判定。结果显示，与使用常规利多卡因进行IANB相比，使用混合有透明质酸酶的利多卡因在牙髓麻醉成功率方面并没有显著差异（经许可转载于Ridenour等[22]）。

容易获得充分的麻醉效果。然而，Ridenour等[22]发现，在含有肾上腺素的利多卡因麻醉药物中加入透明质酸酶，并不能增加IANB的牙髓麻醉成功率（图2-43）。此外，使用含有透明质酸酶的利多卡因麻醉药物进行麻醉会显著增加术后疼痛与紧张。

结论：在利多卡因中加入透明质酸酶，并不能增加IANB的牙髓麻醉效果。

碳酸氢盐麻醉剂

试验表明，碳酸氢盐麻醉剂更有效，因为麻醉药分子更容易被神经组织所捕获[5]。另外，二氧化碳对局部麻醉药物有协同作用并且对神经具有镇静作用[5]。然而，Chaney等[5]的研究并未证实碳酸利多卡因用于IANB具有更好的效果（图2-44）。

根据之前的医药文献中关于如何缓冲局部麻醉药物的记载，当碳酸氢钠溶液与含有肾上腺素的利多卡因之类的局部麻醉药物混合时，会释放出部分二氧化碳。然而，通过缓冲液来产生二氧化碳，与富含二氧化碳的真正碳酸氢盐麻醉剂是完全不同的。

结论：碳酸利多卡因并不能增加IANB的牙髓麻醉效果。

在IANB中应用频率依赖性神经传导阻滞

已经证明，重复高频电刺激可增强麻醉药物的局部麻醉作用[177-180]。这种现象被称为频率依赖性阻滞、依赖性阻滞或阶段性阻滞[177-179]。尽管有这方面的证据，但关于频率依赖性阻滞的体内研究数量却很有限[181]。Steven等[181]发现，高频非伤害性电刺激加快麻醉起效，并扩大了尺神经阻滞的范围。Watson等[182]在腕管综合征患者中证实了正中神经的频率依赖性传导阻滞。然而，目前还不清楚其他神经是如何受到频

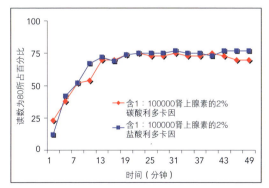

图2-44　不同麻醉药物行IANB后下颌第一磨牙麻醉成功率。根据持续60分钟以上对连续两次最大强度（读数为80）的EPT刺激无反应进行结果判定。结果显示，与使用常规盐酸利多卡因进行IANB相比，使用碳酸利多卡因在牙髓麻醉成功率方面并没有显著差异（经许可转载于Chaney等[5]）。

率依赖性阻滞的影响。不同的神经解剖、生理、电导率以及应用刺激的方式都可能会影响频率依赖性阻滞的临床疗效。

Hutchison等[183]评估了下牙槽神经通过频率依赖性阻滞方法所获得的牙髓麻醉的程度。在一项随机的单盲研究中，80名成年受试者接受了两种方法的IANB：①IANB后，对第一磨牙或侧切牙进行每3分钟一次循环的连续电刺激共6次，持续观察64分钟；②IANB后，用相同的循环进行模拟电刺激并观察。结果用EPT进行判定，记录第一磨牙和侧切牙的牙髓麻醉情况（达到15分钟内连续两次最大强度即读数为80无反应，持续60分钟即判断为牙髓麻醉）。

学者发现，对于有真实电刺激辅助的IANB试验组中，侧切牙和第一磨牙的牙髓麻醉成功率分别为35%和48%（图2-45）。而辅助以模拟电刺激的IANB组的侧切牙牙髓麻醉成功率为18%，第一磨牙牙髓麻醉成功率为62%。两种技术间无显著差异。

结论： 在局部麻醉的情况下电刺激神经（频率依赖性神经阻滞作用）并不能增加IANB的牙髓麻醉成功率。

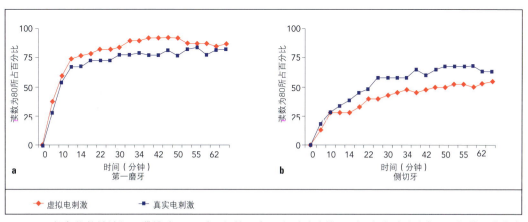

图2-45　频率依赖性神经阻滞辅助IANB时下颌第一磨牙（a）与侧切牙（b）麻醉成功率：一组使用真实电刺激辅助，另一组使用虚拟电刺激辅助。根据持续60分钟以上对连续两次最大强度（读数为80）的EPT刺激无反应进行结果判定。结果显示，在局部麻醉下辅助以电刺激神经（频率依赖性神经阻滞）在统计学上并不优于无电刺激的操作（经许可转载于Hutchison等[183]）。

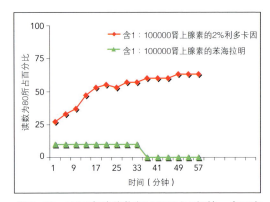

图2-46　不同麻醉药物行IANB后下颌第一磨牙麻醉成功率。根据持续60分钟以上对连续两次最大强度（读数为80）的EPT刺激无反应进行结果判定。结果显示，苯海拉明与肾上腺素合用，麻醉成功率很低（经许可转载于Willett等[186]）。

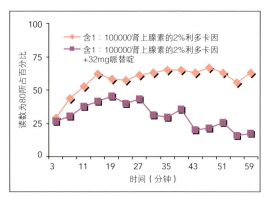

图2-47　不同麻醉药物行IANB后下颌第一磨牙麻醉成功率。根据持续60分钟以上对连续两次最大强度（读数为80）的EPT刺激无反应进行结果判定。结果显示，与含1∶100000肾上腺素的2%利多卡因相比，利多卡因与哌替啶的联合使用并没有改善牙髓麻醉的效果，反而导致麻醉成功率的下降（经许可转载于Goodman等[16]）。

苯海拉明替代局部麻醉药物

苯海拉明已经被用于对常用局部麻醉药物过敏的患者。当患者对常用局部麻醉药物过敏时，我们通常推荐用本海拉明（Benadryl，Johnson & Johnson）来代替。2项较早的研究发现，苯海拉明用于拔牙手术的效果不如利多卡因好[184-185]。Willett等[186]发现，在IANB时使用含肾上腺素的苯海拉明所获得的牙髓麻醉效果远不如使用含肾上腺素的利多卡因（图2-46）。他们也发现注射苯海拉明更为疼痛，而且术后中度疼痛的发生率增加。

根据Clause和Zach[187]报道，一名牙科患者由于对局部麻醉剂过敏，因此使用1.8mL含1∶100000肾上腺素的1%苯海拉明在这名患者的上颌前部采用局部浸润方式进行注射。在注射后发生了不良反应，患者出现面部水肿、广泛性鼻部肿胀以及眶下瘀斑，持续2周时间。

结论： 对局部麻醉药物过敏的患者应用苯海拉明代替并非是一个好选择。

哌替啶与利多卡因联合应用

药物调查和临床研究表明，哌替啶（Demerol，Sanofi-Aventis）具有局部麻醉功能可能不会与利多卡因竞争相同的结合位点，因此，哌替啶与利多卡因联合应用有增强局部麻醉效果的可能性。但是Goodman等[16]发现，联合使用哌替啶和利多卡因进行局部麻醉，不如单用利多卡因的效果好（图2-47）。Bigby等[188]发现，对于出现不可逆性牙髓炎的患者，哌替啶和利多卡因并不能提供更好的牙髓麻醉。

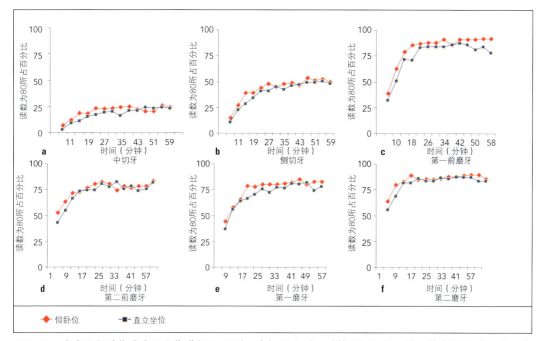

图2-48 患者取仰卧位或直立坐位进行IANB时，中切牙（a）、侧切牙（b）、第一前磨牙（c）、第二前磨牙（d）、第一磨牙（e）、第二磨牙（f）麻醉成功率。根据持续60分钟以上对连续两次最大强度（读数为80）的EPT刺激无反应进行结果判定。结果显示，在每次注射后的观察期内，将取仰卧位和直立坐位的患者获得的牙髓麻醉成功率在各个牙位分别进行比较时，都无显著差异（经许可转载于Crowley等[190]）。

结论：行IANB时联合使用利多卡因与哌替啶并不能增强牙髓麻醉效果。

采用前侧入路式IANB

Takasugi等[189]报道了经过翼下颌间隙抵达下颌神经孔的前侧入路IANB。采用前路技术的IANB的麻醉成功率与常规技术相似。

结论：前方入路的IANB与常规方法的成功率相似。

IANB时患者的体位

一些临床医生可能认为，在IANB后将患者置于直立或半直立位，可以使更多的麻

醉剂向下方向弥散，从而获得更好的牙髓麻醉。Crowley等[190]比较了将患者置于直立坐位或仰卧位进行IANB时所获得牙髓麻醉的程度后发现，两个位置之间无显著差异（图2-48）。Takasugi等[189]还发现，在IANB中采用前侧入路技术时，仰卧位和直立坐位的麻醉成功率相似。

结论：IANB时采用仰卧位和直立坐位的麻醉成功率没有差别。

采用5%高浓度麻醉药物配方行IANB

以往的研究[191-194]曾主张将5%利多卡因与肾上腺素联合使用，以提高IANB的麻醉成功率。5%的麻醉药物溶液（50mg/

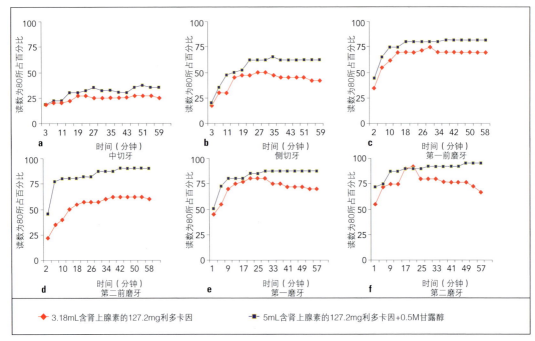

图2-49　中切牙（a）、侧切牙（b）、第一前磨牙（c）、第二前磨牙（d）、第一磨牙（e）、第二磨牙（f）麻醉成功率。根据持续60分钟以上对连续两次最大强度（读数为80）的EPT刺激无反应进行结果判定。结果显示，在127.2mg利多卡因中加入0.5M甘露醇，配以50μg肾上腺素，与不加甘露醇的相同麻醉配方相比，可获得更高水平的牙髓麻醉成功率（经许可转载于Smith等[195]）。

mL）利多卡因，1.8mL的单剂麻醉药物溶液就含90mg利多卡因。Smith等[195]在IANB中曾使用含肾上腺素的127.2mg利多卡因（约2.5mL麻醉药物溶液），仍然无法获得100%的牙髓麻醉成功率（图2-49）。

结论：5%利多卡因溶液仍然不能保证完全的牙髓麻醉成功。

探求IANB失败的机制

副神经支配作用——下颌舌骨肌神经

从临床与解剖学研究判断[196-197]，最有可能引起下颌麻醉失败，是副神经的分支——下颌舌骨肌神经。

Clark等[9]对单纯使用IANB和联合下颌舌骨肌神经阻滞麻醉（图2-50）的IANB这两种方法在下颌牙髓麻醉成功率方面的情况进行了比较。研究中使用周围神经刺激器（图2-51）来辅助获得下颌舌骨肌神经阻滞的效果。周围神经刺激器连接在麻醉药物注射针头上，刺激器工作时，受试者口底处的下颌舌骨肌可随着运动，即根据口底肌肉的运动情况，判定是否已经实现下颌舌骨肌神经的阻滞。结果发现，对于下颌舌骨肌神经的阻滞麻醉，并不能显著增强IANB的麻醉效果（图2-52和图2-53）。因此，该研究表明，下颌舌骨肌神经并不是IANB麻醉失败的一个主要原因。

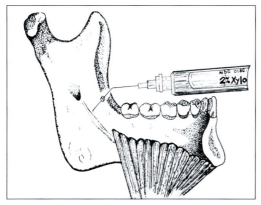

图2-50 下颌舌骨肌神经阻滞的注射部位（经许可转载于Clark等[9]）。

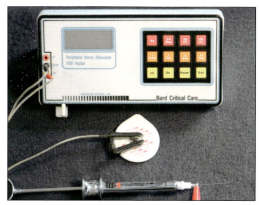

图2-51 周围神经刺激器（图上）、心电图机电极片（图中）和可连接周围神经刺激器触点的带针头注射器（图下）（经许可转载于Simon等[17]）。

图2-52 不同麻醉方式下颌第一磨牙麻醉成功率。根据持续60分钟以上对连续两次最大强度（读数为80）的EPT刺激无反应进行结果判定。结果显示，IANB联合下颌舌骨肌神经阻滞与常规IANB相比，牙髓麻醉成功率没有显著差异。而单独靠下颌舌骨肌神经阻滞的方式想要获得下颌第一磨牙的牙髓麻醉，则效果很差（经许可转载于Clark等[9]）。

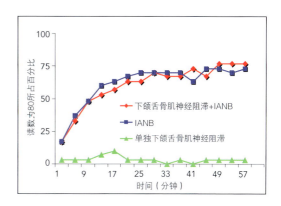

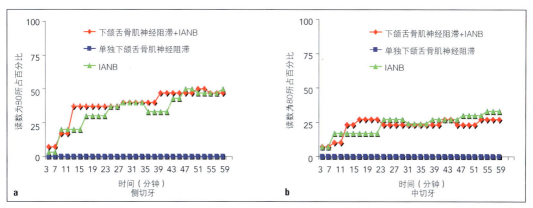

图2-53 不同麻醉方式下颌侧切牙（a）与中切牙（b）麻醉成功率。根据持续60分钟以上对连续两次最大强度（读数为80）的EPT刺激无反应进行结果判定。结果显示，IANB联合下颌舌骨肌神经阻滞与常规IANB相比，在进行下颌侧切牙和中切牙麻醉时，二者的牙髓麻醉成功率没有显著差异。而单独靠下颌舌骨肌神经阻滞的方式，不能获得下颌侧切牙和中切牙的牙髓麻醉效果（经许可转载于Clark等[9]）。

在对Clark等[9]的研究进行分析时，Stein等[198]认为可能是由于下颌舌骨沟上形成的骨桥结构，阻止了局部麻醉药物对下颌舌骨肌神经的完全阻滞。然而遗憾的是，Stein等[198]的分析并不一定准确，因为他们没有考虑到Clark等[9]的研究是在周围神经刺激器的辅助下完成的，如果在被麻醉的目标部位有骨组织覆盖，那么周围神经刺激器也会受到影响，就没有激活下颌舌骨肌的作用了。

另外，Foster等[15]的研究报道称，IANB后在第一磨牙舌侧给予1支含1：100000肾上腺素的2%利多卡因浸润注射麻醉，并不能显著增加IANB的牙髓麻醉效果。因此，下颌舌骨肌神经并非是导致IANB麻醉失败的主要原因。

这一切似乎遵循着Fetridge定律：应该发生的重要事情却没有发生，尤其是当人们在寻找它时。

头面部其他神经（例如，颊神经、舌神经、颈神经丛和面神经），它们与下牙槽神经间存在副神经支配作用的可能，因此曾被认为是IANB失败的原因之一。其中，基于下颌骨的神经补充支配是来自于颈神经丛这一假设前提，Bitner等[199]描述和评估了一种从口内入路进行颈神经丛麻醉的技术。作为IANB的补充注射麻醉技术，使用含肾上腺素的2%利多卡因，在下颌磨牙根部以下的颊侧表面位置，将针尖由前向后倾斜45°进针并注射。文章中称学者发现，使用该技术获得的麻醉比使用盐水的补充注射麻醉更成功。然而，该学者并没能证明该技术可以阻滞颈丛神经，因为类似的在磨牙颊侧位置追加局部浸润麻醉也会获得牙髓麻醉

的效果。颈丛神经在下颌麻醉失败中的作用尚需进一步研究。对于程度不同的IANB失败病例而言，很难使用副神经支配作用作为下颌神经麻醉失败的主要原因进行解释。

结论：下颌舌骨肌神经（可能存在副神经支配作用），并不是导致IANB麻醉失败的主要原因。

注射的准确性

注射位置不准确会导致下颌麻醉不充分。神经阻滞麻醉需要操作者具有准确的解剖知识作为前提，但是解剖变异和神经走行位置向深部组织移位的情况都使对神经血管束的客观定位变得十分困难。Hannan等[21]利用超声来作为IANB注射位置的指导。使用这种超声引导探头（图2-54a），借助其内置发射单元发射超声波的多普勒特征检测，可以将注射针准确引导至下牙槽神经血管束的旁边。使用此装置相当于对IANB进行了直接可视化处理。图2-54b显示了放置于口腔内的超声波换能器探头，图中可以清楚地看到探头上附带的导针部分。虽然学者发现超声引导下IANB对下牙槽神经的阻滞是准确的，但是超声引导下IANB和常规IANB的麻醉成功率差别并不显著（图2-55）。Chanpong等[200]利用医学超声设备已经实现了下牙槽神经束的可视化显示，但是他们并没有进行相应的临床研究去证实超声引导技术能够带来更成功的麻醉效果。

在临床上，周围神经刺激器可以通过针尖产生电流来刺激神经，因此常常被用于区域神经阻滞和评估神经肌肉阻滞达到的程度[201]。Simon等[17]用含1：100000肾上腺素

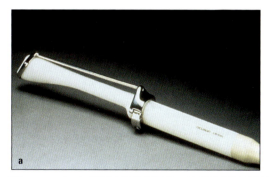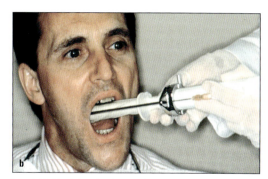

图2-54 （a）超声波换能器探头。该探头设计用于经直肠定位前列腺，探头上附带的导针具有辅助前列腺组织准确定位施行活检的作用。该研究借用该超声探头和导针装置，可以确保在IANB时，注射针尖端及局部麻醉药物溶液被准确地送达到下牙槽神经血管束旁。（b）置于口内附有导针的超声波换能器探头。

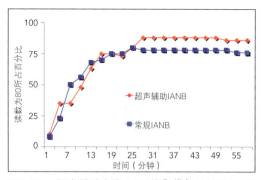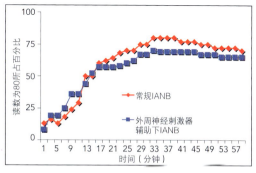

图2-55 超声辅助定位下IANB和常规IANB时，下颌第一磨牙麻醉成功率。根据持续60分钟以上对连续两次最大强度（读数为80）的EPT刺激无反应进行结果判定。结果显示，超声波辅助定位下IANB和常规IANB相比，下颌第一磨牙牙髓麻醉成功率没有显著差异（经许可转载于Hannan等[21]）。

图2-56 下颌第一磨牙麻醉成功率：用含1∶100000肾上腺素的2%利多卡因作为局部麻醉药物，比较了在外周神经刺激器辅助下IANB与常规IANB在牙髓麻醉成功率方面的差异。根据持续60分钟以上对连续两次最大强度（读数为80）的EPT刺激无反应进行结果判定。结果显示，外周神经刺激器辅助下IANB与常规IANB相比，牙髓麻醉成功率没有显著差异（经许可转载于Simon等[17]）。

的2%利多卡因作为局部麻醉药物，比较了在外周神经刺激器辅助下IANB与常规IANB的牙髓麻醉程度（图2-51）。结果发现用外周神经刺激器的辅助并不能比常规IANB获得更高的牙髓麻醉成功率（图2-56）。因此，神经阻滞麻醉中未能在准确的神经走行位置处注射麻醉药物并不是阻滞麻醉失败的最主要原因。

30多年前进行的2项研究得出了类似的结论。Berns和Sadove[202]以及Galbreath[203]使用了阻射的染料与X线片对下颌孔（即下牙槽神经穿入下颌骨的位置）进行定位，他们都发现在IANB注射药物时，准确的针尖定位并不能保证麻醉的成功。约25%注射位置准确无误的IANB表现为麻醉失败，学者推测该结果可能是由翼下颌间隙的筋膜平面和结构所决定，导致麻醉剂溶液沿着最小阻力的路径进行迁移，远离了下牙槽神经束，最终导致麻醉失败。Ay等[204]得出结论，借助磁共振成像（MRI）技术检测局部麻醉药物起效和持续时间的研究表明，IANB中麻醉药物的分布区域和吸收率之间没有相关性。这些研究使我们可以得到一个重要的临床观点：牙髓麻醉失败并不一定是由于注射位置不准确造成的。

的确有许多临床医生把IANB失败归咎于注射位置不准确。但是，正如美国讽刺作家Meta的认知法则所记述的那样：人类对于遇到的每一个问题，都想要有一个简洁明了的解决方案——但这通常都是错误的，希望大家都能记得。

结论：一旦IANB后出现了唇部麻木现象，那么造成牙髓麻醉不充分的主要原因就不再是由于IANB注射不准确所造成的了。

这不是你的错！

要记住的一个重要事实是，即使IANB后达到唇部深度麻醉，患者也不总是能够达到良好的牙髓麻醉。因为注射不准确并不都是你的错。

IANB的平均进针深度

Malamed[45]推荐IANB进针深度是20～25mm。Bremer[205]发现，IANB平均进针深度24mm。而Menke和Gowgiel[206]则发现IANB平均进针深度仅为16mm。由此可见，进针深度的建议并不统一。Hannan等[21]比较了超声辅助定位IANB和常规IANB的进针深度后发现，常规IANB的平均进针深度为19mm，而经超声辅助定位的IANB平均进针深度则为17mm。

Hutchison等[183]发现，IANB平均进针深度为18mm。Simon等[17]报道了联合使用周围神经刺激器的IANB和常规IANB的平均进针深度都为19mm。可见，IANB辅以周围神经刺激器时的进针深度与Hannan[21]使用超声定位辅助的IANB结果更为接近。Thangavelu等[207]发现，下颌骨的下颌孔位置距离下颌骨前缘冠状切迹有（19±2.34）mm。近似于Chanpong等[200]通过超声可视化技术对下牙槽神经深度研究的结果，他们发现下牙槽神经的平均深度约为20mm。

结论：不同研究中，IANB的确切进针深度有所不同，其最佳估计值大约为19mm。

注射偏差及双向技术

注射偏差已被证实是IANB失败的原因之一[208-210]。不同的学者使用体外方法报道称，当注射针头通过不同密度组织时，有斜面的针头会偏向无斜面一侧，即注射针头会偏离斜面[208-213]。近年来，Hochman和Friedman[210]提出了一种使用计算机控制的局部麻醉药物注射系统（CCLAD）的注射针头双向旋转技术，使用这种技术在注射针穿刺过程中可以减少针头偏差。而常规注射器由于在注射活塞顶部安装的适合拇指握持的环形装置而无法旋转（图2-57）。使用双向技术对计算机控制的局部麻醉药物注射系统（CCLAD）的手柄组件和针头进行的操作很类似于根管治疗中手用锉针的旋转方式。研究发现这项技术可以减少注射针穿刺过程中的针尖偏差。Kennedy等[214]选取了诊断为不可逆性牙髓炎的患者，对他们进行常规IANB与使用计算机控制的局部麻醉药物

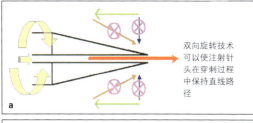

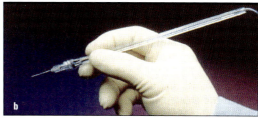

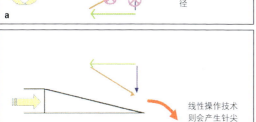

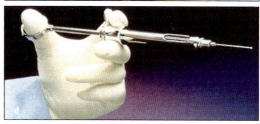

双向旋转技术可以使注射针头在穿刺过程中保持直线路径

线性操作技术则会产生针尖偏转

图2-57 （a和b）双向旋转技术的顺时针–逆时针运动只能使用计算机控制的局部麻醉药物注射系统（CCLAD）的手柄组件才能实现。（c和d）使用常规注射器拇指推注法进行操作时，注射针是不允许旋转的（经许可转载于Kennedy等[214]）。

注射系统（CCLAD）联合双向旋转技术的IANB进行下牙槽神经阻滞麻醉，比较这两种注射技术的麻醉效果。其中，常规IANB注射时，采取针头斜面背向下颌支的方式（利于针头向靠近下颌孔一侧发生偏移），而在使用CCLAD时则采取双向旋转穿刺技术。结果显示，这两种技术的成功率并无差异，针对不可逆性牙髓炎的患者而言，都没有达到较理想的成功率。其中常规IANB牙髓麻醉成功率为50%，而双向旋转技术IANB牙髓麻醉成功率为56%，可见两种技术对不可逆性牙髓炎患者的麻醉成功率都不高。

结论：在IANB时采用计算机控制的局部麻醉药物注射系统（CCLAD）的双向旋转技术并不能提高IANB的成功率。

针尖斜面

在无症状受试者中，Steinkruger等[12]发现，在IANB时，针尖斜面的朝向（背向下颌支或朝向下颌支）与麻醉的成功或失败没有关联（图2-58）。因此，没有必要在注射针针尖处设置标记来标明针尖斜面的朝向。

结论：针尖斜面的方向并不影响IANB的麻醉成功率。

交叉神经支配

来自对侧下牙槽神经的交叉神经支配被认为与IANB的前牙麻醉失败有关。试验表明，交叉神经支配确实发生在下颌中切牙和侧切牙[27,215]，但这对IANB整体失败的作用很小。交叉神经支配并不是下颌切牙区麻醉失败的主要原因，切牙区麻醉失败只是由于IANB本身就无法充分麻醉这些前牙，即便实施双侧IANB也不能全部地麻醉下颌中切牙和侧切牙[27]（图2-59）。

结论：交叉神经支配并不是IANB的切牙麻醉失败的主要原因。

图2-58 下颌第一磨牙麻醉成功率：在IANB时，针尖斜面背向或朝向下颌孔。根据持续60分钟以上对连续两次最大强度（读数为80）的EPT刺激无反应进行结果判定。结果显示，在IANB时，注射针针尖斜面的朝向与牙髓麻醉成功率无关（经许可转载于Steinkruger等[12]）。

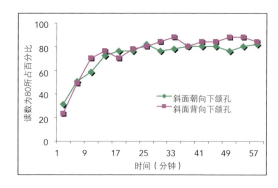

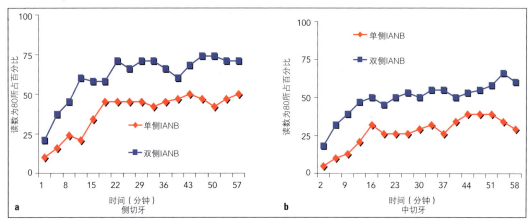

图2-59 下颌侧切牙（a）与中切牙（b）麻醉成功率：单侧与双侧IANB。根据持续60分钟以上对连续两次最大强度（读数为80）的EPT刺激无反应进行结果判定。结果显示，与单侧IANB相比，双侧IANB具有更高的下颌前牙牙髓麻醉成功率，但是，牙髓麻醉成功率仍不足75%（经许可转载于Yonchak等[27]）。

分叉型下颌神经管

Langlais等[216]证实通过曲面断层片诊断出分叉型下颌神经管的发生率为0.95%。新近研究[217-218]根据CBCT进行判断，认为分叉型下颌神经管发生率达到16%～65%。虽然有报道指出[219]，分叉型下颌神经管可以导致下颌牙麻醉不足，但分叉型下颌神经管与麻醉失败的确切关系仍有待进一步研究。

结论：虽然已经有了分叉型下颌神经管的报道，但其与下颌牙髓麻醉失败的确切关系还有待进一步研究。

为什么无症状患者的IANB达不到牙髓麻醉的效果？

借助核心区理论可以较好地解释无症状患者不能用IANB实现牙髓麻醉的原因[220-221]。该理论认为，神经束外部的神经支配磨牙，而神经束内部的神经支配前牙（图2-60）。即使局部麻醉药物被注射到达正确位点，可能也不会从下牙槽神经干的位置扩散至全部神经形成充分的阻滞。这个理论可以解释在IANB时，前牙区麻醉试验失败率较高的原因[2-5,9,23]。

Stephen有句独白："没有什么是完

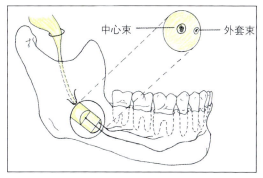

图2-60 核心区理论。下牙槽神经外套束中的轴突支配磨牙，中心束中的轴突支配前牙。麻醉药物溶液需要透过神经束包膜进而扩散进入核心区（此概念借用自de Jong[220]）。

美……皆需忍耐。"

此外，即使麻醉药物被注射到正确的位置上，它也可能离开下牙槽神经干位置。在翼下颌间隙里沿着阻力最小的路径移动，这些使先前进行的精准麻醉穿刺变得没有任何意义[202-203]。

结论：IANB失败的最好解释就是核心区理论学说，而且麻醉药物的传递始终沿阻力最小的方向扩散。

提高无症状患者下颌麻醉成功率的方法

IANB后在第一磨牙颊侧追加阿替卡因浸润麻醉

正如先前进行的讨论，IANB后再在下颌第一磨牙颊侧进行浸润麻醉时，Haase等[70]发现，1.8mL含1∶100000肾上腺素的4%阿替卡因成功率高达88%，而1.8mL含1∶100000肾上腺素的2%利多卡因成功率仅为71%。其中，牙髓麻醉被定义为IANB联合局部浸润麻醉注射之后10分钟内即可

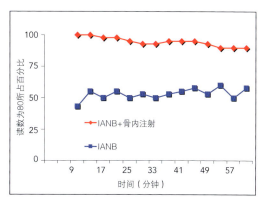

图2-61 下颌第一磨牙麻醉成功率：用含1∶100000肾上腺素的2%利多卡因作为局部麻醉药物，比较IANB后联合骨内注射与单独常规IANB的情况。根据持续60分钟以上对连续两次最大强度（读数为80）的EPT刺激无反应进行结果判定。结果显示，IANB后联合骨内注射含1∶100000肾上腺素的2%利多卡因后，下颌第一磨牙牙髓麻醉成功率显著增加，接近100%（经许可转载于Dunbar等[6]）。

达到连续两次最大强度（读数为80）的EPT刺激时无反应，而且在60分钟内可以维持EPT最大值（读数为80）无反应的状态（图2-38）。

结论：IANB后在第一磨牙颊侧增加阿替卡因浸润麻醉可以获得大约60分钟的牙髓麻醉。

补充骨内注射

含血管收缩剂的局部麻醉药物

Dunbar[6]和Guglielmo等[28]研究了在IANB后再补充骨内注射时的牙髓麻醉效果。研究中应用局部麻醉药物、血管收缩剂和Stabident骨内注射系统（Fairfax Dental），成功将第一磨牙牙髓麻醉持续时间提高至60分钟（图2-61）。此外，与IANB单独使用时会有18%的人牙髓麻醉起效缓慢相比，骨内注射麻醉药物使IANB后

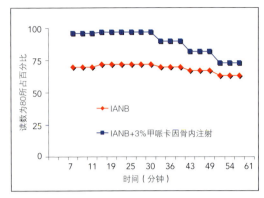

图2-62　下颌第一磨牙麻醉成功率：IANB后联合3%甲哌卡因骨内注射与单独常规IANB。根据持续60分钟以上对连续两次最大强度（读数为80）的EPT刺激无反应进行结果判定。结果显示，IANB后联合3%甲哌卡因骨内注射可以使下颌第一磨牙获得完全的牙髓麻醉，但是效果只能大约维持30分钟（经许可转载于Gallatin等[26]）。

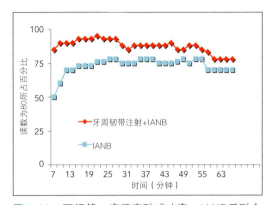

图2-63　下颌第一磨牙麻醉成功率：IANB后联合2%利多卡因牙周韧带注射与单独常规IANB。根据持续60分钟以上对连续两次最大强度（读数为80）的EPT刺激无反应进行结果判定。结果显示，IANB后联合2%利多卡因牙周韧带注射可以使下颌第一磨牙获得完全的牙髓麻醉，但是效果只能大约维持23分钟（经许可转载于Childers等[8]）。

牙髓麻醉起效缓慢的发生率降低至0水平，显著降低了牙髓麻醉起效缓慢情况的发生率[6]。因此，当需要对无症状下颌第一磨牙进行牙髓麻醉时，在IANB后补充骨内注射会加速起效，并延长麻醉时长至60分钟。

结论：当补充骨内注射时，含有血管收缩剂的利多卡因和甲哌卡因可以快速起效，受试者可以获得完全的牙髓麻醉效果，并维持此麻醉效果大约60分钟。

3%甲哌卡因

Gallatin等[26]发现，IANB后补充3%甲哌卡因骨内注射仅可以延长麻醉时长30分钟（图2-62）。与含1∶100000肾上腺素的2%利多卡因相比[6]，3%甲哌卡因麻醉时间短的原因可能与缺少血管收缩剂有关。

结论：通过补充骨髓腔注射，3%甲哌卡因可以提高IANB成功率，但完全的牙髓麻醉时长大约只有30分钟。

补充牙周韧带注射

Childers等[8]研究了下颌第一磨牙IANB后补充牙周韧带注射的效果，用含1∶100000肾上腺素的2%利多卡因加压注射，获得并保持完全牙髓麻醉状态达23分钟（图2-63）。而牙周韧带注射时的牙髓麻醉成功率低主要是与牙周韧带注射时麻醉药物的用量少有关。

结论：含1∶100000肾上腺素的2%利多卡因做牙周韧带加压可提高牙髓麻醉成功率，但持续时间仅为23分钟。

注射速度

Kanaa等[222]发现，在无症状的受试者中，IANB慢注射（用时60秒）比IANB快注射（用时15秒）的牙髓麻醉成功率高，疼痛也较轻。de Souza等[223]发现，对于IANB来说，慢注射超过60秒与慢注射超过100秒

图2-64 不同麻醉药物行IANB后下颌第一磨牙麻醉成功率。根据持续60分钟以上对连续两次最大强度（读数为80）的EPT刺激无反应进行结果判定。结果显示，这种使用添加甘露醇的利多卡因进行IANB的方法提高了下颌第一磨牙麻醉成功率。

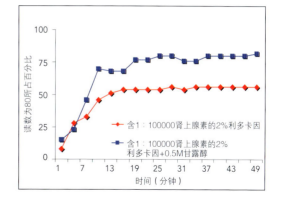

的疼痛没有区别。

结论：*IANB慢注射可提高成功率。IANB慢注射（超过60秒）增加了无症状受试者的牙髓麻醉成功率，并且还减少了疼痛。*

在IANB穿刺置针过程中给药的应用效果

McCartney等[224]发现，在使用标准注射器对患有不可逆性牙髓炎的患者进行IANB时，伴随针头穿刺进入软组织的同时，可以注入0.2～0.4mL的麻醉药液。但是，此方法对于针道前部的软组织并没有明显的麻醉作用。进一步的研究需要解决如何减少针头穿刺时的疼痛问题。

结论：*使用标准注射器进行IANB，在进行软组织穿刺的同时给药，这种方法只能推注少量麻醉溶液到注射针穿刺通道内，但是这并不能减轻IANB过程中的疼痛。*

甘露醇

在一项孤立神经的试验研究中，Popitz-Bergez等[225]发现，神经内的利多卡因浓度仅为全部麻醉注射剂量的2%。这表明只有少量的局部麻醉剂能穿透神经束膜而渗透进入神经。所以，增加神经内麻醉药物浓度就有可能会提高麻醉成功率。

俄亥俄州立大学的研究小组，研究了甘露醇的使用，以提高神经阻滞的功效。甘露醇（一种高渗的糖溶液）会暂时破坏感觉神经的神经束膜的保护作用，使局部麻醉药物渗透进入神经的最深处[226]。如果没有甘露醇，神经束膜是阻止局部麻醉药物扩散进入神经的屏障。当利多卡因联合甘露醇时，可以提高15%～20%的麻醉成功率[40,195,227]（图2-64～图2-66，另见图2-49）。因此，虽然利多卡因联合甘露醇使用时有一些增强麻醉的效果，但甘露醇完全不能提供牙髓麻醉的作用，因此该配方麻醉药物在临床中是不能使用的。

Younkin等[228]研究上颌骨的浸润麻醉时发现，在利多卡因中加入浓度为0.5M的甘露醇并不会增加牙髓麻醉的效果。这表明，甘露醇只对神经阻滞有效，而对浸润麻醉是没有效果的。

结论：*虽然甘露醇可使IANB的牙髓麻醉成功率提高15%～20%，但是受限于它自身的一些特性，使其在临床中仍然是不能使用的。*

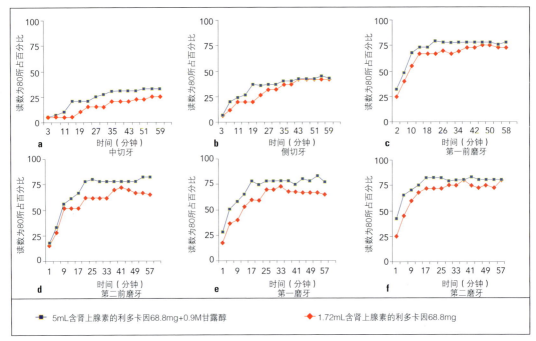

图2-65　下颌中切牙（a）、侧切牙（b）、第一前磨牙（c）、第二前磨牙（d）、第一磨牙（e）、第二磨牙（f）麻醉成功率。根据持续60分钟以上对连续两次最大强度（读数为80）的EPT刺激无反应进行结果判定。结果显示，与不含甘露醇的相同配方利多卡因相比，甘露醇的存在可以获得更高的牙髓麻醉成功率。然而，添加有0.9M甘露醇的利多卡因配方麻醉药物也不能为下颌牙齿提供完全的牙髓麻醉（经许可转载于Cohen等[227]）。

结语

1914年，Guido Fischer[229]医生曾经提供了一种实现下颌麻醉的方法——止血绷带法。Fischer对他的这种技术描述如下：

将止血绷带戴在患者的脖子上，通过预设的若干小孔结构进行松紧度调节（图2-67）。绷带应该足够紧绷，必须达到面部变红的程度，但也不能太紧，面色由红转蓝时表明绷带过紧了。绷带的存在会产生血液瘀滞，进而可以使麻醉溶液更好地保持在需要的部位，从而提高麻醉效果[229]。

使用止血绷带的方法是否有效，在过去的时候是没有证据说明的。如今，应该庆幸的是我们可以用多种补充注射的方式来替代止血绷带，从而提高IANB的麻醉成功率。

Soderquist曾有一句话讲得很好："即使虫子稀少，鸟类也不会停止寻找。再艰巨的任务，我们只要坚持用智慧和头脑去完成，总有一天会成功。"但是，又如Offenberger所说："早起的鸟儿有虫吃，但

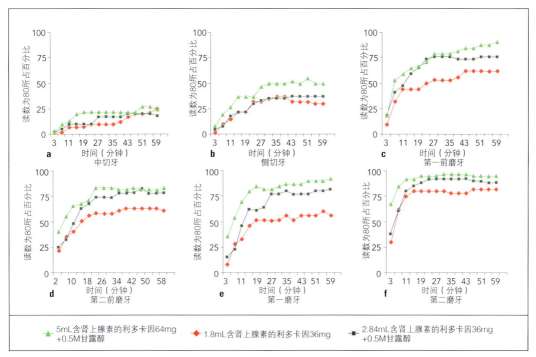

图2-66　下颌中切牙（a）、侧切牙（b）、第一前磨牙（c）、第二前磨牙（d）、第一磨牙（e）、第二磨牙（f）麻醉成功率。根据持续60分钟以上对连续两次最大强度（读数为80）的EPT刺激无反应进行结果判定。结果显示，与不含甘露醇的相同配方利多卡因相比，使用含有0.5M甘露醇的利多卡因配方麻醉药物进行IANB，可以更为有效地获得较高比例的牙髓麻醉效果（经许可转载于Wolf等[40]）。

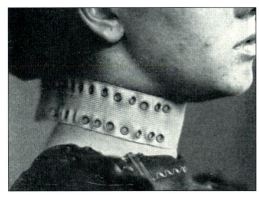

图2-67　患者脖子上的止血绷带（经许可转载于Fischer和Riethmuller[229]）。

是吃到（捕鼠器上）奶酪的总是第二只老鼠。"因此，就下颌麻醉而言，我们可以借用这两句话来作为继续进行下颌麻醉研究必要性的一个总结。

3

上颌麻醉
Maxillary Anesthesia

阅读本章后，读者应该掌握：
- 叙述使用含1∶100000肾上腺素的2%利多卡因进行牙髓麻醉时的成功、失败、起效时间和持续时间。
- 能列出可用于牙齿浸润麻醉的其他麻醉药物。
- 了解延长牙髓浸润麻醉持续时间的方法。
- 掌握不同的麻醉注射方法。

临床上，上颌麻醉比下颌麻醉的成功率更高[1]。通常认为，上颌牙齿最常用的麻醉方法是局部浸润。大量文献和教科书对常规的上颌麻醉方法均有详尽的描述。

上颌浸润麻醉

局部麻醉药物：肾上腺素联合利多卡因

以往研究利用牙髓电活力测试（EPT）对上颌浸润麻醉的成功率进行了评估，结果发现，在使用不超过1.8mL麻醉剂量或者其他不同的麻醉药物配伍时，牙髓麻醉成功率（EPT测量达到最大值）在62% ~ 100%之间[2-20]。在神经阻滞麻醉中，麻醉成功的定义为15分钟内患者对EPT检测无反应（连续两次EPT读数为80）并在60分钟内持续维持EPT读数为80。而浸润麻醉中，连续两次检测EPT读数为80时患者无反应即为麻醉成功，因为此方法对牙髓麻醉的持续时间达不到60分钟（见麻醉持续时间部分）。

Malamed[21]建议局部浸润麻醉使用0.6mL局部麻醉药物。Brunetto等[17]研究了3种不同剂量（0.6mL、0.9mL和1.2mL）的含1∶100000肾上腺素的2%利多卡因溶液在上颌尖牙前庭沟处的浸润麻醉效果。他们发现与0.6mL、0.9mL相比，1.2mL的麻醉药物用量起效更快、成功率更高（EPT值为80时患者无反应），且持续时间更长。尽管如此，1.2mL的麻醉药物用量仍不能使牙髓麻醉持续60分钟。

表3-1为使用1.8mL含1∶100000肾上腺素的2%利多卡因经唇侧或颊侧对上颌牙进行浸润麻醉的成功率。结果显示，牙髓麻醉成功率不足100%。为了进一步确认麻醉效果，又对测试牙进行了冷测试。

表3-1 使用1.8mL含1∶100000肾上腺素的2%利多卡因溶液进行上颌浸润麻醉的成功率

牙位	成功率[a]（%）	参考文献
中切牙	87	22
侧切牙	90	12,14–16,18–20, 22
第一前磨牙	92	15
第一磨牙	87	14–16, 19–20, 22

[a]连续两次EPT读数为80时无反应的患者百分比。

表3-2 使用1.8mL含1∶100000肾上腺素的2%利多卡因溶液进行上颌浸润麻醉的起效时间

牙位	起效时间[a]（分钟）	参考文献
侧切牙	3.6	12, 14–16, 18–20
第一前磨牙	2.3	15
第一磨牙	4.5	14–16, 19–20

[a]连续两次EPT读数为80的情况下，第一次读数为80出现的时间。

结论：由于对药物反应存在的个体差异、医生操作差异、解剖变异及牙位不同，从而导致使用1.8mL含1∶100000肾上腺素的2%利多卡因进行浸润麻醉无法达到100%的成功率。

牙髓麻醉的起效时间

表3-2显示使用1.8mL含1∶100000肾上腺素的2%利多卡因经唇侧或颊侧对不同的上颌牙齿进行浸润麻醉的起效时间。许多学者报道过使用利多卡因行上颌浸润麻醉的起效时间为2~5分钟[2–20]。临床医生可通过小冰棒或EPT对牙髓麻醉是否起效做出准确判断。

结论：上颌浸润麻醉的起效时间通常在5分钟内。

牙髓麻醉的持续时间

上颌浸润麻醉存在的主要问题是麻醉持续时间。麻醉时间过短（EPT读数为80但不能维持60分钟）的发生率因牙位的不同而有所差异，如侧切牙为66%，而第一磨牙为41%[15,18–20]。表3-3显示了使用1.8mL含1∶100000肾上腺素的2%利多卡因经唇侧或颊侧对上颌牙齿进行浸润麻醉后的麻醉持续时间。

通常，前牙的麻醉效果在30~35分钟开始减退，而磨牙则在45~50分钟。这就意味着，如果修复治疗时间需要60分钟，浸润麻醉可能无法保证患者全程无痛。

结论：在使用1.8mL含1∶100000肾上腺素的2%利多卡因进行上颌浸润麻醉时，牙髓麻醉的持续时间在前牙为30~35分钟，在磨牙为45~50分钟。

牙髓麻醉的时间进程

上颌侧切牙

图3-1描述了对上颌侧切牙进行浸润麻醉后，60分钟内不同时间点对检测数值为80的EPT刺激无反应的患者所占的百分比。

局部麻醉药物（1.8mL）	牙髓麻醉（分钟）		参考文献
	侧切牙	第一磨牙	
含1：100000肾上腺素的2%利多卡因	30～35	45～50	12, 14–16, 18–20, 22
含1：50000肾上腺素的2%利多卡因	45～50	50	19
含1：20000左旋异肾上腺素的2%甲哌卡因	30～35	45～50	22
3%甲哌卡因（无血管收缩剂）	10～15	10～15	19
含1：200000肾上腺素的4%丙胺卡因	30～35	45～50	20
4%丙胺卡因（无血管收缩剂）	10～15	10～15	20
含1：200000肾上腺素的0.5%布比卡因	10	25	14
含1：100000肾上腺素的4%阿替卡因	30～35	45～50	16
含1：200000肾上腺素的4%阿替卡因	未研究	未研究	—

表3-3　上颌浸润麻醉中牙髓麻醉的持续时间

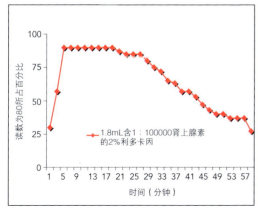

图3-1　上颌侧切牙麻醉成功率。根据持续60分钟以上对连续两次最大强度（读数为80）的EPT刺激无反应进行结果判定（经许可转载于Mikesell等[15]）。

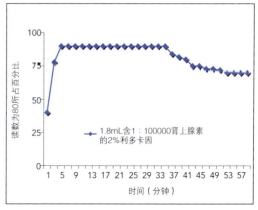

图3-2　上颌第一前磨牙麻醉成功率。根据持续60分钟以上对连续两次最大强度（读数为80）的EPT刺激无反应进行结果判定（经许可转载于Mikesell等[15]）。

牙髓麻醉成功率约为90%。前30分钟牙髓麻醉效果较好，之后麻醉效果开始逐渐减弱。

上颌第一前磨牙

图3-2显示了对上颌第一前磨牙进行浸润麻醉后，60分钟内不同时间点，对检测数值为80的EPT刺激无反应的患者所占的百分比。其成功率与上颌侧切牙相似。但其麻醉效果约从37分钟后开始减弱，且与上颌侧切牙相比，麻醉效果减弱的速度较为平缓。

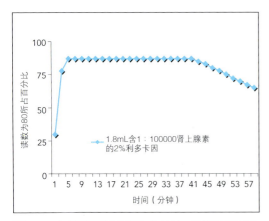

图3-3　上颌第一磨牙麻醉成功率。根据持续60分钟以上对连续两次最大强度（读数为80）的EPT刺激无反应进行结果判定（经许可转载于Mikesell等[15]）。

上颌第一磨牙

图3-3描述了对上颌第一磨牙进行浸润麻醉后，60分钟内不同时间点，对读数为80的EPT刺激无反应的患者所占的百分比。其成功率与上颌侧切牙及第一前磨牙相似，但其麻醉效果约从45分钟后才开始减弱。

唇/颊麻木或牙齿感觉丧失

唇/颊麻木意味着唇、颊部麻醉起效，但并不能以此作为判断牙髓麻醉的标准。而且，软组织麻醉与牙髓麻醉的持续时间并不一致，软组织麻醉效果较牙髓麻醉更为持久[14-15,20]。

此外，局部麻醉后患者自行叩齿时感觉牙齿麻木，部分临床医生便以此判定牙髓麻醉起效。然而，通过小冰棒或EPT来检测麻醉效果时会发现，这些牙齿并没有达到完全麻醉。

结论：唇/颊麻木或叩齿时自觉牙齿麻木并不能作为判定牙髓麻醉成功的标准。

浸润麻醉常用药物

常用药物：甲哌卡因（Mepivacaine）和丙胺卡因（Prilocaine）

在下牙槽神经阻滞麻醉（IANB）中，3%甲哌卡因（又名卡波卡因，Carbocaine，Hospira）和4%盐酸丙胺卡因（CitanestPlain，Dentsply）可以达到与使用含1∶100000肾上腺素的2%利多卡因相同的麻醉效果[23]。然而，在上颌麻醉中效果则不同。Mason[19]和Katz等[20]研究发现，在使用3%甲哌卡因和4%丙胺卡因进行上颌侧切牙浸润麻醉时，其麻醉效果消退较快（图3-4）。43%~73%的患者在注射后20分钟时牙髓还在麻醉状态，到30分钟时则只有23%~30%的患者仍处于麻醉状态，仅有极少数患者（0~7%）在60分钟时牙髓仍处于麻醉状态。

使用相同药物浸润麻醉第一磨牙，70%~73%的患者在20分钟时牙髓处于麻醉状态，而在30分钟时仅为30%~35%，47分钟时仅为7%~20%（图3-5）。结果表明，第一磨牙浸润麻醉效果的减弱速度比侧切牙者缓慢一些。总的来说，无论前牙还是后牙，甲哌卡因和丙胺卡因可提供10~15分钟的短时麻醉效果（表3-3）。

必须注意的是，若为获得良好的上颌牙齿麻醉效果而使用大剂量的不含血管收缩剂的上述麻醉药物，往往并不安全。因为，在没有血管收缩剂的情况下，这些局部麻醉

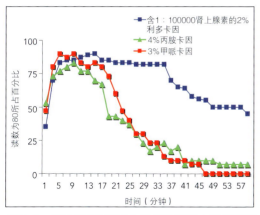

图3-4　不同麻醉行药物行浸润麻醉后上颌侧切牙麻醉成功率。根据持续60分钟以上对连续两次最大强度（读数为80）的EPT刺激无反应进行结果判定。结果显示，两种不含血管收缩剂的局部麻醉药物所能达到的麻醉持续时间均比含1∶100000肾上腺素的2%利多卡因者短（经许可转载于Mason等[19]）。

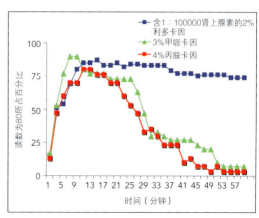

图3-5　不同麻醉药物行浸润麻醉后上颌第一磨牙麻醉成功率。根据持续60分钟以上对连续两次最大强度（读数为80）的EPT刺激无反应进行结果判定。结果显示，不含血管收缩剂的局部麻醉药物持续时间均比含1∶100000肾上腺素的2%利多卡因的时间短（经许可转载于Mason等[19]）。

药物会很快被机体吸收从而导致血药浓度的快速升高及毒性反应[21,24]。

结论：临床上3%甲哌卡因和4%丙胺卡因适用于需要短时麻醉的操作。

含肾上腺素的丙胺卡因

Katz等[20]研究了含1∶100000肾上腺素的2%利多卡因和含1∶200000肾上腺素的4%丙胺卡因（Citanest Forte，Dentsply）对上颌侧切牙与第一磨牙的麻醉效果。他们发现，二者在麻醉成功率［连续两次最大强度（读数为80）的EPT刺激无反应］和起效时间上均无显著差异，且二者麻醉持续时间均未能超过60分钟（图3-6和图3-7）。

结论：在上颌浸润麻醉中，含1∶200000肾上腺素的4%丙胺卡因与含1∶100000肾上腺素的2%利多卡因的麻醉效果相似。

含左旋异肾上腺素的甲哌卡因

Lawaty等[22]对比了含1∶20000左旋异肾上腺素的2%甲哌卡因（Carbocaine）与含1∶100000肾上腺素的2%利多卡因对上颌中切牙及第一磨牙的麻醉效果。结果表明，二者在麻醉成功率［连续两次最大强度（读数为80）的EPT刺激无反应］方面无显著差异，且二者麻醉持续时间均不超过60分钟（图3-8和图3-9）。

结论：在上颌浸润麻醉中，含1∶20000左旋异肾上腺素的2%甲哌卡因与含1∶100000肾上腺素的2%利多卡因有相似的麻醉效果。

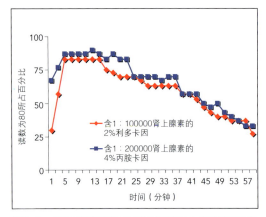

图3-6　不同麻醉药物行浸润麻醉后上颌侧切牙麻醉成功率。根据持续60分钟以上对连续两次最大强度（读数为80）的EPT刺激无反应进行结果判定。结果显示，两组间无统计学差异（经许可转载于Katz等[20]）。

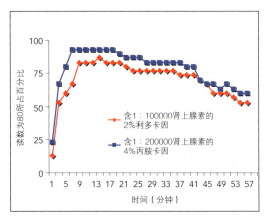

图3-7　不同麻醉药物行浸润麻醉后上颌第一磨牙麻醉成功率。根据持续60分钟以上对连续两次最大强度（读数为80）的EPT刺激无反应进行结果判定。结果显示，两组间无统计学差异（经许可转载于Katz等[20]）。

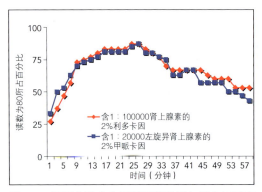

图3-8　不同麻醉药物行浸润麻醉后上颌中切牙麻醉成功率。根据持续60分钟以上对连续两次最大强度（读数为80）的EPT刺激无反应进行结果判定。结果显示，两组间无统计学差异（经许可转载于Lawaty等[22]）。

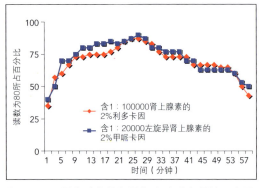

图3-9　不同麻醉药物行浸润麻醉后上颌第一磨牙麻醉成功率。根据持续60分钟以上对连续两次最大强度（读数为80）的EPT刺激无反应进行结果判定。结果显示，两组间无统计学差异（经许可转载于Lawaty等[22]）。

含肾上腺素的阿替卡因（Articaine）

Evans等[16]研究发现，在上颌侧切牙浸润麻醉中，含1∶100000肾上腺素的4%阿替卡因的麻醉成功率显著高于含1∶100000肾上腺素的2%利多卡因。然而，对于上颌第一磨牙，二者并无显著差异（图3-10和图3-11）。另外，含1∶100000肾上腺素的4%阿替卡因在上颌浸润麻醉给药后，3~4分钟即出现麻醉效果，且其麻醉持续时间与利多卡因相似。但同样的，该药的麻醉持续时间也不超过60分钟[16]。因此，临

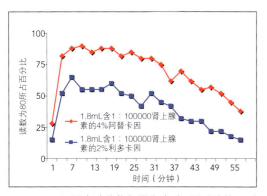

图3-10 不同麻醉药物行浸润麻醉后上颌侧切牙麻醉成功率。根据持续60分钟以上对连续两次最大强度（读数为80）的EPT刺激无反应进行结果判定。结果显示，阿替卡因组麻醉成功率更高（经许可转载于Evans等[16]）。

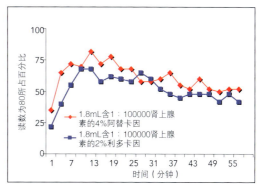

图3-11 不同麻醉药物行浸润麻醉后上颌第一磨牙麻醉成功率。根据持续60分钟以上对连续两次最大强度（读数为80）的EPT刺激无反应进行结果判定。结果显示，两组间无统计学差异（经许可转载于Evans等[16]）。

床上如果需要对侧切牙或第一磨牙进行超过60分钟的牙髓麻醉时，上述两种药物单次注射均不能达到想要的麻醉效果。

阿替卡因与利多卡因在注射时引起的疼痛感方面并无显著差异[16]。针尖在刺入和定位时造成的疼痛通常为微痛到略痛，但是这两种药物注入过程中对组织的刺激造成的疼痛更加明显。两种麻醉药物的使用过程中发现，侧切牙注射时疼痛比第一磨牙更明显。与利多卡因相比，阿替卡因引起的注射疼痛评分在中等范围内。Gross等[14]的研究也发现，在麻醉药物注入过程中引起的疼痛方面，上颌侧切牙较上颌第一磨牙痛感更强。提示在行上颌注射麻醉时前牙区比后牙区更敏感。

注射术后疼痛一般为微痛到略痛[16]，且在3天之后逐渐消退，无论是阿替卡因或利多卡因均不会对组织造成明显损伤。此外，也未见关于局部浸润麻醉后出现感觉异常的相关报道。Haas和Lennon[25]研究指出浸润麻醉中感觉异常的发生很罕见、也不太可能发生。

有3项研究证实上颌牙齿拔除时仅在颊侧行阿替卡因浸润麻醉（不额外进行腭侧麻醉），即可达到理想的麻醉效果[26-28]。然而，Ozeç等[29]运用磁共振成像技术和针刺试验研究发现，在上颌磨牙和前磨牙颊侧分别注射含1∶100000或1∶200000肾上腺素的4%阿替卡因后，在腭侧组织内未检测到阿替卡因，同时在腭侧组织也未检测到麻醉效应。

结论：前牙区含1∶100000肾上腺素的4%阿替卡因的麻醉成功率比含1∶100000肾上腺素的2%利多卡因更高，而在第一磨牙区二者无显著差别。

含肾上腺素的布比卡因

布比卡因（又名麻卡因，Marcaine，

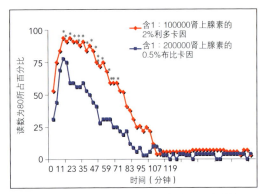

图3-12　不同麻醉药物行浸润麻醉后上颌侧切牙麻醉成功率。根据持续120分钟以上对连续两次最大强度（读数为80）的EPT刺激无反应进行结果判定。*表示该时间点利多卡因麻醉效果显著好于布比卡因（经许可转载于Gross等[14]）。

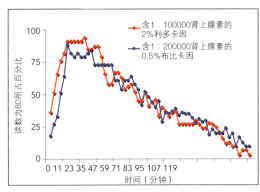

图3-13　不同麻醉药物行浸润麻醉后上颌第一磨牙麻醉成功率。根据持续120分钟以上对连续两次最大强度（读数为80）的EPT刺激无反应进行结果判定。结果显示，两组间无统计学差异（经许可转载于Gross等[14]）。

Hospira）在上颌侧切牙的麻醉成功率（EPT刺激患者无反应）为80%～95%，而在上颌第二前磨牙为50%[14,30-32]。Gross等[14]比较了1.8mL含1∶200000肾上腺素的0.5%布比卡因和含1∶100000肾上腺素的2%利多卡因对上颌侧切牙及第一磨牙的麻醉效果。研究发现，在上颌侧切牙浸润麻醉中，布比卡因的麻醉成功率为78%，明显低于利多卡因97%的成功率［连续两次最大强度（读数为80）的EPT刺激无反应］。而在上颌第一磨牙，布比卡因的起效时间（7.7分钟）也明显长于利多卡因（4.3分钟），且布比卡因的麻醉成功率较利多卡因更低（64% vs 82%），但二者并无统计学差异。此外，二者的麻醉时间均未能超过60分钟（图3-12和图3-13）。虽然布比卡因在上颌浸润麻醉中持续时间较短，但其在IANB中却可发挥长效麻醉作用[14,30-33]。

与1.8mL含1∶100000肾上腺素的2%利多卡因相比，等量的含1∶200000肾上腺素的0.5%布比卡因在上颌前牙区的麻醉成功率更低，而在第一磨牙区二者的麻醉效果并无统计学差异。二者的麻醉时间均未能超过60分钟。

软组织麻醉

Gross等[14]比较了1.8mL含1∶200000的0.5%布比卡因与1.8mL含1∶100000的2%利多卡因的软组织麻醉效果。研究发现，与利多卡因相比，布比卡因在侧切牙浸润麻醉时引起的上唇麻木持续时间更长（177分钟 vs 128分钟），并需要更长的时间来恢复正常（383分钟 vs 201分钟）。而在第一磨牙，布比卡因与利多卡因无论在牙龈麻木持续时间（135分钟 vs 116分钟），还是恢复正常所需的时间（213分钟 vs 168分钟）方面均无统计学差异。其他关于使用含肾上腺素的布比卡因进行上颌浸润麻醉的报道显示，上唇麻木可持续250~384分钟，麻木和刺痛的持续时间甚至可长达512~548分钟[31,33-36]。

当唇部麻木比牙髓麻醉时间更长时（表3-3，图3-12和图3-13），可能引起患者进食及语言障碍，甚至可能造成软组织创伤，因此并无益处。Rosenquist和Nystrom[36]调查发现有34%的患者不喜欢布比卡因的长时间麻醉效果。Rosenquist等[37]还在随访研究中发现一些患者宁愿术后有轻微的疼痛也不希望唇部麻木的感觉持续太久。

结论：与利多卡因相比，布比卡因引起的唇部麻木更持久。

术后长效镇痛

众所周知，应用布比卡因进行下牙槽神经阻滞麻醉时可延长术后镇痛的时间[37-41]。Meechan和Blair[42]研究发现，与利多卡因相比，在上颌牙髓外科中使用长效麻醉药浸润麻醉后并不能减少术后疼痛或止痛药的摄入。学者还发现与长效麻醉药相比，利多卡因的麻醉效果更好、出血更少。

结论：尽管布比卡因在下牙槽神经阻滞麻醉中能明显延长术后镇痛时间，但在上颌浸润麻醉中并没有这个效果。

延长浸润麻醉持续时间

增加局部麻醉药物剂量

Mikesell等[15]研究使用含1∶100000肾上腺素的2%利多卡因进行上颌侧切牙浸润麻醉时发现，与1.8mL相比，注射3.6mL麻醉药所产生的麻醉持续时间不足（连续两次EPT读数为80，但不能维持60分钟）的比例显著下降。约97%的患者在注射后30分钟时牙髓仍在麻醉状态，45分钟时为72%，在60分钟时仍有50%的患者牙髓处于麻醉状态（图3-14）。然而，仍有44%的患者表现出短时麻醉效果。因此，即便使用3.6mL含1∶100000肾上腺素的2%利多卡因进行上颌侧切牙浸润麻醉，其麻醉持续时间仍不理想。

而在前磨牙与磨牙，其短时麻醉成功率分别降至19%和9%。因此，使用3.6mL的麻醉药物注射量较1.8mL麻醉药物可以获得更长的麻醉持续时间。在后牙麻醉时，49分钟后仍有很好的麻醉效果（图3-15和图3-16）。值得注意的是，尽管3.6mL含1∶100000肾上腺素的2%利多卡因能延长牙髓麻醉的时间，但在前磨牙和磨牙区操作时，仍不能保证获得长达60分钟以上的牙髓麻醉效果。

两种不同剂量的麻醉药物注射引起的疼痛无显著差异，但对不同牙位的对比发现，侧切牙比后牙的发生中等注射疼痛的比例更高。这再次说明，上颌前牙区比后牙区更敏感。

结论：使用含1∶100000肾上腺素的2%利多卡因进行上颌浸润麻醉时，注射3.6mL麻醉药物比1.8mL的麻醉效果更持久，但仍不能维持60分钟。

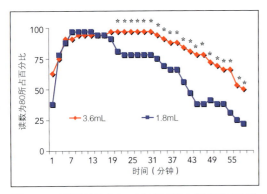

图3-14 不同剂量含1∶100000肾上腺素的2%利多卡因行浸润麻醉后上颌侧切牙麻醉成功率。根据持续60分钟以上对连续两次最大强度（读数为80）的EPT刺激无反应进行结果判定。*表示从第21分钟至59分钟，3.6mL注射组的麻醉效果显著高于1.8mL组（经许可转载于Mikesell等[15]）。

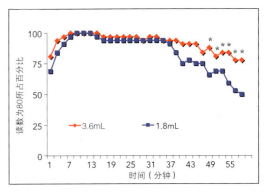

图3-15 不同剂量含1∶100000肾上腺素的2%利多卡因行浸润麻醉后上颌前磨牙麻醉成功率。根据持续60分钟以上对连续两次最大强度（读数为80）的EPT刺激无反应进行结果判定。*表示从第49分钟至59分钟，3.6mL注射组麻醉效果显著好于1.8mL组。但两组麻醉效果均未持续60分钟以上（经许可转载于Mikesell等[15]）。

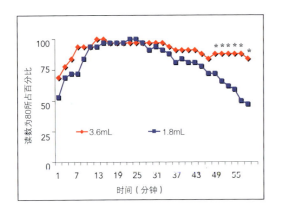

图3-16 不同剂量含1∶100000肾上腺素的2%利多卡因行浸润麻醉后上颌第一磨牙麻醉成功率。根据持续60分钟以上对连续两次最大强度（读数为80）的EPT刺激无反应进行结果判定。*表示从第49分钟至59分钟，3.6mL注射组麻醉效果显著高于1.8mL组。但两组麻醉效果均未持续60分钟以上（经许可转载于Mikesell等[15]）。

增加肾上腺素浓度

Mason等[19]研究发现，应用1.8mL 2%利多卡因行上颌侧切牙浸润麻醉时，含有1∶50000肾上腺素组与含有1∶100000肾上腺素组相比，前者显著延长了麻醉时间。在45分钟及60分钟时分别有97%和80%的受试者牙髓仍处于麻醉状态（图3-17）。同时发现，1.8mL含1∶50000肾上腺素的2%利多卡因的麻醉持续时间明显优于3.6mL含1∶100000肾上腺素的2%利多卡因（图3-14）。但提高肾上腺素浓度后，麻醉时间依然无法超过60分钟。Pitt Ford等[9]也发现提高肾上腺素浓度能延长中切牙的浸润麻醉时间。而Mason等[19]则证实了在上颌第一磨牙即便提高肾上腺素浓度至1∶50000也不能明显延长牙髓麻醉时间。含1∶100000或1∶50000肾上腺素的2%

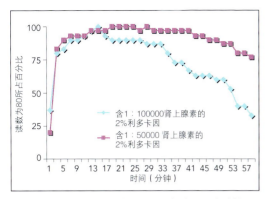

图3-17 不同麻醉药物行浸润麻醉后上颌侧切牙麻醉成功率。根据持续60分钟以上对连续两次最大强度（读数为80）的EPT刺激无反应进行结果判定。结果显示，含1:50000肾上腺素的2%利多卡因麻醉时间更长，但未超过60分钟（经许可转载于Mason等[19]）。

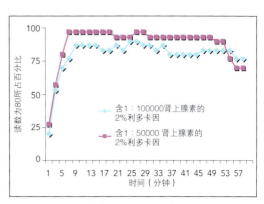

图3-18 不同麻醉药物行浸润麻醉后上颌第一磨牙麻醉成功率。根据持续60分钟以上对连续两次最大强度（读数为80）的EPT刺激无反应进行结果判定。结果显示，两组间无统计学差异（经许可转载于Mason等[19]）。

利多卡因在第一磨牙区域注射后，牙髓麻醉效果分别从第49分钟及第53分钟时开始减弱（图3-18）。因此，如果第一磨牙的治疗需要超过60分钟的牙髓麻醉效果，含1:100000或1:50000肾上腺素的2%利多卡因均不能满足麻醉需要。

结论：上颌浸润麻醉时，增加肾上腺素浓度中能延长2%利多卡因对侧切牙的麻醉持续时间，但该方法对第一磨牙无显著效果。而且，不论哪个牙位，即使增加肾上腺素浓度，其麻醉时间也达不到60分钟。

30分钟后重复注射

Scott等[18]发现，行上颌侧切牙浸润麻醉时，在首次使用含1:100000肾上腺素的2%利多卡因30分钟后再次注射等量该药物，可成功将牙髓麻醉时间从37分钟延长至90分钟（图3-19）。在仅进行一次麻醉

药物注射的患者中，约78%的患者在30分钟时仍处于牙髓麻醉状态，但在45分钟时仅有60%的患者仍感麻醉，在60分钟时牙髓麻醉率仅为33%。在重复注射麻醉药物的患者中，60分钟时约90%的患者处于牙髓麻醉状态，75分钟时仍有85%的患者处于麻醉状态，90分钟时牙髓麻醉率仍高达70%。而且，重复注射并不会引起患者疼痛。

这项重要的研究结果告诉我们，虽然标准的浸润麻醉时效短，但在首次注射后30分钟时进行重复注射可以将麻醉时间延长至60分钟或更久，这为临床工作提供了巨大帮助。

结论：行上颌侧切牙浸润麻醉时，在首次使用含1:100000肾上腺素的2%利多卡因30分钟后再次注射等量该药物，可成功将牙髓麻醉时间从37分钟延长至90分钟。

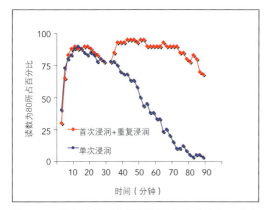

图3-19 重复注射后上颌侧切牙麻醉成功率：首次使用含1：100000肾上腺素的2%利多卡因行上颌侧切牙浸润麻醉30分钟后再次注射等量该药物。根据持续90分钟以上对连续两次最大强度（读数为80）的EPT刺激无反应进行结果判定。结果显示，从第37分钟至第90分钟，重复注射组牙髓麻醉效果显著好于单次注射组（经许可转载于Scott等[18]）。

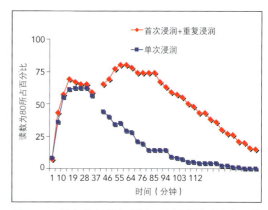

图3-20 重复注射后上颌第一磨牙麻醉成功率：首次使用含1：100000肾上腺素的4%阿替卡因行下颌第一磨牙颊侧浸润麻醉，25分钟后再次注射等量该药物于颊侧黏膜。根据持续112分钟以上对连续两次最大强度（读数为80）的EPT刺激无反应进行结果判定。结果显示，自第28分钟至109分钟，重复注射组牙髓麻醉效果显著好于单次注射组（经许可转载于Pabst等[45]）。

增效作用（Augmentation）vs 快速耐受（Tachyphylaxis）

增效作用是指重复给药后药效增加，而快速耐受是指重复给药使药效降低[43-44]。Scott[18]及Pabst等[45]做了大量研究证实，浸润麻醉时重复给药可大大延长牙髓麻醉时间（图3-19和图3-20）。如果重复注射后获得的麻醉效果与首次注射相同，应该无法观察到上述牙髓麻醉率的显著提高。因此，我们认为重复注射麻醉药物可以产生增效作用。而决定出现增效作用还是快速耐受的关键在于给药时机[43-44]。如果在麻醉开始减弱时早期再次给药，那么将发生增效作用[43-44]。反之，在麻醉效果消退一段时间后再次注射，则容易出现快速耐受[43-44]。

结论： 在麻醉效果完全消退前（约麻醉起效30分钟时）重复注射麻醉药物可增强牙髓麻醉的效果。

其他麻醉方法

上牙槽后神经阻滞

上牙槽后神经（PSA）阻滞麻醉主要用于麻醉第一、第二、第三磨牙[46]（图3-21）。上牙槽中神经（MSA）则主要支配上颌前磨牙，对第一磨牙近中颊根也有一定的支配作用[46]。

Pfeil等[47]分别检测了使用1.8mL和3.6mL 2%利多卡因（均含1：100000肾上腺素）进行上牙槽后神经阻滞麻醉的牙髓麻醉效果。1.8mL组的麻醉成功率［连续两次最大强度（读数为80）的EPT刺激无反应］在第二磨牙和第一磨牙分别为97%和77%；而3.6mL组在第二、第一磨牙的麻醉成功率则分别为100%和84%（图3-22和图3-23）。两组在麻醉成功率方面的差异并无统计学意义。两组麻醉药物剂量对前磨牙

图3-21　上牙槽后神经（PSA）阻滞麻醉注射部位。

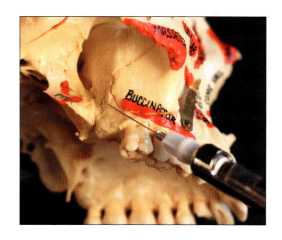

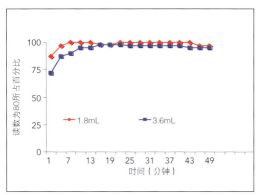

图3-22　不同剂量含1∶100000肾上腺素的2%利多卡因麻醉药物行PSA阻滞麻醉后上颌第二磨牙麻醉成功率。根据持续60分钟以上对连续两次最大强度（读数为80）的EPT刺激无反应进行结果判定。结果显示，两组间无统计学差异（经许可转载于Pfeil等[47]）。

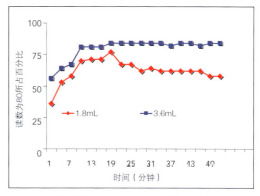

图3-23　不同剂量含1∶100000肾上腺素的2%利多卡因麻醉药物行PSA阻滞麻醉后上颌第一磨牙麻醉成功率。根据持续60分钟以上对连续两次最大强度（读数为80）的EPT刺激无反应进行结果判定。结果显示，3.6mL组麻醉持续时间更长（经许可转载于Pfeil等[47]）。

的麻醉效果一般，不能达到预期的牙髓麻醉效果。在第一磨牙中，3.6mL组的牙髓麻醉时间显着长于1.8mL组，但两种麻醉药物剂量组在药物注入时引起的疼痛并无统计学差异。

　　Loetscher等[46]使用1.2mL含1∶100000肾上腺素的2%利多卡因对30名受试者进行浸润麻醉的研究，结果发现，上牙槽后神经阻滞麻醉后第一磨牙的麻醉成功率为88%。如果在此基础上补充使用0.6mL含

1∶100000肾上腺素的2%利多卡因进行浸润麻醉，其成功率可达到92%。而在第二磨牙，单纯运用上牙槽后神经阻滞麻醉就可达到理想的麻醉效果。

　　通常，上牙槽后神经阻滞麻醉可获得上颌第二磨牙牙髓的完全麻醉[46-47]，但对第一磨牙，为了保证患者的无痛舒适，需要在上牙槽后神经阻滞麻醉的基础上，在颊侧补充浸润麻醉。

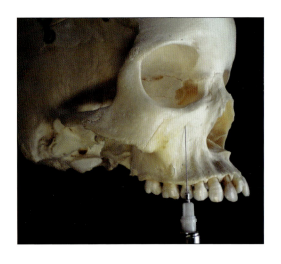

图3-24　眶下神经阻滞麻醉口内注射法。针尖平行于上颌第二前磨牙牙体长轴，刺入至眶下孔（经许可转载于Karkut等[49]）。

结论：鉴于上颌磨牙浸润麻醉成功率较高（见上颌浸润麻醉部分）。在常规修复治疗时，并不提倡首选上牙槽后神经阻滞麻醉。

口内眶下神经阻滞麻醉

Malamed[21]提出眶下神经阻滞可以作为一种获得上颌中切牙至尖牙牙髓完全麻醉的有效方法。他还提出此种麻醉方式可使72%的患者获得前磨牙及第一磨牙近中颊根的牙髓麻醉[21]。

然而，Berberich等[48]比较了含1：100000肾上腺素的2%利多卡因、含1：500000肾上腺素的2%利多卡因及3%甲哌卡因在口内行眶下神经阻滞麻醉中的效果（图3-24）。结果发现口内行眶下神经阻滞麻醉可深度麻醉软组织，但对上颌中切牙、侧切牙及第一磨牙的牙髓麻醉效果［连续两次最大强度（读数为80）的EPT刺激无反应］较差（图3-25）。Corbett等[50]使用

1mL含1：80000肾上腺素的2%利多卡因也发现了一致的研究结果。使用含1：100000或1：50000肾上腺素的2%利多卡因行眶下神经阻滞麻醉时，尖牙、第一及第二前磨牙的牙髓麻醉成功率为75%～92%不等，其麻醉持续时间也不超过60分钟（图3-25）。而与含有肾上腺素的利多卡因相比，3%甲哌卡因对尖牙及前磨牙的麻醉时长更短。对前磨牙而言，眶下神经阻滞麻醉口内注射与在前磨牙处行浸润麻醉的效果类似。

结论：眶下神经阻滞麻醉口内注射法并不能为中切牙、侧切牙或第一磨牙提供有效的牙髓麻醉。虽然这种麻醉方法在尖牙和前磨牙中能获得一定的麻醉效果，但麻醉持续时间也未能超过60分钟。单纯使用3%甲哌卡因进行阻滞麻醉所获得的麻醉时间更短。鉴于上颌牙的浸润麻醉成功率较高（见上颌浸润麻醉部分），在上颌牙齿常规治疗中，不推荐眶下神经阻滞麻醉口内注射法作为常规的麻醉方法。

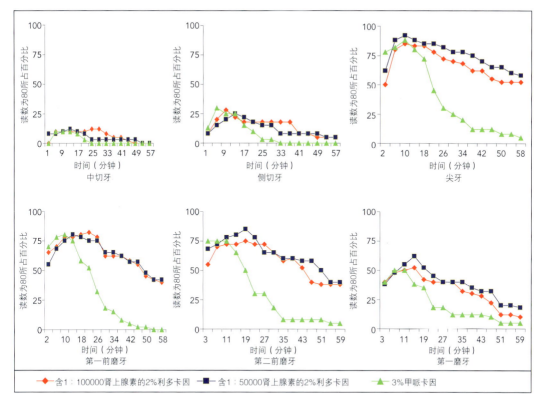

图3-25　不同麻醉药物行口内眶下神经阻滞麻醉后上颌中切牙至第一磨牙麻醉成功率。根据持续60分钟以上对连续两次最大强度（读数为80）的EPT刺激无反应进行结果判定。结果显示，口内行眶下神经阻滞麻醉对上颌中切牙、侧切牙及第一磨牙的麻醉效果较差，利多卡因注射组对尖牙、第一及第二前磨牙的牙髓麻醉成功率为75%～92%。而与含有肾上腺素的利多卡因相比，3%甲哌卡因在尖牙及前磨牙的麻醉时长更短（经许可转载于Berberich[48]）。

口外眶下神经阻滞麻醉

Karkut等[49]比较了使用含1∶100000肾上腺素的2%利多卡因，通过口内（图3-24）或口外（图3-26）两种注射途径行眶下神经阻滞麻醉的麻醉效果。结果表明，无论口内还是口外注射法均能获得软组织深度麻醉，但对中切牙和侧切牙的牙髓麻醉效果较差，其成功率分别为15%和22%（图3-27）。而两种注射法在尖牙、前磨牙及第一磨牙的麻醉成功率分别为92%、

80%～90%和65%～70%，且两种注射方法的麻醉成功率之间无统计学差异（图3-27）。眶下神经阻滞麻醉在所有测试牙位的麻醉持续时间均不足60分钟。此外，口外注射法行眶下神经阻滞麻醉时注射疼痛及术后后遗症的发生更为常见。

结论：眶下神经阻滞麻醉口外注射法并不能为中切牙、侧切牙或第一磨牙提供有效的牙髓麻醉，仅在尖牙和前磨牙中有一定效果，但其麻醉时间也不能持续60分钟。鉴于浸润麻醉在上颌牙麻醉中成功率较高（见

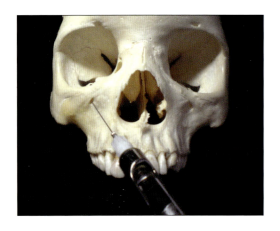

图3-26　眶下神经阻滞麻醉口外注射法的进针方向。针尖向后、上、外刺入眶下管（经许可转载于Karkut等[49]）。

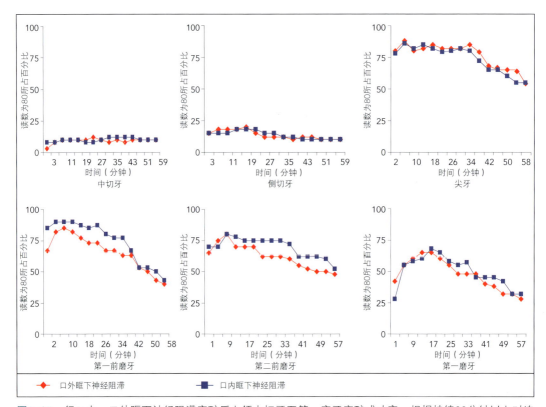

图3-27　行口内、口外眶下神经阻滞麻醉后上颌中切牙至第一磨牙麻醉成功率。根据持续60分钟以上对连续两次最大强度（读数为80）的EPT刺激无反应进行结果判定。结果显示，两种方法对上颌中切牙、侧切牙及第一磨牙的麻醉效果均较差，两组之间无统计学差异。两种方法对尖牙的麻醉成功率为92%，前磨牙为80%～90%（经许可转载于Karkut等[49]）。

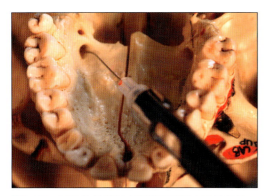

图3-28 三叉神经第二支阻滞麻醉腭大孔注射法。经由腭大孔至翼腭窝。

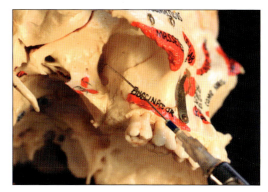

图3-29 三叉神经第二支阻滞麻醉上颌结节高位注射法。针尖沿上颌结节后方滑动至翼腭窝。

上颌浸润麻醉部分），不推荐眶下神经阻滞麻醉口外注射法作为上颌治疗时的常规麻醉方法。

三叉神经第二支阻滞麻醉

Malamed[21]认为三叉神经第二支（上颌支）阻滞麻醉可有效麻醉半侧上颌骨。其常用方法包括两种口内注射方法[51-62]：①腭大孔注射法：经由腭大孔至翼腭管最终达翼腭窝（图3-28）。②上颌结节高位注射法（The high tuberosity approach）：针尖刺入上颌后部，沿上颌结节后方滑动至翼腭窝（图3-29）。

Broering等[63]比较了使用上述两种注射方法分别注射3.6mL含1∶100000肾上腺素的2%利多卡因行三叉神经第二支阻滞麻醉的上颌麻醉效果。结果显示，两种方法在第一、第二磨牙均有较高的麻醉成功率（95%～100%），在第二前磨牙麻醉成功率稍低，为70%～80%，而在前牙及第一前磨牙，上述两种方法的麻醉效果较差（图3-30）。相比之下，两种方法麻醉成功率

相近，但上颌结节高位注射法与腭大孔注射法相比，前者注射疼痛感更轻，因此更推荐使用上颌结节高位注射法[63]。

结论：三叉神经第二支阻滞麻醉并不能为中切牙、侧切牙、尖牙及第一前磨牙提供有效的牙髓麻醉，此方法主要适用于磨牙的牙髓麻醉。但由于上颌磨牙浸润麻醉成功率较高（见上颌浸润麻醉部分），因此，在上颌磨牙常规治疗中，并不推荐使用三叉神经第二支阻滞麻醉。

使用3%甲哌卡因通过上颌结节高位注射法行三叉神经第二支阻滞麻醉

Forloine等[64]比较了使用等量（3.6mL）含1∶100000肾上腺素的2%利多卡因与3%甲哌卡因通过上颌结节高位注射法行三叉神经第二支阻滞麻醉的麻醉效果。研究发现，使用上颌结节高位注射法，两组药物对第一、第二磨牙的麻醉均能获得较高的成功率（92%～98%）（图3-31），在第二前磨牙麻醉成功率为76%～78%，但两种麻醉药物对前牙及第一前磨牙的麻醉效果均较差。

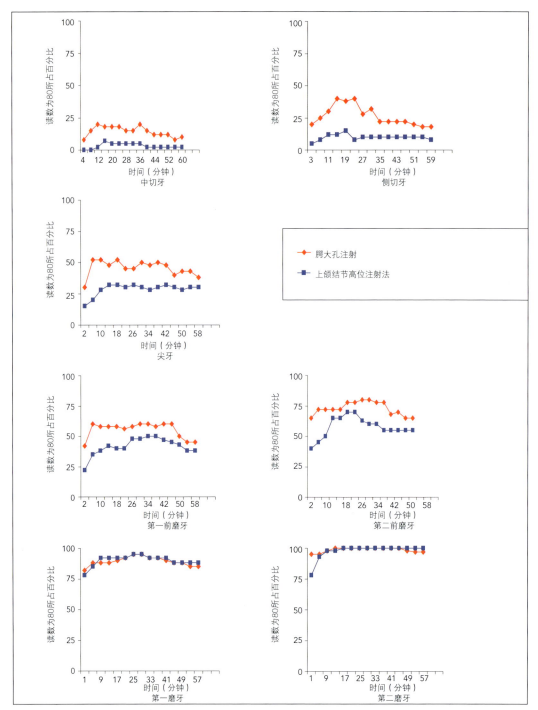

图3-30　行腭大孔注射法与上颌结节高位注射法三叉神经第二支阻滞麻醉后上颌中切牙至第二磨牙麻醉成功率。根据持续60分钟以上对连续两次最大强度（读数为80）的EPT刺激无反应进行结果判定。结果显示，两种注射方法的麻醉效果相近，第一、第二磨牙牙髓麻醉成功率最高，而前牙均无法获得良好麻醉效果（经许可转载于Broering等[63]）。

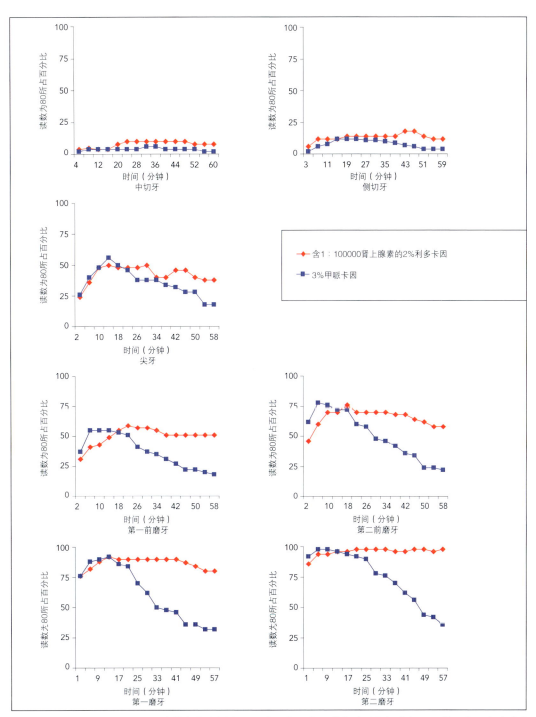

图3–31　不同麻醉药物行上颌结节高位注射法三叉神经第二支阻滞麻醉后上颌中切牙至第二磨牙麻醉成功率。根据持续60分钟以上对连续两次最大强度（读数为80）的EPT刺激无反应进行结果判定。结果显示，利多卡因注射组第一、第二磨牙牙髓麻醉成功率最高，而前牙未获得有效麻醉。与利多卡因注射组相比，3%甲哌卡因的牙髓麻醉持续时间更短（经许可转载于Forloine等[64]）。

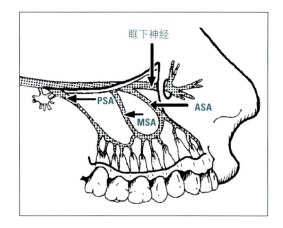

图3-32 三叉神经在上颌骨内的分布示意图，可见其分支为眶下神经、上牙槽前神经（ASA）、上牙槽中神经（MSA）及上牙槽后神经（PSA）（经许可转载于Lee等[67]）。

在磨牙及前磨牙区，3%甲哌卡因的麻醉持续时间显著短于含1：100000肾上腺素的2%利多卡因（图3-31）。

结论： 相比含1：100000肾上腺素的2%利多卡因，3%甲哌卡因的牙髓麻醉持续时间更短。鉴于浸润麻醉在上颌磨牙较高的成功率（见上颌浸润麻醉部分），在上颌磨牙常规治疗中，并不推荐首选三叉神经第二支阻滞麻醉。

腭–上牙槽前神经（P-ASA）阻滞麻醉

通常，上颌前牙麻醉时，在患牙牙根附近行浸润麻醉即可获得良好的麻醉效果。此外，还可使用腭–上牙槽前神经阻滞麻醉法[65-66]获得上颌前牙的牙髓麻醉。腭–上牙槽前神经阻滞麻醉：针尖由腭侧牙龈刺入切牙管注入麻醉药物，可同时麻醉左右两侧上牙槽前神经（ASA）（图3-32）。Friedman和Hochman[65-66]认为使用0.9～1.4mL局部麻醉药物进行腭–上牙槽前神经阻滞麻醉后，可同时麻醉双侧上颌中切牙、侧切牙甚至尖牙牙髓，并能维持60

分钟左右。

Burns等[68]使用CompuDent（Milestone Scientific，迈尔斯通科技）计算机控制的局部麻醉药物注射系统（CCLAD）（曾用名Wand）进行P-ASA阻滞麻醉，对比研究了含1：100000肾上腺素的2%利多卡因与3%甲哌卡因的麻醉效果。结果表明，在P-ASA阻滞麻醉中，含1：100000肾上腺素的2%利多卡因的麻醉效果优于3%甲哌卡因，且前者对切牙及尖牙的麻醉成功率仅为32%～58%，难以在临床上获得良好、可预测的牙髓麻醉效果（图3-33）。

Nusstein等[69]研究P-ASA注射的针刺疼痛时发现，30%～43%的患者反映有中度到重度的疼痛，有54%～58%的患者表示在针尖刺入切牙管时有中度到重度的疼痛。还有8%～12%的患者表示麻醉药物注入过程中也有中度到重度的疼痛。注射当天，患者麻醉完全消退后，12%～18%的患者反映有中度疼痛，2%的患者反映有重度疼痛。P-ASA注射后并发症相对较少，12%～18%的受试者会有暂时性的切牙乳头

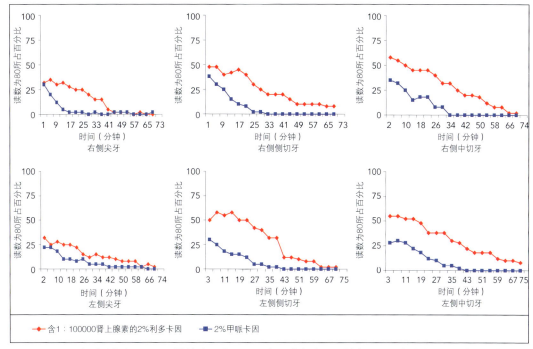

图3-33　不同麻醉药物行腭–上牙槽前神经（P–ASA）阻滞麻醉后双侧尖牙间牙齿的麻醉成功率。根据持续72分钟以上对连续两次最大强度（读数为80）的EPT刺激无反应进行结果判定。结果显示，两组药物对上颌切牙及尖牙的牙髓麻醉效果均不理想（经许可转载于Burns等[68]）。

区麻木/感觉异常，20%～28%的患者会有切牙乳头的肿胀或疼痛。

结论： P-ASA阻滞麻醉存在明显的注射疼痛，且其对上颌切牙及尖牙的牙髓麻醉效果并不理想。

上牙槽前、中神经阻滞麻醉

上牙槽前、中神经（Anterior middle superior alveolar，AMSA）阻滞麻醉同样可以用来麻醉上颌牙齿[66,70-71]，其注射位点位于前磨牙腭侧龈缘中点与腭中缝连线的中点（图3-34）。这种方法可同时麻醉上牙槽前神经及上牙槽中神经（MSA）（图3-32）[66,70-71]。Friedman与Hochman[66,70-71]研究表明，使用

0.6～1.4mL局部麻醉药物进行AMSA阻滞麻醉可同时获得上颌切牙、尖牙、前磨牙的麻醉，其麻醉时间可长达45～60分钟。双侧AMSA阻滞麻醉可同时麻醉上颌双侧第二前磨牙间的10颗牙齿[71]。

Lee等[67]研究AMSA阻滞麻醉时发现，使用CompuDent计算机控制的局部麻醉药物注射系统（CCLAD）注射1.4mL含1∶100000肾上腺素的2%利多卡因的麻醉成功率明显高于常规注射法。该方法对第二前磨牙、第一前磨牙、尖牙、侧切牙和中切牙的牙髓麻醉成功率分别为42%～55%、20%～42%、32%～52%、42%～58%以及30%～35%。由于这种方法仅能获得低度到中度的麻醉成功率，同时起效慢、麻醉时间

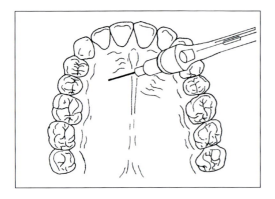

图3-34　上牙槽前中神经阻滞麻醉进针标志（经许可转载于Lee等[67]）。

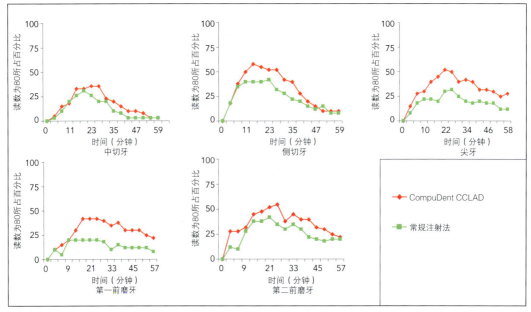

图3-35　不同注射方法行上牙槽前、中神经阻滞麻醉后上颌中切牙至第二前磨牙麻醉成功率。根据持续60分钟以上对连续两次最大强度（读数为80）的EPT刺激无反应进行结果判定。结果显示，CCLAD组更有效，但其对上颌中切牙至第二前磨牙的麻醉成功率仍不理想，表现为起效慢、麻醉时间不足60分钟，且麻醉效果不稳定（经许可转载于Lee等[67]）。

不足60分钟，因此在临床上无法为第二前磨牙到中切牙提供良好、可预测的麻醉效果（图3-35）。Velasco等[72]的研究结果显示了不同的麻醉成功率，从第二前磨牙到中切牙依次为66%、40%、60%、23%和17%。而Corbett等[50]使用1mL含1∶80000肾上腺素的2%利多卡因，用同样的注射方法进行麻醉，获得了较高的牙髓麻醉成功率，但这种程度的成功率依然无法保证这些牙位的麻醉效果。Fukayama等[73]也有相似报道。de Souza Tolentino等[74]的初步研究发现，AMSA阻滞麻醉与龈下刮治术和根面平整术时使用的骨内麻醉的效果相似，但这一发现还需要进一步的临床试验进行验证。

Nusstein等[75]对使用CompuDent计算机控制的局部麻醉药物注射系统（CCLAD）与常规注射技术行AMSA阻滞麻醉时的注射疼痛进行了比较研究。结果表明，针尖刺入时分别有38%和32%的患者感到中度疼痛，分别有0和2%感到重度疼痛；而在药物注入过程中，分别有25%和40%的患者感到中度疼痛，分别有0和2%感到重度疼痛；CompuDent计算机控制的局部麻醉药物注射系统（CCLAD）在麻醉药物注入过程中所引起的药物刺激疼痛明显低于常规注射技术。Yenisey等[76]也发现，无论是在注射时针尖刺入痛方面还是药物注入过程中的药物刺激痛方面，CCLAD都优于常规注射技术。但是，在AMSA阻滞麻醉中，无论使用何种注射技术都会在注射过程中引起疼痛。AMSA阻滞麻醉注射后疼痛及术后并发症均较少。

结论：AMSA阻滞麻醉的注射疼痛较为明显，且其对上颌第二前磨牙至中切牙的牙髓麻醉效果并不理想。

盐酸丁卡因鼻腔喷入法行上颌麻醉

Ciancio等[77]评估了盐酸丁卡因/羟甲唑啉鼻腔喷入法对上颌牙齿的麻醉效果。他们发现，此麻醉方法在上颌牙的许多治疗中是行之有效的。Kovanaze鼻喷雾剂（Sl.Renatus）最近被美国食品药品监督管理局声明可用于牙科治疗。其可用于上颌前磨牙和前牙的治疗，以及体重88磅（约40kg）以上儿童的上颌乳牙治疗。

结论：盐酸丁卡因/羟甲唑啉鼻腔喷入法用于上颌牙齿麻醉的效果还有待进一步的研究。

在利多卡因中添加甘露醇用于上颌浸润麻醉

Younkin等[78]对比研究了单纯使用利多卡因（含肾上腺素）和在此基础上添加0.5M甘露醇后二者对上颌侧切牙的浸润麻醉效果。结果表明，添加0.5M甘露醇后并未显著提高上颌侧切牙牙髓完全麻醉的比例（图3-36）。此方法只能提高下牙槽神经阻滞麻醉（IANB）的成功率，但是只对神经阻滞麻醉有效，对浸润麻醉是无效的。

结论：利多卡因中添加甘露醇并不能提高上颌浸润麻醉的成功率。

上颌第一磨牙颊腭侧浸润麻醉

Guglielmo等[79]对比分析了使用含1∶100000肾上腺素的2%利多卡因对上颌第一磨牙行腭侧（0.5mL）、颊侧（1.8mL）联合浸润麻醉与单纯颊侧浸润麻醉的麻醉效果，结果表明单纯颊侧浸润麻醉的成功率为88%，而颊、腭侧联合浸润麻醉的成功率为95%，但两组间差异并无统计学意义。研究还发现颊、腭侧联合浸润麻醉能显著延长牙髓麻醉时间，可使其从21分钟延长至57分钟。尽管如此，麻醉持续时间依然不足60分钟（图3-37）。该研究提示当单纯颊侧浸润麻醉效果不理想时，可补充腭侧浸润以提高麻醉效果。

结论：上颌第一磨牙颊、腭侧联合浸润麻醉效果优于单纯颊侧浸润麻醉。

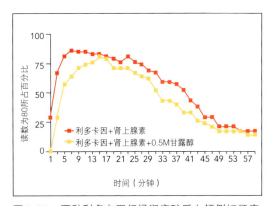

图3-36 两种利多卡因行浸润麻醉后上颌侧切牙麻醉成功率。根据持续60分钟以上对连续两次最大强度（读数为80）的EPT刺激无反应进行结果判定。结果显示，上颌前牙浸润麻醉时，利多卡因中添加0.5M甘露醇并不能显著提高牙髓完全麻醉的百分比（经许可转载于Younkin等[78]）。

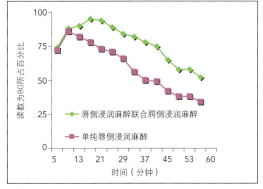

图3-37 不同方法行浸润麻醉后上颌第一磨牙成功率：使用含1：100000肾上腺素的2%利多卡因。根据持续60分钟以上对连续两次最大强度（读数为80）的EPT刺激无反应进行结果判定。结果显示，颊、腭侧联合浸润麻醉可有效提高牙髓麻醉的成功率，但持续时间依然不足60分钟（经许可转载于Guglielmo等[79]）。

腭部软组织麻醉

Meechan等[80]研究发现腭大神经阻滞麻醉与上颌第二前磨牙腭侧浸润麻醉后的软组织麻醉效果相似。

结论：*腭大神经阻滞麻醉与上颌第二前磨牙腭侧浸润麻醉可获得相似的腭侧软组织麻醉效果。*

腭部麻醉方法

在使用橡皮障或成型片时，均有必要进行腭部麻醉，其麻醉方法较多。Johnson和Primosch[81]对比了运用CompuDent计算机控制的局部麻醉药物注射系统（CCLAD）进行腭部麻醉时，联合使用不同注射区域准备方法（表面麻醉、棉签按压、两种方法合用或不使用任何方法），所引起的腭侧注射疼痛的程度的差异。然

而，研究并未发现四组间注射疼痛有差异。Nusstein等[75]研究发现Wand计算机控制的局部麻醉药物注射系统（CCLAD）注射时所引起的药物刺激性疼痛较常规注射方法轻一些。

此外，腭侧组织麻醉也可采用在唇、颊侧浸润麻醉生效后，于唇、颊侧牙龈乳头处补充注射少量麻醉药物实现。数分钟后，麻醉药物浸润范围可扩散至腭侧牙龈乳头，并且随时间的延长，腭侧麻醉范围还将继续扩大（所需范围取决于手术需要，如外科手术）。尽管这种方法较为耗时，但相比起直接行腭侧浸润麻醉，此方法可明显减轻注射疼痛感。此法与其他腭侧麻醉方法相比是否能有效减少注射疼痛仍有待研究。

结论：*腭部浸润麻醉疼痛明显。因此，寻找有效的方法减轻腭部麻醉时的注射疼痛就显得尤为重要。*

图3-38 微积分中样本方程式。

$$\frac{d}{dx}\int_a^x f(t)dt = f(x) \text{ and } \int_a^b F'(x)dx = F(b) - F(a)$$

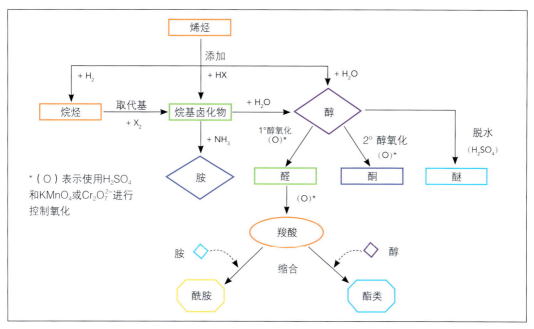

图3-39 有机反应流程图。

结语

本章涵盖了大量有用的信息。想想上大学的时候，我们可以持续、快速地学习和理解很多知识——记住复杂的微积分和有机化学（图3-38和图3-39）。随着年龄增加，接收信息越来越慢，这种情况下，只能选择性地吸收一些有用的知识。我想，时间存在的意义就是让事物按照一定的顺序依次出现。

补充麻醉注射技术
Supplemental Anesthesia

阅读本章后，读者应该掌握：
- 掌握补充浸润麻醉的方法、适应证，以及成功率。
- 熟悉单纯和补充牙周韧带注射麻醉的方法、适应证，以及成功率。
- 了解单纯和补充骨内注射麻醉的方法、适应证，以及成功率。

在牙科治疗过程中，若用常规注射方式完成局部麻醉效果不佳时，就需要补充麻醉技术。常用的补充麻醉技术有3种：①浸润麻醉；②牙周韧带注射麻醉；③骨内注射麻醉。

如果进行下牙槽神经阻滞麻醉后患者已经有明显的下唇麻木感，但在进行牙体修复或牙髓治疗时仍有疼痛感，此时重复进行IANB，效果改善也可。

记住Walter法则：如果发现你已经做错了，就不要错上加错了。

临床上医生可能会认为如果第一次麻醉失败了，重复进行第二次注射能够达到牙髓麻醉。但是第二次相同的注射麻醉并不能提供更佳的麻醉效果，患者有可能是只麻醉起效慢，第二次注射后，前一次注射的麻醉药物才开始起效。

补充浸润麻醉

因为利多卡因浸润效果不佳，过去曾认为，进行IANB后再使用利多卡因进行局部浸润麻醉毫无意义。由于阿替卡因具有比利多卡因更强的浸润效果，提示其具有可用于补充浸润麻醉的可能。曾认为单次浸润麻醉可持续60分钟。因此不提倡上颌重复进行浸润麻醉。

下牙槽神经阻滞麻醉联合阿替卡因浸润麻醉下颌第一磨牙

在行下颌第一磨牙局部麻醉时，Haase等[1]发现，在进行IANB后补充浸润麻醉，分别注射4%阿替卡因注射液和2%利多卡因注射液（均含1∶100000肾上腺素），发现前者麻醉成功率更高（88% vs 71%）。麻

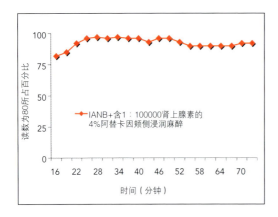

图4-1 下颌第一磨牙麻醉成功率。根据持续60分钟以上对连续两次最大强度（读数为80）的EPT刺激无反应进行结果判定。结果显示，IANB联合阿替卡因浸润麻醉可以达到良好的牙髓麻醉效果并维持麻醉效果50分钟以上（经许可转载于Haase等[1]）。

醉效果通过牙髓电活力测试（EPT）检查确定，即EPT读数为80持续10分钟以及60分钟后EPT读数为80时，患者均无疼痛感。补充注射4%阿替卡因后，牙髓麻醉效果迅速达到平台期（牙髓活力测试读数为80），并且能够维持50分钟（图4-1）。因此，在进行牙科治疗时，为了能够达到明显的牙髓麻醉效果，麻醉的成功率和持续时间都非常重要。Kanaa等[2]发现，IANB注射联合颊侧阿替卡因浸润麻醉（成功率为92%）优于单纯IANB注射（成功率为56%）。

颊侧浸润麻醉整个注射过程及注射后的疼痛为微痛到略痛，主要的并发症是轻微的注射后肿胀和瘀青（发生率为3%~6%）。

一般建议进行IANB注射后，等待至下唇出现麻木，然后再进行颊侧浸润麻醉。单纯进行颊侧浸润麻醉而无有效的下牙槽神经阻滞麻醉会导致颊侧浸润麻醉效果不佳，而且持续时间也较短[3-4]。此外，浸润麻醉注射一整支局部麻醉药物后，部分患者可能会

出现颏神经被麻醉，究其原因，麻醉药液可能在组织内向前扩散[3]。这种情况下出现的麻木感会影响IANB的效果评估。

当麻醉下颌第二磨牙时，由于颊侧下颌骨板相对第三磨牙处更厚，因而会影响阿替卡因的浸润效果。

对于前磨牙而言，进行IANB注射后补充阿替卡因颊侧浸润麻醉的成功率需要进一步调查研究。但有研究证据证明这一方法通常是成功的[1-4]。

总而言之，进行IANB注射联合足够剂量的阿替卡因颊侧浸润麻醉能够充分麻醉下颌第一磨牙的牙髓。

下颌前牙的阿替卡因浸润麻醉

在麻醉下颌前牙时，Nuzum等[5]发现，同时在下颌前牙唇、舌侧注射含1：100000肾上腺素的4%阿替卡因注射液比只在唇侧注射有更高的成功率（98% vs 76%）（图4-2）。Jaber等[6]发现，在麻醉下颌切牙时含1：100000肾上腺素的4%阿替卡因比含

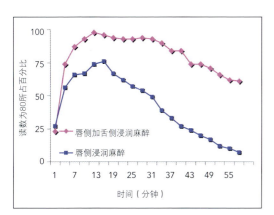

图4-2 不同方法行浸润麻醉后下颌侧切牙成功麻醉率。根据持续60分钟以上对连续两次最大强度（读数为80）的EPT刺激无反应进行结果判定。结果显示，虽然麻醉持续时间不足60分钟，但是唇、舌侧同时进行浸润麻醉，麻醉效果显著优于单独行唇侧浸润麻醉（经许可转载于Nuzum等[5]）。

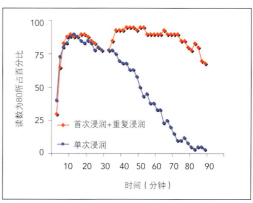

图4-3 不同方法行浸润麻醉后上颌侧切牙成功麻醉率：含1：100000肾上腺素的2%利多卡因注射液以及30分钟后重复注射。根据持续60分钟以上对连续两次最大强度（读数为80）的EPT刺激无反应进行结果判定。结果显示，重复注射法能够将麻醉持续时间从37分钟延长至90分钟（经许可转载于Scott等[7]）。

1：100000肾上腺素的2%利多卡因麻醉效果更优。但是这两种局部麻醉药物都维持麻醉效果的时间都达不到45分钟。因而，当需要更长的麻醉时间时可以在唇侧补充注射阿替卡因注射液。

另外一种麻醉下颌前牙的方法是在实施IANB后补充注射阿替卡因浸润麻醉，以获得良好的麻醉效果。

结论：麻醉下颌前牙时，行唇、舌侧阿替卡因浸润麻醉可获得良好的麻醉效果，但持续时间不足60分钟。进行IANB注射后补充颊侧阿替卡因浸润麻醉可提高下颌前牙麻醉成功率。

重复进行上颌浸润麻醉获得更长麻醉时间

Scott等[7]发现，麻醉上颌侧切牙时在

唇侧行含1：100000肾上腺素的2%利多卡因浸润麻醉注射后30分钟再次注射同等剂量麻醉药物，可以使上颌侧切牙的麻醉时间从37分钟显著延长至90分钟（图4-3）。在第一次唇侧浸润麻醉后30分钟，78%的患者其上颌侧切牙能够被有效地麻醉；注射45分钟后该比例降至60%。注射后60分钟，麻醉成功率降至33%，此时重复行唇侧浸润麻醉后，90%的患者其上颌侧切牙可得到有效麻醉，而且注射时患者无明显痛觉。在重复注射后75分钟，麻醉成功率略降至85%。在重复注射后30分钟（距离首次注射90分钟），麻醉成功率仍有70%。

这种重复注射麻醉技术适用于上颌任何一颗前牙。由于上颌单次浸润麻醉能够维持的麻醉效果不足60分钟，因而在必要时可重复进行浸润麻醉，以延长麻醉

时间。

结论：在第一次使用含1∶100000肾上腺素的2%利多卡因浸润麻醉注射后30分钟时再次进行浸润麻醉，能够显著延长麻醉时间。

牙周韧带注射麻醉

使用标准注射器或压力注射器进行牙周韧带注射麻醉

牙周韧带注射法可选用的注射针头包括30号超短针头以及27号和25号短针头，均可用于标准注射器或压力注射器。不同型号的针头（25号、27号、30号）在牙周韧带注射中起到的效果相同[8-9]。注射针以与牙体长轴成30°从近中龈沟处刺入直至牙槽骨面。如果不使用超短针头，进针时需用手指或止血钳顶住针头，并且需将针头刺入牙根和牙槽骨中间。使用常规注射器时，需使用较大的压力缓慢注射10～20秒。若使用压力注射器时，注射时应慢扣动扳机1～2次。注射时应感到有压力反馈，若无压力反馈且观察到局部麻醉药物溶液自龈沟内流出时，需将注射器重新刺入目标部位，在有压力反馈情况下进行注射。近中龈沟内注射完成后，在远中部位重复注射，一般每个部位可注射约0.2mL局部麻醉药物溶液。若使用计算机控制的局部麻醉药物注射系统（CCLAD）（例如，Milestone公司生产的CompuDent/Wand系统），可以在每个部位注入约0.7mL局部麻醉药物溶液。

尽管CCLAD能够延长麻醉持续时间[12]，但是这种特殊的牙周韧带注射器和标准注射器相比，在注射效率上无显著差异[8,10-11]。

计算机控制的局部麻醉药物注射系统（CCLAD）

CCLAD可用于牙周韧带注射麻醉。CCLAD使用标准的局部麻醉药物瓶，通过无菌微管与一次性使用的"笔式"注射手柄（Wand）相连，其末端是Leur-Lok注射针头（图4-4a）。该装置通过脚控开关的控制实现不同的药液注射流速。快速注射一整支局部麻醉药物（1.4mL）需要45秒，而使用最慢的注射流速时需4分钟45秒。当用于牙周韧带注射时，通常使用慢速注射。

CCLAD牙周韧带注射技术

将含1∶100000肾上腺素的2%利多卡因注射液药瓶插入CCLAD手柄末端的塑料针筒内，将其插入主机上针筒卡槽内并逆时针旋转45°以固定针筒（图4-4b）。取下针头冒，轻踩脚控开关开始排空注射针管内的空气，使麻醉药物充满注射管以备注射。

用于牙周韧带局部麻醉注射使用的注射手柄配用的是27号1/2英寸注射针头。进行后牙注射时可将塑料注射手柄靠近针头处折断，以便将较短的注射端放入口内操作（图4-4c）。注射时将注射针头与颊（舌）面长轴成30°刺入近颊处龈沟内，并使针尖斜面朝向牙槽骨的方向进针，直至针尖抵至骨面。先在低速注射下（部分轻踩脚踏）持续注射8秒，此时CCLAD会开启自动低速注射程序。CCLAD可通过语音提示以及主机上的指示灯来提示术者已经注射的局部麻醉药物量（图4-4a），通常在低速注射情况下，每2秒可注射一滴麻醉药物。

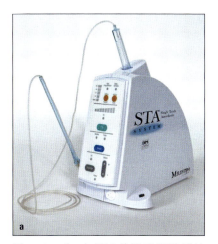
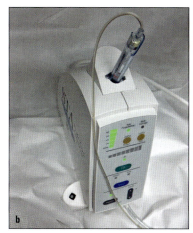
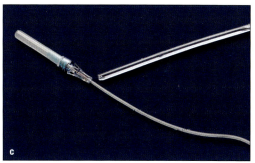

图4-4 （a）STA单颗牙麻醉系统或计算机控制的局部麻醉药物注射系统（CCLAD），如Wand。同时可以看到注射手柄及软管（Courtesy of Milestone Scientific）。（b）将针筒插入主机上方针筒卡槽内，逆时针旋转45°后固定针筒。（c）将塑料注射手柄靠近针头处折断，获得较短的注射端，方便进行后牙注射。

自动低速注射0.7mL麻醉药物后，术者可通过轻踩一下脚控开关来停止自动注射，该注射过程需用时约2分钟22秒。随后术者可在牙齿远中部位重复进行牙周韧带注射，完成整个注射过程，整个过程大约注射麻醉药物剂量1.4mL。

STA单颗牙麻醉系统

单颗牙麻醉系统（STA，Milestone Scientific）采用实时压力反馈技术（Dynamic pressure-sensing，DPS），能够在牙周韧带注射过程中实时反馈注射压力信息[13]（图4-4a）。STA主机可通过指示灯及语音提示告知术者注射过程中的压力

变化情况，达到精确注射。尽管该系统的名称为单颗牙麻醉，并不代表注射点邻近的牙齿不能被麻醉。到目前为止尚未有该技术用于恒牙的研究报道。

结论：STA麻醉系统需要进一步的临床研究。

牙周韧带注射麻醉注射成功率

标准牙周韧带注射法

研究报道无论是使用普通注射器还是高压注射器，单纯牙周韧带注射麻醉的成功率为18%～100%[9-12,14-28]。White等[20]和Schleder等[21]研究使用含1：100000肾上腺素的2%利多卡因进行牙周韧带注射

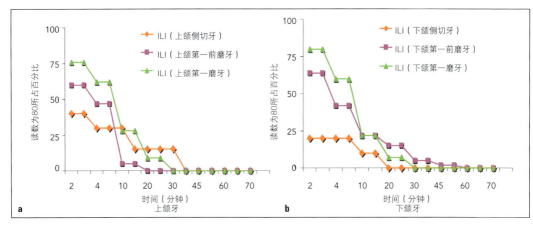

图4-5 使用含1∶100000肾上腺素的2%利多卡因行标准牙周韧带注射（ILI）后上颌牙齿（a）、下颌牙齿（b）麻醉成功率。根据持续70分钟以上对连续两次最大强度（读数为80）的EPT刺激无反应进行结果判定。结果显示，成功率最高的分别是上颌第一磨牙（75%）、下颌第一磨牙（79%），以及下颌第一前磨牙（63%）；上颌侧切牙（39%）和下颌侧切牙（18%）的注射成功率最低（经许可转载于White等[20]）。

麻醉，成功率最高的分别是上颌第一磨牙（75%）、下颌第一磨牙（79%），以及下颌第一前磨牙（63%）、上颌侧切牙（39%）和下颌侧切牙（18%）的注射成功率最低。因此，该方法不完全适用于牙髓麻醉，牙髓麻醉效果在10分钟后迅速下降（图4-5）。说明该注射法尤其不适合下颌前牙的麻醉[20,26]。

结论：标准牙周韧带注射法并不适用于下颌前牙麻醉。在麻醉上下颌前磨牙及磨牙时，该方法麻醉效果并不完全，而且只能持续约10分钟。

使用CCLAD进行单纯牙周韧带注射麻醉

Berlin等[12]使用CCLAD，分别使用1.4mL含1∶100000肾上腺素的2%利多卡因注射液和1.4mL含1∶100000肾上腺素的4%阿替卡因注射液对下颌第一磨牙进行牙周韧带注射麻醉。研究发现尽管阿替卡因麻醉成功率（86%）高于利多卡因（74%），但二者之间无显著差异（图4-6）。相比使用高压注射器，使用CCLAD局部麻醉输注系统在麻醉成功率上相似，但在麻醉持续时间（大约20分钟）上具有一定优势，其原因是CCLAD能注射更多局部麻醉药物溶液进入致密的牙周韧带内（图4-5和图4-6）。

在注射针头刺入组织时，有14%～27%的患者表示为中度疼痛，不到4%的患者表示为重度疼痛；在局部麻醉药物溶液推注过程中，有8%～18%的患者表示为中度疼痛，没有患者表示为重度疼痛。注射时心率检测显示，阿替卡因和利多卡因都不会引起显著的心率加快。局部麻醉注射术后第一天，中度疼痛和重度疼痛的发生率分别为20%和31%，从术后第二天开始，疼痛发生

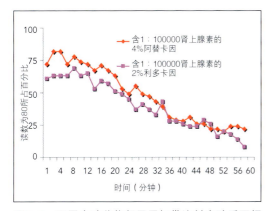

图4-6 不同麻醉药物行牙周韧带注射麻醉后下颌第一磨牙麻醉成功率。根据持续60分钟以上对连续两次最大强度（读数为80）的EPT刺激无反应进行结果判定。结果显示，两种局部麻醉药物在麻醉效果上无显著差异（经许可转载于Berlin等[12]）。

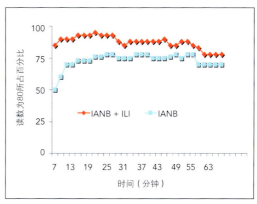

图4-7 不同麻醉方法下颌第一磨牙麻醉成功率。根据持续67分钟以上对连续两次最大强度（读数为80）的EPT刺激无反应进行结果判定。结果显示，同时使用两种麻醉方法后，满意的麻醉效果可以持续23分钟（经许可转载于Childers等[24]）。

率显著下降。

结论：在使用CCLAD进行下颌第一磨牙牙周韧带注射麻醉时，阿替卡因和利多卡因的麻醉效果无显著差异，都不能达到完全牙髓麻醉（74% vs 86%）。在麻醉持续时间上，CCLAD牙髓麻醉持续时间（20分钟）长于使用高压注射器（10分钟）。

单纯牙周韧带注射麻醉和IANB麻醉效果比较

Dumnrigue等[25]比较牙周韧带注射法和IANB注射法在下颌牙拔除术中的麻醉效果，发现在接受牙周韧带注射麻醉的患者中，只有50%的患者表示麻醉效果良好、拔除过程无疼痛不适；在接受IANB注射麻醉的患者中，麻醉良好的比例为86%。Oztas等[29]发现，儿童患者中IANB注射麻醉效果优于牙周韧带注射麻醉。

结论：IANB麻醉效果优于单纯牙周韧带注射麻醉。

补充牙周韧带注射麻醉

Childers等[24]在麻醉下颌第一磨牙时先行IANB注射麻醉，然后补充进行牙周韧带注射麻醉（局部麻醉药物为含1∶100000肾上腺素的2%利多卡因），发现注射后很快获得良好的麻醉效果，而且可以稳定持续23分钟（图4-7）。

讨论

牙周韧带注射法的作用机制

牙周韧带注射法的原理是通过加压将麻醉药注入牙周韧带内，迫使药物通过疏松的牙槽骨进入到牙齿根尖周围[30-33]，因而该注射法属于骨内注射法，并不是通过牙周韧带注射。研究发现这种麻醉注射法成功的关

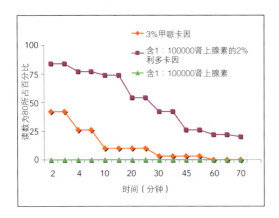

图4-8　不同麻醉药物牙周韧带注射麻醉后的麻醉成功率。根据持续70分钟以上对连续两次最大强度（读数为80）的EPT刺激无反应进行结果判定。结果显示，相比含肾上腺素的局部麻醉药物，单纯使用局部麻醉药物其麻醉效果不佳；单纯使用肾上腺素则无麻醉效果（经许可转载于Schleder等[21]）。

键是需要在致密的牙周韧带内注入麻醉药[8-12,14-26]。尽管注射时需要有压力以确保注射成功，但是牙周韧带注射法的作用机制并不等同于压力麻醉[31-33]，例如牙髓内注射[34-35]。

结论：牙周韧带注射法实质上属于骨内注射法。

麻醉药物

麻醉药中加入血管收缩剂能够显著增强麻醉效果[12,19,21,23,36-38]（图4-8）。使用不含血管收缩剂的3%甲哌卡因进行牙周韧带注射麻醉，其麻醉效果不佳[21]。血管收缩剂（例如，含1：100000肾上腺素）本身并无麻醉效果[21]。若减少麻醉药中血管收缩剂含量（例如，含1：200000肾上腺素的布比卡因或依替卡因），其麻醉效果较常规剂量差[18,36-37]。同样含1：100000肾上腺素的4%阿替卡因其麻醉效果与2%利多卡因无明显差距[12]（图4-6）。

结论：进行牙周韧带注射麻醉时，血管收缩剂对麻醉效果的影响非常明显。

牙周韧带注射麻醉的注射剂量

通常使用普通注射器或压力注射器时，可以在每颗牙的近中及远中部位各注入0.2mL局部麻醉药物溶液。但是由于注射时有部分药液可从龈沟内溢出，因而准确注入牙周韧带的麻醉药物剂量无法确定。使用CCLAD可以在牙周韧带内注入更多的局部麻醉药物。

结论：使用普通注射器或压力注射器进行牙周韧带注射麻醉，因为较大的压力导致只有少量的局部麻醉药物溶液能够准确注入牙周韧带内，因而导致麻醉的持续时间较短。

牙周韧带注射过程中的不适感

单纯牙周韧带注射麻醉

List等[39]、D'Souza等[11]，以及Meechan和Ledvinka[26]都认为直接进行牙周韧带注射会有轻微的疼痛感。无论是使用压力注射器（Schleder等[21]、White等[20]、Moore等[19]）还是CCLAD（Nusstein等[40]）进行牙周韧带注射麻醉，32%的患者表示在注

表4-1 使用不同麻醉药液时牙周韧带注射麻醉的麻醉持续时间[a]				
局部麻醉药物配方	**预计牙髓麻醉持续时间**			
	前磨牙		**第一磨牙**	
	下颌	上颌	下颌	上颌
含1：100000肾上腺素的2%利多卡因	10分钟[b]	10分钟[b]	10分钟[b]	10分钟[b]
含1：50000肾上腺素的2%利多卡因	不适用；肾上腺素浓度可能过高			
含1：200000肾上腺素的2%利多卡因	未研究；可能与含1：100000肾上腺素的2%利多卡因效应相似			
3%甲哌卡因	不适用：不含血管收缩剂的配方无效[18,21,37-38]			
含1：200000肾上腺素的4%丙胺卡因	未研究	未研究	未研究	未研究
4%丙胺卡因	不适用：不含血管收缩剂的配方无效[18,21,37-38]			
含1：200000肾上腺素的0.5%布比卡因	不适用：含低浓度血管收缩剂的配方无效[18,37-38]			
含1：100000肾上腺素的4%阿替卡因	未研究	未研究	20分钟[c]	未研究
含1：200000肾上腺素的4%阿替卡因	未研究	未研究	未研究	未研究

[a]牙周韧带注射麻醉由于成功率较低不适用于下颌切牙，且由于注射痛也不适用于上颌切牙。
[b]White等[20]以及Schleder等[21]使用压力注射器大约注射总量为0.4mL。
[c]Berlin等[12]使用CCLAD局部麻醉输注系统，使用1.4mL含1：100000肾上腺素的4%阿替卡因注射液。

射针刺入时会有中度疼痛，在随后的局部麻醉药物输注阶段疼痛发生率降低至约14%。因此，在临床上医生在进行牙周韧带注射麻醉时应该认识到这种注射方法可能会导致中度疼痛。尤其是进行上颌侧切牙注射时疼痛明显，据报道52%的患者表示有中度疼痛，另有17%的患者表示为重度疼痛[20]。因此，对于上颌前牙而言，进行局部浸润麻醉优于单纯牙周韧带注射麻醉。Meechan和Thomason[41]发现，注射前使用局部麻醉软膏（EMLA）能够降低牙周韧带注射时产生的疼痛感。

结论：单纯牙周韧带注射麻醉在注射时会产生明显疼痛感，并不适用于上颌前牙的麻醉。

用于补充麻醉方式

牙周韧带注射麻醉作为其他注射麻醉后的补充麻醉方式时，注射时的疼痛不适感往往较低，例如在先行IANB后补充进行牙周韧带注射麻醉，在针头刺入及局部麻醉药物输注过程中只有3%的患者表示有中度到重度疼痛[24]。

结论：作为其他注射麻醉后的补充麻醉时，牙周韧带注射法一般不会导致明显的疼痛。

麻醉起效时间

通常牙周韧带注射后，麻醉即刻起效[8,10,12,19-21]，因此注射后无须等待。若发现麻醉效果不佳，可重复进行麻醉注射。

结论：牙周韧带注射后，麻醉即刻起效。

麻醉持续时间

单纯牙周韧带注射麻醉

表4-1列出使用不同麻醉药液时牙周韧带注射麻醉的麻醉持续时间。通过EPT检测发现，使用普通注射器或压力注射器时，单纯牙周韧带注射麻醉持续时间约为10分钟[19-21]；而使用CCLAD时麻醉持续时间延长至大约20分钟[12]。

结论：使用普通注射器或压力注射器进行牙周韧带注射麻醉，麻醉效果能够维持10分钟；使用CCLAD可延长麻醉持续时间至约20分钟。

作为补充麻醉法

在进行IANB注射后使用压力注射器补充注射含1∶100000肾上腺素的2%利多卡因作为牙周韧带注射麻醉，麻醉效果可持续大约23分钟[24]（图4-7）。

结论：牙周韧带注射麻醉后牙髓麻醉效果大约持续23分钟。

注射后不适感

单纯牙周韧带注射法最主要的并发症是注射后疼痛[11,20-21]。D'Souza等[11]报道少量患者出现注射后中度疼痛；Schleder等[21]以及White等[20]报道使用压力注射器进行注射后，87%的患者出现中度疼痛；Nusstein等[40]报道使用CompuDent CCLAD进行注射，大约31%的患者出现中度疼痛。注射后疼痛多在注射当天即出现，疼痛平均持续14小时至3天不等[11,20-21,40]。D'Souza等[11]认为注射后疼痛主要来源于注射针头刺入时导致的组织损伤，而不是注射的麻醉药导致

的局部压力。除了注射后疼痛，大约37%的患者感觉注射部位的牙齿出现咬合不适感[20-21,40]。当使用CCLAD，使用不同局部麻醉药物（阿替卡因或利多卡因）对于注射后不适的情况无显著差异。

结论：单纯牙周韧带注射麻醉可能会出现中度的注射后疼痛。

牙撕脱的风险

Nelson[42]曾经报道牙周韧带注射后出现牙撕脱的情况，但未经研究证实。目前，尚未有临床或实验研究发现牙周韧带注射麻醉会导致牙撕脱或松动[19-21]，因此一般无须担心出现牙撕脱的风险。

结论：牙周韧带注射麻醉一般不会导致牙撕脱。

用于牙髓疾病的鉴别诊断

尽管有学者认为牙周韧带注射麻醉可用于牙髓疾病的鉴别诊断[43-44]，但试验发现对怀疑有牙髓疾病的牙齿进行牙周韧带注射麻醉时，邻近的牙齿也可以被麻醉[19-21]，因而并不能用于诊断。

结论：牙周韧带注射麻醉不能用于牙髓疾病的鉴别诊断。

对全身情况的影响

Smith和Pashley[45]比较牙周韧带注射和直接静脉注射含肾上腺素的局部麻醉药物，研究不同注射方式下肾上腺素对成年犬心血管系统的影响，发现两种注射方式下心血管系统反应基本一致。Cannell等[46]通过对受试者进行牙周韧带注射含肾上腺素的

局部麻醉药物，发现受试者的心率、心律、心脏收缩程度以及血压都没有明显变化。Nusstein等[40]使用CCLAD行单纯牙周韧带注射麻醉，分别对下颌第一磨牙注射1.4mL含1∶100000肾上腺素的4%阿替卡因注射液和含1∶100000肾上腺素的2%利多卡因注射液后比较患者心率改变。研究发现两种麻醉注射法在注射过程中及注射术后都不会引起患者心率的显著改变，其结果跟Cannell[46]的研究一致。

结论：牙周韧带注射麻醉对患者的心率没有明显影响。

对牙周组织的影响

目前，对牙周韧带注射法的安全性已有较多的临床和动物研究[10,19-21,40,47-53]。对于没有炎症的牙周组织而言，一般只有注射针头刺入部位会出现极其微小的创伤，而且很快会愈合。有报道牙周韧带注射麻醉术后会出现牙周脓肿和深牙周袋[20,24]，尽管这种并发症出现的可能性较小，但也提示临床医生需要注意。

临床上报道过牙周韧带注射麻醉术后出现牙根吸收的情况[54-55]，随访观察发现这种并发症可以逐渐愈合[55]。

在有牙周组织炎症（例如，轻度和中度的牙龈炎、早期牙周炎）的情况下，Cromley和Adams[56]研究发现牙周韧带注射麻醉依然是安全的。

结论：尽管有报道发现牙周韧带注射麻醉可能会导致牙周脓肿和牙槽骨吸收，一般情况下该注射法是安全可行的。

对牙髓组织的影响

临床研究和动物实验均已证明牙周韧带注射麻醉对牙髓无副作用[19-21,55,57-58]。研究发现注射后会迅速出现牙髓组织血流量减小并持续一段时间，其原因是局部麻醉药物中所含的肾上腺素作用所致[38]。Kim[38]认为在进行牙体修复治疗时使用牙周韧带注射麻醉会导致牙髓组织内炎性介质积累，并且由于血流量减小的原因而很难被清除。Plamondon等[59]通过对比研究发现在窝洞预备时进行牙周韧带注射麻醉对牙髓组织没有影响，而窝洞的深度对牙髓组织的影响更大。因此，一般认为牙周韧带注射麻醉不会导致牙髓组织坏死。

结论：牙周韧带注射麻醉不会损伤牙髓组织。

对乳牙的影响

Brännstrom等[60]发现，对乳牙进行牙周韧带注射麻醉可能会导致其根方发育中的恒牙出现牙釉质发育不良。其原因应归咎于局部麻醉药物而不是注射本身。局部麻醉药物中具有细胞毒性的成分与发育中恒牙牙胚的成釉基质相结合，从而导致釉质发育不良。不仅是牙周韧带注射麻醉，对乳牙的局部浸润麻醉也可能导致注射部位周围发育中的恒牙出现釉质发育不良。

结论：当需要麻醉的乳牙周围有发育中的恒牙时，即便是谨慎小心地进行牙周韧带注射麻醉也有可能导致恒牙发育异常。

安全预防措施

当龋损患牙出现疼痛、根尖暗影，或

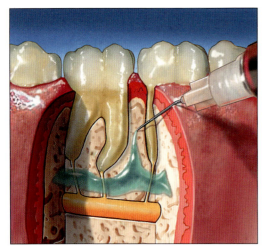

图4-9 骨内注射麻醉是将局部麻醉药物直接注入牙根周围的松质骨内，从而麻醉目标牙齿（经许可转载于Reader等[61]）。

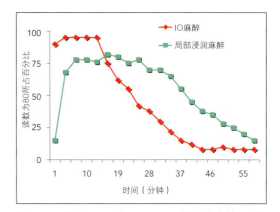

图4-10 使用1.8mL含1：100000肾上腺素的2%利多卡因行不同麻醉方法后上颌侧切牙麻醉成功率。根据持续60分钟以上对连续两次最大强度（读数为80）的EPT刺激无反应进行结果判定。结果显示，骨内注射麻醉起效快，麻醉持续时间更短（经许可转载于Nusstein等[62]）。

者有蜂窝织炎、脓肿形成时，牙周韧带注射法会产生强烈的疼痛，而且麻醉效果不佳，不建议使用。

患者患有双膦酸盐相关颌骨坏死时，尽管目前没有相关研究，一般也不建议使用牙周韧带注射麻醉。

骨内注射麻醉

骨内注射（IO）麻醉是将局部麻醉药物溶液直接注入牙根周围的松质骨内，从而麻醉目标牙齿（图4-9）。

局部浸润麻醉和骨内注射麻醉的区别

Nusstein等[62]比较局部浸润麻醉和骨内注射麻醉（局部麻醉药物溶液均为1.8mL含1：100000肾上腺素的2%利多卡因注射液）应用于上颌侧切牙的效果，发现骨内注射麻醉起效更快，但麻醉持续时间更

短（图4-10）。Beneito-Brotons等[63]和Peñarrocha-Oltra等[64]同样发现骨内注射麻醉起效更快且持续时间较短。原理是骨内注射法将局部麻醉药物溶液直接注入松质骨内，可以直接作用于神经末梢而起效；但因松质骨内血运丰富，局部麻醉药物溶液很快进入体循环，因而麻醉持续时间短。局部浸润麻醉将局部麻醉药物注入软组织内并蓄积，局部麻醉药物通过皮质骨及牙周膜逐渐渗透，然后起效，因而麻醉起效慢，持续时间长。

结论：局部浸润麻醉和骨内注射麻醉的区别主要在于后者麻醉起效更快，但持续时间更短。

骨内注射麻醉术前和患者的交流

常规麻醉术后，发现麻醉效果不佳而需要进行骨内注射麻醉前可以这样和患者交流："你的这颗牙齿的麻醉效果不是很好，

我们需要在牙齿旁边补充注射一些局部麻醉药物。注射时你可能会觉得有振动感，有可能心跳会稍微快一些。"医生不要直接告诉患者"需要在牙龈和牙槽骨上钻一个洞，然后在洞里面打一针"。在进行IANB注射时，医生尽量不要详细描述注射细节，例如"注射针刺透黏膜，穿过肌肉组织直达骨面，有可能刺到神经"，可以简单说"我们麻醉这颗牙齿，然后你就不会痛了"。

结论：进行骨内注射麻醉前跟患者的交流要和其他常规局部麻醉术前交流一样，以安抚为主。

骨内注射麻醉系统

临床上最常用的骨内注射麻醉系统是Stabident系统（Fairfax Dental公司）和X-Tip系统（Dentsply Maillefer公司）。此外还有3种系统：Anesto系统（Innovadontics公司）、Comfort Control Syringe系统（Dentsply公司），以及IntraFlow系统（Pro-Dex公司），现已不再生产销售了。这些系统的相关信息可以在各自制造商的官方网站上查询。

Stabident系统

Stabident系统使用慢速手机驱动的尖端为斜面的27号专用打孔钻头（图4-11a）在皮质骨上钻孔，然后用27号超短注射针头（图4-11b）将局部麻醉药物从孔里注射到松质骨内。

注射技巧

患者躺在牙椅上，打孔点位于麻醉目标牙及邻牙的颊侧龈缘连线下方2mm水平线与目标牙远中龈乳头垂直线的交点上（图4-11c）。先行浸润麻醉软组织，5分钟后使用牙周探针检查注射点麻醉情况。若患者仍有疼痛感，可重复进行浸润麻醉。软组织麻醉起效后，将打孔钻头垂直于牙龈和皮质骨进行穿刺打孔（图4-11d）。当钻头穿透软组织，接触骨面而感到阻力时，提高钻速并向骨面轻微施压，然后略微撤回钻头，重复这个动作，2~5秒后会有一个"穿透感"，说明钻头已经进入松质骨。也可以通过进入骨内的钻头长度判断是否穿透皮质骨。在行下颌前牙区骨内注射麻醉时，钻头进入骨内的长度不能过深，否则可能穿透至下颌骨舌侧面。

临床提示1：可以在注射针头上套一个消毒橡胶塞，这样在注射时橡胶塞可以压住注射点黏膜，防止注射药物自注射孔溢出。行后牙骨内注射麻醉时，可将注射针头弯曲60°~80°，以便于准确注入骨内（图4-11e）。

临床提示2：医生在打孔时仔细观察软组织上打孔的位点和角度，更换注射针头时视线不要离开穿孔点，由助手递给医生注射针头，然后沿着打孔的路径将注射针头置入骨内，完成注射。若注射针头无法进入打孔位点，需要重新打孔，并完成上述步骤。可以尝试打孔后将牙周探针置入穿孔中，以利于观察进针角度，方便注射针头进入骨内。

一旦注射针头完全进入骨内，缓慢注射局部麻醉药物（每支麻醉药物注射时间为1~2分钟）。若注射时遇到阻力，可将注射针头旋转90°后再尝试注射。如果针头

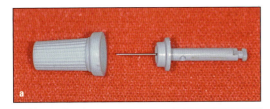

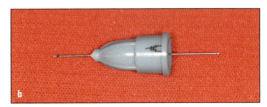

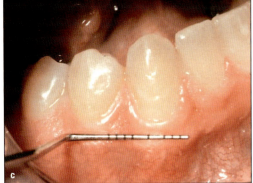

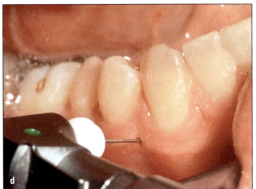

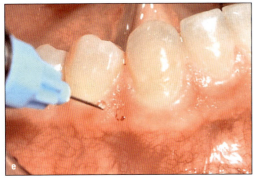

图4-11 （a）Stabident系统带有斜面的27号专用穿孔钻头，使用时装载在慢速手机上。（b）Stabident系统专用27号超短注射针头。（c）打孔位点位于麻醉目标牙及邻牙的颊侧龈缘连线下方2mm水平线与目标牙远中龈乳头垂直线的交点上。（d）打孔钻头垂直于牙龈和皮质骨进行穿刺钻孔。（e）打孔完成后将Stabident注射针头对准穿孔点刺入并完成注射。

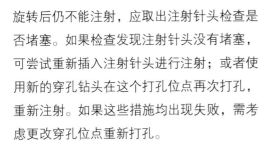

旋转后仍不能注射，应取出注射针头检查是否堵塞。如果检查发现注射针头没有堵塞，可尝试重新插入注射针头进行注射；或者使用新的穿孔钻头在这个打孔位点再次打孔，重新注射。如果这些措施均出现失败，需考虑更改穿孔位点重新打孔。

皮质骨打孔

　　使用Stabident系统在皮质骨上打孔是比较容易的，临床上76%的病例在轻微压力下5秒以内可打孔成功[65]。其余24%的病例打孔相对困难，原因是皮质骨比较致密，或

者较厚，表现为打孔时需要更大的压力，或需要更长的钻孔时间（大于5秒）。

　　结论：大多数情况下使用Stabident系统都能够很容易地在皮质骨上打孔。

X-Tip系统

　　X-Tip系统的注射端可拆分为两个组件：钻头和导向套（图4-12a）。中空的针状钻头引导导向套穿过颌骨皮质骨板，然后跟导向套分离。取出钻头，将导向套留在颌骨中，将27号注射针插入导向套内，进入松质骨后注入局部麻醉药物（图4-12b）。

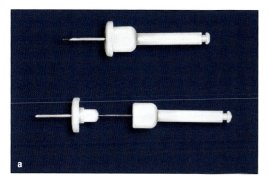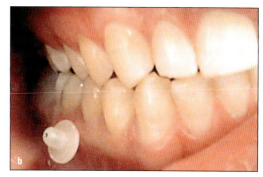

图4-12 （a）X-Tip系统的注射端（图上），可拆分为中空的钻头和导向套（图下）。（b）通过导向套向骨内注入局部麻醉药物。

骨内注射完成后取出导向套。

注射技巧

一般情况下X-Tip系统要求的打孔位点比Stabident系统要求的注射位点低3~7mm。打孔时患者躺在牙椅上，先对预备穿孔部位的软组织行浸润麻醉。5分钟后使用牙周探针检查穿孔区软组织麻醉效果，必要时可再次注射局部麻醉药物。取下X-Tip系统注射端红色保护套，压紧牙槽黏膜，将钻头刺入黏膜并压紧，接触骨面。将钻头垂直指向骨面，启动慢速手机，提高钻速并向骨面轻微施压，然后略微撤回钻头，重复这个动作，直到有一个"穿透感"，说明钻头已经进入松质骨。也可以通过进入骨内的钻头长度判断是否穿透皮质骨。在行下颌前牙区骨内注射麻醉时，钻头进入骨内的长度不能过深，否则可能穿透至下颌骨舌侧面。需要注意的是当钻头进入骨内后需要持续保持转动状态，否则容易出现钻头卡住或者折断。当钻孔完成后，将钻头与导向套分离，取出钻头，将导向套留在原位（图4-12b）。

临床提示：注射时可以在注射针头上套一个橡胶塞，这样在注射时橡胶塞可以压住导向套，防止注射药物溢出。行后牙骨内注射麻醉时，可将注射针头弯曲60°~80°再进入导向套，以方便注射。

将X-Tip使用的笔式注射器完全插入导向套，以每支局部麻醉药物1~2分钟的速率缓慢注射。若注射时感到轻微的阻力，可稍旋转注射针90°后再注射。如果还是不能顺利注射，需取出注射针检查是否堵塞。若发生注射针头堵塞，需更换注射器和注射针头；若注射针头通畅，可尝试再次插入导向套进行注射。若以上措施均不能解决注射问题，可能需取出导向套，更改打孔部位重新进行钻孔。注射完成后可使用止血钳取出导向套。若医生预计治疗过程中可能需要补充骨内注射麻醉，可暂留导向套不取出，直至治疗完成。

穿孔

虽然X-Tip系统在皮质骨上打孔的部位更靠近根尖区，但是整个打孔过程也比较容易，研究报道78%的病例可以轻松完成打孔[65]，其效率和Stabident系统无显著差距。

结论：大多数情况下X-Tip系统打孔很容易。

导向套的取出

取出X-Tip系统的导向套通常很容易，68%的情况下5秒内可以轻松取出[65]。值得一提的是，有12%～17%的患者在取出导向套时需要一定的时间和精力[65]。少数情况下，取导向套时会出现塑料底座和金属套管分离，导致3mm长的金属套管留在皮质骨中，此时用止血钳取出金属套管即可。

结论：X-Tip系统的导向套通常很容易取出。

Anesto系统

Anesto系统是于2010年被FDA批准用于临床的骨内注射系统，使用专用的手机钻孔，然后振动杠杆臂来注入局部麻醉药物（图4-13a）。

注射技巧

打开Anesto骨内注射针的保护盖，将注射针接在持针装置上（图4-13b），在其另一端插入局部麻醉药物瓶（图4-13c）。使用锁定旋钮，将活塞滑动到最末端，顺时针旋转锁定旋钮固定（图4-13d）。拉开手机的保持套筒，插入已接好局部麻醉药物瓶的持针装置（图4-13e）。将手机连接电机。按压换针器按压钮，将带有保护帽的注射针插入换针器，取出注射针保护帽（图4-13f）。

选择穿孔部位并进行局部麻醉，将针头刺透黏膜抵至骨面，轻踩脚踏开始钻孔。钻孔时对皮质骨施加稳定的压力，以利于钻孔进行。通常情况下钻孔可以在2～5秒内完成，少数情况下需要更长时间。打孔完成后停止电机转动，逆时针旋转锁定旋钮，手指按压杠杆臂以注入局部麻醉药物。如果无法按压杠杆臂、不能注射局部麻醉药物时，再次启动电机旋转注射针头，然后再尝试注射。如果仍然不能注射，启动电机后取出注射针头，更换注射针头及局部麻醉药物瓶，更改打孔位点再次打孔注射。注射完成后启动电机，在注射针头旋转时后退取出手机。

由于Anesto系统不能手动弯曲注射针头，因而在行磨牙区域骨内注射麻醉时可能会比较困难。

Comfort Control Syringe系统

Comfort Control Syringe系统是电动局部麻醉输注系统，机器内预设5种不同的注射程序（图4-14）。此系统最主要的缺点是在某些情况下因预设程序的限制而导致局部麻醉药物溶液注射不足。目前尚没有Comfort Control Syringe系统用于临床的研究。

IntraFlow系统

IntraFlow系统是由带有自动推注给药底座的慢速手机以及钻头（注射针头）组成（图4-15）。当皮质骨打孔完成后，注射针头可将局部麻醉药物注入松质骨内。目前该设备已经停止销售。

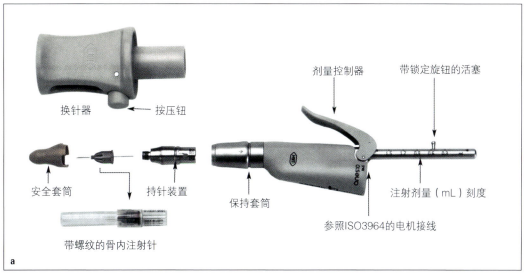

换针器　　按压钮

剂量控制器　　带锁定旋钮的活塞

安全套筒　　持针装置

保持套筒

注射剂量（mL）刻度

参照ISO3964的电机接线

带螺纹的骨内注射针

a

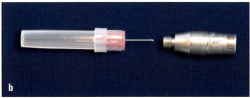

b

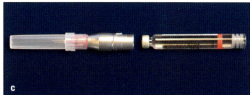

c

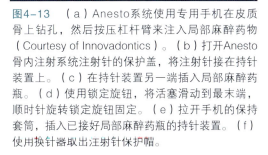

d

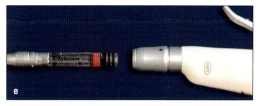

e

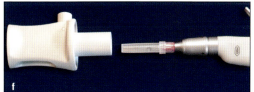

f

图4-13 （a）Anesto系统使用专用手机在皮质骨上钻孔，然后按压杠杆臂来注入局部麻醉药物（Courtesy of Innovadontics）。（b）打开Anesto骨内注射系统注射针的保护盖，将注射针接在持针装置上。（c）在持针装置另一端插入局部麻醉药瓶。（d）使用锁定旋钮，将活塞滑动到最末端，顺时针旋转锁定旋钮固定。（e）拉开手机的保持套筒，插入已接好局部麻醉药瓶的持针装置。（f）使用换针器取出注射针保护帽。

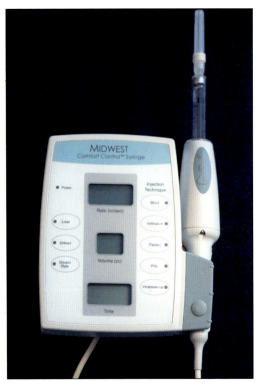

图4-14　Comfort Control Syringe系统是电动局部麻醉输注系统，机器内预设5种不同的注射程序。

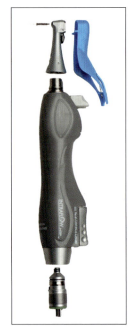

图4-15　IntraFlow骨内注射系统是包含一个麻醉药物推注装置和针头或钻头的慢速手机。该设备已经停止销售（Courtesy of Pro-Dex）。

骨内注射针头

Dentsply-MPL公司开发出直接骨内注射针。但是，这种注射针较短，是否能够穿透后牙区较厚的皮质骨值得商榷。而且可以预料到使用过程中容易出现针头弯曲或堵塞情况。

讨论

钻孔时可能损伤牙齿

理论上钻孔时不太容易损伤牙根，因为较松质骨而言，牙根硬度更大，钻孔进入牙根需要更大的压力和更长的钻孔时间。钻头在骨内打孔和牙根内打孔时的感觉也不相同。钻孔时若感到明显阻力，钻头就停止继续深入，取出钻头更换打孔位点再次打孔。钻头在牙根表面留下的表浅的小孔一般不会导致严重后果，通常能随着时间自行愈合。

结论：骨内注射在皮质骨打孔时钻入牙根需要较大的压力，因而操作小心时不太容易发生这种并发症。

对牙髓的影响

研究显示骨内注射麻醉对注射区域牙齿牙髓没有明显的不良影响[65-67]。术后随访检查患者的牙髓，均未见明显异常。

局部麻醉药物溶液自初次打孔处流出

在进行骨内注射时有时候因注射失败需要重新打孔注射，若出现注射的局部麻醉药物溶液从先前打孔部位流出，可用戴手套的手指按压住孔洞防止药液流出。

结论：*一旦麻醉药物从最初的打孔位置流出，用戴手套的手指按压住。*

下唇麻木

Stabident系统和X-Tip系统的制造商都认为进行骨内注射麻醉时不会出现下唇麻醉[68-69]。Gallatin等[65]发现，患者接受Stabident系统骨内注射麻醉后出现下唇麻木的概率是100%，而接受X-Tip系统者出现下唇麻木的概率是94%（注射位点为下颌第一磨牙远中区域、局部麻醉药物均为含1∶100000肾上腺素的2%利多卡因注射液）。Replogle等[66]和Coggins等[67]也使用Stabident系统对下颌第一磨牙进行骨内注射麻醉，注入含1∶100000肾上腺素的2%利多卡因注射液1.8mL后出现下唇麻木。下唇麻木的原因可能是注入的局部麻醉药物在松质骨内扩散并通过颏孔溢出，从而麻醉下唇，并不是直接麻醉下牙槽神经。为证实该观点，有研究者使用Stabident系统在狗下颌第一磨牙远中进行骨内注射麻醉，注入1.4mL含有显影剂的利多卡因注射液，使用CT观察，发现有大量的利多卡因注射液从下颌骨颏孔溢出（Klein U，Matamoros A，Hamilton S，Johnson N，unpublished data，2000）。因此，推测患者出现下唇麻木也可能是局部麻醉药物溶液从颏孔溢出而麻醉颏神经所致。

结论：*进行下颌第一磨牙骨内注射麻醉时，通常会伴有下唇麻木感。*

注射过程疼痛

对健康牙齿而言，研究发现，使用Stabident系统或X-Tip系统进行上颌或下颌骨内注射作为主要麻醉方式时，Coggins等[67]、Replogle等[66]和Gallatin等[65]报道，约23%的患者表示在打孔时出现中度疼痛，打孔完成后插入注射针时疼痛的比例降低至9%，最后输注麻醉药物时疼痛比例为21%。简而言之，医生应该清楚在行骨内注射麻醉时患者可能会有中度疼痛。

当使用骨内注射麻醉作为补充麻醉时，约3%的患者表示在打孔和注射针插入时有疼痛感[70-72]，并且在局部麻醉药物输注时疼痛率为17%[70-72]。

结论：*单纯使用骨内注射麻醉时，注射过程中疼痛发生率为23%；作为补充麻醉，注射时的疼痛发生率显著下降。*

钻头折断或与底座分离

使用Stabident系统或X-Tip系统时，约有1%的概率出现金属钻头与塑料底座分离[62,65-67,70-75]。可以使用止血钳取出钻头。钻头分离多发生在打孔不顺利的时候，例如皮质骨过于致密坚硬。此时，由于钻头和骨的摩擦产生大量热量，导致塑料底座轻微融化变形，从而发生钻头分离脱落。

目前尚未有钻头折断的报道[62,65-67,70-75]。如果在打孔过程中出现患者头部突然运动而导致钻头折断，可行翻瓣术后取出钻头折断部分。

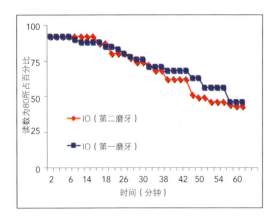

图4-16 当对第一磨牙远中部位进行骨内注射麻醉时，能够同时有效地麻醉第一、第二磨牙。

结论：钻头折断或与底座分离的情况非常少见。

最佳注射位点选择

注射部位

研究发现在大多数情况下，在牙齿的远中进行骨内注射麻醉会获得较好的麻醉效果[62,65-67,70-75]。对于上下颌第二磨牙，注射部位可选择在牙齿的近中部位。其原因是研究发现当对上下颌第一磨牙远中部位进行骨内注射麻醉时，能够同时有效地麻醉第一、第二磨牙，因此无须在第二磨牙远中进行骨内注射[62,65-67,70-75]（图4-16）。

结论：一般情况下选择牙齿的远中部位进行骨内注射麻醉。当麻醉上下颌第二磨牙时，可选择其近中部位进行注射。

附着龈或牙槽黏膜

Stabident系统和X-Tip系统都建议选择在附着龈处进行打孔。此部位皮质骨最薄，而且位于相邻两牙根之间，相对安全。由于X-Tip系统会在打孔部位使用导向套，有2项研究尝试在更靠近根尖部位的牙槽黏膜上进行打孔，并获得成功[65,76]。X-Tip系统优于Stabident系统的地方在于该系统穿孔位点可以选择在更靠近根尖部位的非附着龈上。若在牙槽黏膜上使用Stabident系统进行骨内注射，容易出现注射针无法进入打孔位点的情况。当需要在牙槽黏膜上进行骨内注射麻醉时，建议临床医生使用X-Tip系统。例如，当患牙存在深牙周袋而导致牙槽骨吸收（图4-17a）或患牙的牙根与邻牙牙根之间间距过小（图4-17b），不利于Stabident系统在靠近龈缘部位的皮质骨上打孔，此时选择X-Tip系统在根尖区注射会更加有效。此外，若医生使用Stabident系统出现注射失败，可以考虑使用X-Tip系统在根尖区注射，容易获得满意的麻醉效果。

结论：X-Tip系统更适合于在根尖区的牙槽黏膜上注射。

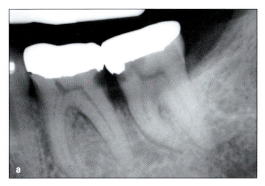 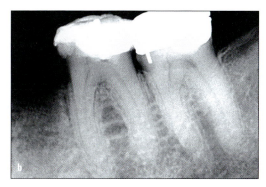

图4-17 （a）深牙周袋不利于Stabident系统在靠近龈缘部位的皮质骨上打孔。（b）患牙与邻牙牙根间隙过小，不利于Stabident系统打孔。

图4-18 使用不同系统行骨内注射麻醉后下颌第一磨牙麻醉成功率。根据持续60分钟以上对连续两次最大强度（读数为80）的EPT刺激无反应进行结果判定。结果显示，两种系统在麻醉效果上无显著差异（经许可转载于Gallatin等[65]）。

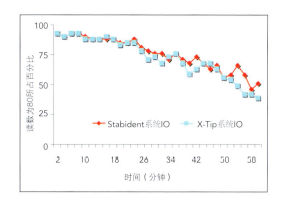

注射含肾上腺素的利多卡因

　　Coggins等[67]使用含1：100000肾上腺素的2%利多卡因注射液进行骨内注射麻醉，统计成功率如下：上颌第一磨牙93%、上颌侧切牙90%、下颌第一磨牙75%，以及下颌侧切牙78%。Replogle[66]对下颌第一磨牙进行骨内注射利多卡因注射液，获得相似的成功率。Gallatin[65]使用Stabident系统和X-Tip系统以及同样的局部麻醉药物对下颌第一磨牙进行骨内注射麻醉，获得更高的成功率（93%）。Gallatin成功率高于其他人的原因可能是Coggins和Replogle在统计时将注射过程中因压力导致局部麻醉药物溶液回流入口腔这种情况归类于注射失败。比较单纯牙周韧带注射麻醉和单纯骨内注射麻醉，会发现后者在麻醉成功率和麻醉持续时间上优于前者（图4-6和图4-18）。Gallatin观察到Stabident系统和X-Tip系统在麻醉效果上无显著差异（图4-18）。Chamberlain[77]在牙体修复治疗使用Stabident系统进行骨内注射麻醉，有95%的患者获得满意的麻醉效果。Sixou和Barbosa-Rogier[78]发现，骨内注射麻醉在儿童和青少年患者中的成功率达到92%。

　　结论：对下颌第一磨牙进行单纯骨内注射麻醉的成功率很高（93%）。

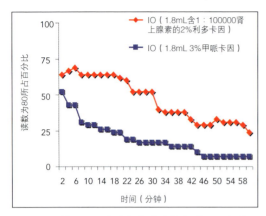

图4-19　使用不同麻药行骨内注射麻醉后下颌第一磨牙麻醉成功率。根据持续60分钟以上对连续两次最大强度（读数为80）的EPT刺激无反应进行结果判定。结果显示，甲哌卡因的麻醉效果不佳（经许可转载于Replogle等[66]）。

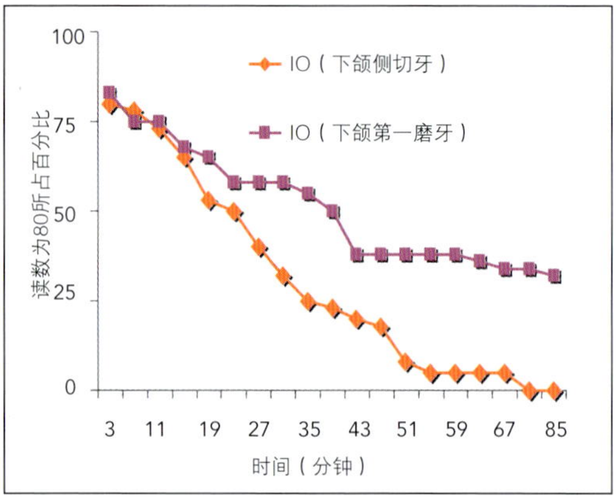

图4-20　使用1.8mL含1∶100000肾上腺素的2%利多卡因行骨内注射麻醉后下颌第一磨牙、侧切牙麻醉成功率。根据持续60分钟以上对连续两次最大强度（读数为80）的EPT刺激无反应进行结果判定。结果显示，下颌侧切牙麻醉效果下降更迅速（经许可转载于Coggins等[67]）。

骨内注射甲哌卡因的麻醉成功率

　　Replogle等[66]分别使用1.8mL 3%甲哌卡因和1.8mL含1∶100000肾上腺素的2%利多卡因行下颌第一磨牙骨内注射麻醉，发现前者麻醉成功率为45%，后者为74%（图4-19）。研究说明进行骨内注射麻醉时，含1∶100000肾上腺素的2%利多卡因注射液优于3%甲哌卡因注射液。

　　结论：使用3%甲哌卡因注射液进行单纯骨内注射麻醉时成功率较低，为45%。

单纯骨内注射法麻醉效果持续时间

　　当对下颌第一磨牙进行骨内注射麻醉，注射含有血管收缩剂的局部麻醉药物溶液后，牙髓麻醉的效果在麻醉起效后60分钟内逐渐减弱[65-67]（图4-18）。在麻醉起效后的前20~30分钟可以进行临床操作。若使用同样的注射方式对下颌侧切牙进行骨

内注射麻醉，发现牙髓麻醉效果下降更为迅速（图4-20）。选择不同局部麻醉药物的麻醉效果也不一样。研究发现使用3%甲哌卡因注射液或含有低浓度血管收缩剂的局部麻醉药物（例如，含1∶200000肾上腺素的1.5%依替卡因），获得牙髓麻醉持续时间都短于使用含1∶100000肾上腺素的2%利多卡因（图4-19）。总而言之，单纯使用骨内注射麻醉最主要的缺点是能提供的用于临床操作的牙髓麻醉时间只有20~30分钟。

　　结论：单纯骨内注射含1∶100000肾上腺素的2%利多卡因注射液，牙髓麻醉持续时间为20~30分钟。使用3%甲哌卡因时麻醉持续时间更短。

IANB注射后补充进行骨内注射麻醉

　　研究发现在进行IANB注射后补充进行

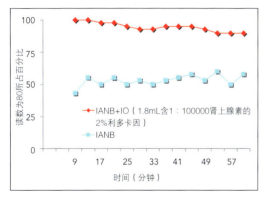

图4-21 行IANB注射后补充骨内注射的下颌第一磨牙麻醉成功率。根据持续60分钟以上对连续两次最大强度（读数为80）的EPT刺激无反应进行结果判定。结果显示，该麻醉法不仅麻醉成功率高而且麻醉起效快，牙髓麻醉持续时间约60分钟（经许可转载于Dunbar等[68]）。

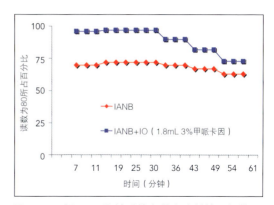

图4-22 行IANB注射后补充骨内注射的下颌第一磨牙麻醉成功率。根据持续60分钟以上对连续两次最大强度（读数为80）的EPT刺激无反应进行结果判定。结果显示，补充注射3%甲哌卡因，牙髓麻醉持续时间约30分钟（经许可转载于Gallatin等[73]）。

骨内注射麻醉，注入1.8mL含1：100000肾上腺素的2%利多卡因注射液，不仅麻醉成功率高，而且麻醉起效快，牙髓麻醉持续时间约60分钟[70]（图4-21）。这种麻醉法不仅起效快，而且持续时间长，对于临床医生而言非常重要。

临床提示：进行这种麻醉方法时，医生最好等患者出现下唇麻木后再进行骨内注射麻醉。若未出现下唇麻木，说明IANB注射麻醉失败，此时行骨内注射麻醉不仅麻醉效果差，而且持续时间短[65-67]。

结论：进行IANB注射后补充骨内注射麻醉，不仅麻醉成功率高而且麻醉起效快，牙髓麻醉持续时间约60分钟。

麻醉起效时间

IANB注射后补充骨内注射，通常注射后即刻起效[62,65-67,70-75,78]。因此，医生在行该麻醉注射法后无须等待麻醉起效，可立即进行临床操作。

麻醉持续时间

对无症状的牙齿进行IANB注射后补充进行骨内注射麻醉，注射整支含血管收缩剂的局部麻醉药物后牙髓麻醉持续时间约60分钟[70,73-74]（图4-21）。

若补充进行骨内注射麻醉，注射1/2支含1：100000肾上腺素的2%利多卡因注射液，获得牙髓麻醉时间短于前者[71]；若补充注射3%甲哌卡因注射液，获得牙髓麻醉持续时间约为30分钟[75]（图4-22）。

总而言之，进行IANB注射后补充进行骨内注射麻醉，注入一整支含血管收缩剂的局部麻醉药物后能够获得迅速起效且持续时间长达60分钟的牙髓麻醉。

结论：进行IANB注射后补充进行骨内注射麻醉，当注入一整支含1：100000肾上腺素的2%利多卡因注射液后能够获得持续60分钟的牙髓麻醉。若补充注射的局部麻醉药物是3%甲哌卡因注射液时，麻醉时间缩短至30分钟。

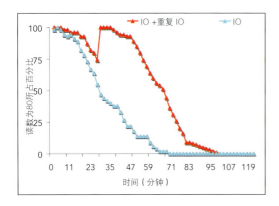

图4-23 行骨内注射麻醉后30分钟重复进行骨内注射的下颌第一磨牙麻醉成功率：使用1.4mL含1∶100000肾上腺素的2%利多卡因。根据持续120分钟以上对连续两次最大强度（读数为80）的EPT刺激无反应进行结果判定。结果显示，重复的骨内注射麻醉能够延长牙髓麻醉时间15～20分钟。

用于牙拔除术

Prohić[81]在进行下颌磨牙拔除术时，发现单独进行IANB注射含肾上腺素的2%利多卡因，麻醉成功率为74%；若行IANB注射后补充骨内注射麻醉，成功率上升至95%。

结论：拟实施拔牙术时，可补充进行骨内注射麻醉，提高麻醉成功率。

骨内注射麻醉的关键

骨内注射麻醉成功的关键是局部麻醉药物溶液在松质骨内的流动扩散。若局部麻醉药物溶液从打孔部位流出至口腔，注射就失败了。此时只能重新打孔或选择其他注射部位打孔，才能保证注射液能进入松质骨。

不到10%的患者由于其颌骨的松质骨范围局限，导致注入松质骨内的局部麻醉药物扩散受限，不能广泛扩散至根尖部位的骨质[62,65–67,70–75,80]。因此，即使将局部麻醉药物注入至松质骨，也不会得到良好的麻醉效果。

结论：骨内注射麻醉需要局部麻醉药物在松质骨内扩散才能起效。

重复进行骨内注射麻醉

Jensen等[82]研究发现在第一次骨内注射麻醉（1.4mL含1∶100000肾上腺素的2%利多卡因注射液）后30分钟，再次进行相同的骨内注射麻醉，能够延长牙髓麻醉时间15～20分钟，基本上和第一次麻醉持续时间相同（图4-23）。

Reitz等[83]在麻醉下颌第二磨牙时，先进行IANB注射及骨内注射麻醉，30分钟后重复进行骨内注射麻醉，注入1/2支含1∶100000肾上腺素的2%利多卡因注射液，发现重复进行骨内注射麻醉并不能延长牙髓麻醉时间。显然重复注射1/2支局部麻醉药物，其效果远不如注射一整支或1.4mL局部麻醉药物。

结论：在初次骨内注射麻醉后30分钟时重复进行骨内注射麻醉，注入1.4mL含1∶100000肾上腺素的2%利多卡因注射液，能够延长牙髓麻醉时间15～20分钟。

骨内注射麻醉对全身系统影响

心率

很多研究发现当使用Stabident系统或X-Tip系统进行骨内注射麻醉，注入含有肾上腺素及

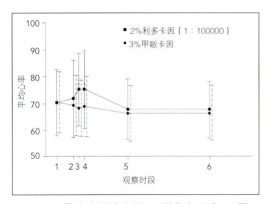

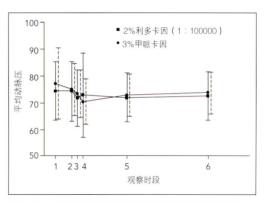

图4-24　骨内注射法注射2%利多卡因或3%甲哌卡因对患者心率的影响。使用利多卡因时在第3阶段和第4阶段会出现心率显著变化。多数患者心率在4分钟（第5阶段）内恢复正常（经许可转载于Replogle等[84]）。

图4-25　骨内注射法注射2%利多卡因或3%甲哌卡因对患者平均动脉压的影响。两种注射液无显著差距（经许可转载于Replogle等[84]）。

左旋异肾上腺素的局部麻醉药物时，患者会感觉到短暂的（占整个注射用时的46%～93%）心跳加快[65,67,70-76,80,84]。Replogle[84]使用Stabident系统注射1.8mL含1∶100000肾上腺素的2%利多卡因注射液，注射过程中使用心电监护，发现67%的患者出现，心率增高的情况，平均每分钟心率增加28次。在相同的注射条件下，Chamberlain[77]发现心率增高的程度为每分钟增加12次。Guglielmo等[73]报道使用Stabident系统补充注射含1∶100000肾上腺素的2%利多卡因注射液或含1∶20000左旋异肾上腺素的2%甲哌卡因注射液，80%的患者心率平均每分钟增加23～24次（脉动血氧计记录）。Stabile等[74]报道使用Stabident系统补充注射1.8mL含1∶200000肾上腺素的1.5%依替卡因注射液，90%的患者其心率平均每分钟增加32次（脉动血氧计记录）。Bigby等[80]注射含1∶100000肾上腺素的4%阿替卡因注射液，发现心率平均每分钟增加32次。

Wood等[85]发现，在上颌前牙区局部浸润注射1.8mL含肾上腺素的2%利多卡因注射液不会引起心率加快，但骨内注射麻醉会出现暂时性心率加快。Verma等[86]发现，96%的人在骨内注射麻醉后心率会增加。Zarei等[87]在骨内注射麻醉后也会有短时间的心率增加（每分钟9～10次）。

　　所有的研究都发现注射完成后大多数患者心率都在4分钟内恢复至正常值（图4-24）。以上研究说明使用Stabident系统或X-Tip系统进行骨内注射含有血管收缩剂的局部麻醉药物，会出现暂时性心率加快。通过骨内注射法注射含1∶100000肾上腺素的2%利多卡因注射液，对患者的收缩压、舒张压，以及平均动脉压都不会有明显影响[77-84]（图4-25）。

　　结论：使用Stabident系统或X-Tip系统进行骨内注射含有血管收缩剂的局部麻醉药物，会出现暂时性心率加快。

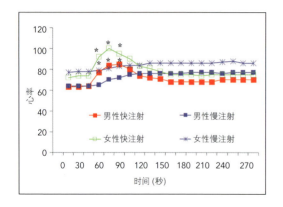

图4-26 使用CompuDent CCLAD进行不同速率的骨内注射，结果显示慢速注射时患者心率加快的速度显著降低（经许可转载于Susi等[88]）。

缓慢注射局部麻醉药物以减缓心率加快速度

使用CompuDent CCLAD进行快速（每支局部麻醉药物注射时间为45秒）骨内注射含1：100000肾上腺素的2%利多卡因注射液，平均心率每分钟加快25次；若使用慢速（每支局部麻醉药物注射时间为4分钟45秒），心率加快速度显著降至每分钟10~12次[88]（图4-26）。

结论：骨内注射麻醉时进行慢注射，患者心率加快的情况会得到有效改善。

心率加快的临床意义

尽管使用Stabident系统或X-Tip系统进行骨内注射含有肾上腺素的2%利多卡因会出现暂时性心率加快，但对于大多数健康的患者没有明显的临床意义[84]。心率加快的程度和持续时间都小于日常推荐的有氧健身运动的强度（例如，25岁青年，保持心率在每分钟136~166次，持续20分钟）[84]。但是，注射前应告知患者可能出现心率加快的情况，减少患者的紧张情绪。

结论：骨内注射麻醉时引起的暂时性心率加快的情况，对于健康人群而言是无须顾虑的。

肾上腺素敏感性

在使用含有肾上腺素的局部麻醉药物行局部浸润麻醉和神经阻滞麻醉时，有些患者会出现对肾上腺素反应过度的情况。因患者过度关注这种心跳加快引起的不适感觉，进而引起医生的关注。尽管肾上腺素带来的不良反应是暂时性的，但是某些敏感的患者会拒绝继续注射，甚至宣称出现过敏反应。由于骨内注射含肾上腺素的局部麻醉药物比局部浸润麻醉或神经阻滞麻醉更容易引起心率加快，通常建议对肾上腺素敏感患者使用不含肾上腺素的3%甲哌卡因注射液。

结论：对肾上腺素敏感患者可使用不含肾上腺素的3%甲哌卡因注射液进行麻醉。

使用血管收缩剂的禁忌证

当患者患有甲状腺功能亢进且未控制，或患有嗜铬细胞瘤时，进行骨内注射麻醉不能注射含有血管收缩剂的局部麻醉药物[89]。此外Malamed等[89]还建议当患者血压过高（收缩压高于200mmHg，或者舒张压高于115mmHg）、心律失常、不稳定型心绞痛，或严重心血管疾病时，忌用血管收缩剂。这些条件也是常规牙科治疗的禁忌证。因此，对于患者而言，是否禁忌使用肾上腺素或左旋异肾上腺素并不是关键，安全的牙科治疗才是关键。

结论：患者的自身状况决定能否接受常规牙科治疗。

全身用药和血管收缩剂

请回顾第1章关于血管收缩剂与全身用药的关系的讨论。一般来说，为了减少肾上腺素与其他药物发生相互反应，推荐的注射方式是小剂量缓慢注射。由于骨内注射法在注射时受到很多限制，在患者已经接受某些药物治疗的情况下，建议进行骨内注射麻醉时注射不含肾上腺素的局部麻醉药物，例如3%甲哌卡因。

结论：患者接受某些全身用药时行骨内注射麻醉，一般建议注射不含肾上腺素的3%甲哌卡因注射液。

骨内注射甲哌卡因

研究发现当使用骨内注射法注射3%甲哌卡因后，心率不会出现显著上升[75,84]。因此对于那些不能使用肾上腺素或左旋异肾上腺素的患者，补充骨内注射时可以使用3%甲哌卡因[75,84]。

结论：对于那些不能使用肾上腺素或左旋异肾上腺素的患者，补充骨内注射时可以使用3%甲哌卡因。

长效麻醉药

为了延长麻醉持续时间，可使用长效麻醉药。布比卡因（商品名麻卡因）作为长效麻醉药只适用于下牙槽神经阻滞麻醉。用于骨内注射麻醉及局部浸润麻醉时，长效麻醉药失去了其作用时间长的特点[74,79,90-91]。需要注意的是布比卡因具有心脏毒性[92]，而且当用于骨内注射麻醉时其麻醉效果、持续时间和对心率的影响和含肾上腺素的2%利多卡因基本相同。因此，和利多卡因相比，布比卡因没有优势。

结论：当用于骨内注射麻醉时，长效麻醉药（布比卡因）跟含1：100000肾上腺素的2%利多卡因相比没有明显优势。

利多卡因的血药浓度

有学者提出通过骨内注射过多的局部麻醉药物会导致过量反应[93]。Wood等[85]分别在患者上颌前牙区进行骨内注射麻醉和局部浸润麻醉，发现在注射1.8mL含1：100000肾上腺素的2%利多卡因注射液后，两种注射方法检测到的静脉血药浓度基本相似（图4-27）。骨内注射法在注射后初期，由于血管收缩、心率加快而出现短暂的血药浓度上升，随后血药浓度逐渐下降，其下降程度与局部浸润注射法基本相同。因此，骨内注射技术也不属于血管内注射。此外，若骨内注射麻醉为血管内注射，没有或者只有轻微的麻醉效果，因为局部麻醉药物进入体循环后被血液带走，不会麻醉牙髓。显然临床应用和实验研究均已证明骨内注射麻醉的有效性[64-67,70-75,79-80]。骨内注射麻醉使用利多卡因的最大剂量和局部浸润麻醉可使用的最大剂量相同。

结论：骨内注射麻醉注射利多卡因后血药浓度和局部浸润麻醉相同。

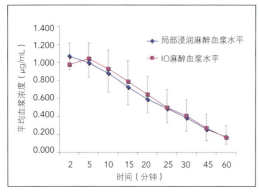

图4-27　骨内注射麻醉和局部浸润麻醉法注射利多卡因后血浆浓度无显著差异（经许可转载于Wood等[85]）。

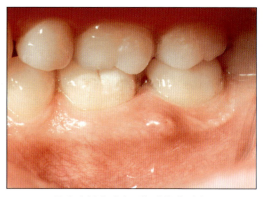

图4-28　骨内注射麻醉术后打孔位点肿胀。

术后不良反应

不适感

当使用Stabident系统进行单纯骨内注射麻醉或补充麻醉时，约有12%的患者表示注射后有中度疼痛[66-67,71,73,94]。出现疼痛的比例低于牙周韧带注射麻醉（31%～87%的患者表示中度疼痛）[20-21]。

Gallatin等[94]发现，接受骨内注射麻醉的男性患者中，使用X-Tip系统出现术后疼痛的概率明显高于使用Stabident系统。分析原因可能是X-Tip系统在颌骨上打孔的直径大于Stabident系统，而男性患者下颌磨牙区皮质骨更加致密、矿化度更高，因而打孔时产生更多的摩擦热量。

结论：骨内注射麻醉术后有大约12%的患者出现中度疼痛，低于牙周韧带注射麻醉术后疼痛的比例。

术后并发症

使用Stabident系统进行骨内注射麻醉

术后有不到5%的患者出现打孔位点肿胀或有分泌物出现[66-67,71,73,94]（图4-28）。Gallatin等[94]发现，X-Tip系统出现术后肿胀的概率略高于Stabident系统。两种系统都有可能出现数周的术后肿胀和分泌物，但都能随着时间自行愈合[66-67,71,73,94]。出现这些术后反应的原因可能是在加压打孔时产生的大量热量所致。在过去的10年，曾有医生报道在进行牙内科治疗时常规使用骨内注射麻醉，会有极小的概率出现打孔位点不愈合、需要进行创面搔刮治疗。近期Woodmansey等[95]报道一例怀疑是继发于骨内注射麻醉术后出现的骨坏死，但无法确定是否为骨内注射打孔所致。实际上此案例是由一名不熟练的牙科学生使用X-Tip系统进行骨内注射麻醉，打孔时出现钻头折断所致。从该报道提供的照片来看打孔位点偏离于理想打孔位点的冠方。钻头折断后，术者行翻瓣术并去除部分骨质。术后随访发现该患者恢复较差，而且恢复期漫长，最终第一磨牙和第二磨牙也被拔除。该患者为HIV阳性患者，而且一直在进行药物治疗。患者的自身状况可能影响了骨的愈合。在那些设计严谨、操作者经验丰富的情况下进行的研究，均未出现骨坏死的情况[66-67,71,73,94]。

无论是使用Stabident系统还是X-Tip系统进行骨内注射麻醉，都有5%～15%的患者表示注射后数日内出现咬合时自觉患牙"浮起"的感觉[66-67,71,73,94]。这种感觉最有可能是来源于打孔术后的疼痛或打孔部位骨的感染所致。骨内注射麻醉术后出现的不适感要少于牙周韧带注射麻醉术后不适感（疼痛发生率为37%）[20-21]。

结论：不到5%的患者会出现骨内注射麻醉后注射点肿胀或渗出。通常可随时间自行愈合。

安全预防措施

当龋损患牙出现疼痛、根尖暗影，或者有蜂窝织炎、脓肿形成时，骨内注射麻醉会产生强烈的疼痛，而且麻醉效果不佳，不建议使用。

尽管目前没有相关研究，患者患有双膦酸盐相关颌骨坏死时，一般也不建议使用骨内注射麻醉。

结语

以上关于补充麻醉技术的研究和经验总结对于临床医生而言非常有意义。很多研究进展都是最近几年完成的。补充注射麻醉有助于医生获得满意的牙髓麻醉效果。

我们应该积极尝试新思想，但在采用新方法时要谨慎，因为新方法缺少充分的研究来支持它们。记住：永远不要穿着新鞋跑马拉松，否则你会冒着"磨脚"折磨的风险。

5

常规修复治疗的临床提示
Clinical Tips for Management of
Routine Restorative Procedures

阅读本章后，读者应该掌握：
- 如何成功麻醉下颌磨牙、前磨牙和前牙。
- 如何成功麻醉上颌磨牙、前磨牙和前牙。

本书各章节已经概述了大量有关牙髓麻醉的信息。现在你已经复习了这些信息，或许你有和迈阿密热火队主教练Pat Riley一样的想法（2008年2月27日）："我感觉像一只游荡在人群里的蚊子，我知道该做什么，但是不知道从哪里开始。"

基于我们已经概述的牙髓麻醉的研究，我们给出了相关建议和要求。所有使用牙髓电活力测试（EPT）或冷刺激测试牙髓麻醉的研究都可以在牙科诊室内重复操作。通过冷测法，医生可以明确每名患者有关麻醉效果的问题，如起效缓慢、麻醉失败、持续时间短等。

我们应该意识到，当我们讨论麻醉效果的时候，那是在讨论大多数患者，这很重要。总有患者出现例外情况。一些患者在口腔所有治疗中达到麻醉效果都很容易，而有一些患者则需要补充辅助技术来达到麻醉效果。我们可以通过牙髓活力测试区分这两类患者。

我们希望获得最好的牙髓麻醉效果。对大多数充填修复治疗，牙周韧带麻醉和骨内麻醉作为主要麻醉时，不能提供足够的牙髓麻醉效果或麻醉持续时间。它们的麻醉持续时间太短。因此，这些技术都应该作为辅助麻醉使用。以往的建议都是基于使用非常少量的麻醉药做出的。使用最小剂量很重要，因此表中列出了达到充分牙髓麻醉效果的合理剂量，这些剂量都在最大剂量范围内（表1–1）。因大多数充填治疗操作时间的限制，我们认为牙髓麻醉效果需要持续45～60分钟。假设治疗中使用橡皮障夹，颊侧和舌侧软组织也都需要麻醉。显然，其他的麻醉方案也可能成功。但是，我们的目的是概述在大多数情况下对大多数患者起效的那些技术。

但是，总会存在奇泽姆效应（Chisholm Effect）：当我们推荐了我们确信会获得每个人都认可的麻醉方案时，总有人会不喜欢。

医生在做与局部麻醉有关的决定时，应该综合考虑自己的最佳专业判断与患者的个体需求。

下颌麻醉

第一磨牙

如图5-1所示下颌第一磨牙的麻醉规则。

使用表面麻醉至少60秒。缓慢推注含1∶100000肾上腺素的2%利多卡因进行下牙槽神经阻滞麻醉（IANB）。缓慢推注（至少60秒）可以减少疼痛，提高成功率[1]。此外，两步法注射技术也可以作为一种选择[2]。使用CompuDent（Milestone Scientific）计算机控制的局部麻醉药物注射系统（CCLAD）——以前被称之为魔杖（Wand），也能减少注射疼痛[3-7]。再增加1支含1∶100000肾上腺素的2%利多卡因以减少麻醉失败的风险。加上颊神经阻滞麻醉（1/4～1/2支含1∶100000肾上腺素的2%利多卡因），等候10分钟至牙髓麻醉（表2-2），检查唇部是否麻木，如果未起效，再等几分钟。如果无麻木出现，再次进行下牙槽神经阻滞麻醉。一旦唇部麻木（在下颌，成功的补充麻醉注射需要软组织麻醉），冷测牙齿，如果无反应，开始治疗过程。如果患者感到冷，使用补充麻醉。下颌第一磨牙麻醉约有23%的失败率（表2-1），一些患者牙髓麻醉起效慢，也可以再等待几分钟后进行冷测（下颌第一磨牙发生率为14%）（表2-2）。值得注意的是，

如果已经出现下唇麻木，再次行下牙槽神经阻滞麻醉不能增加牙髓麻醉的效果。

何时需要补充麻醉？

对无症状患者使用阿替卡因肾上腺素进行下牙槽神经阻滞麻醉可以增加下颌第一磨牙的麻醉效果[8-9]，也可以使用1支含1∶100000肾上腺素的4%阿替卡因在下颌第一磨牙进行颊侧浸润麻醉，等待5分钟（阿替卡因颊侧浸润大约需要5分钟时间产生牙髓麻醉）[10]，冷测，如果无反应，开始治疗过程。牙髓麻醉效果应该持续大约60分钟[8]。这一麻醉方案应该对大多数下颌第一磨牙有效。如果患者在治疗后期感到疼痛，可使用1.8mL含1∶100000肾上腺素的4%阿替卡因重复颊侧浸润麻醉[11]。

在颊侧使用含1∶100000肾上腺素的4%阿替卡因浸润麻醉后仍然冷测有反应的情况少见。出现这种情况时，最好使用1.8mL 3%甲哌卡因在第一磨牙远中进行骨内注射。此建议不是基于心血管风险与含血管收缩剂的麻醉药有关，而是基于3%甲哌卡因非常有效且不增加心脏风险的临床研究[12-13]，少数患者可能在使用含肾上腺素的麻醉药物后出现心率过快，在修复治疗开始前患者需要平静一段时间，否则会导致操作困难或浪费时间。但是，许多医生也会使用含1∶100000肾上腺素的2%利多卡因做骨内麻醉。可能每一个临床医生都想试验一下哪一种麻醉药（3%甲哌卡因或含肾上腺素的2%利多卡因）效果更好。学会骨内注射技术后，可以使用1.8mL含1∶100000肾上腺素的2%利多卡因进行麻醉，再次冷测牙

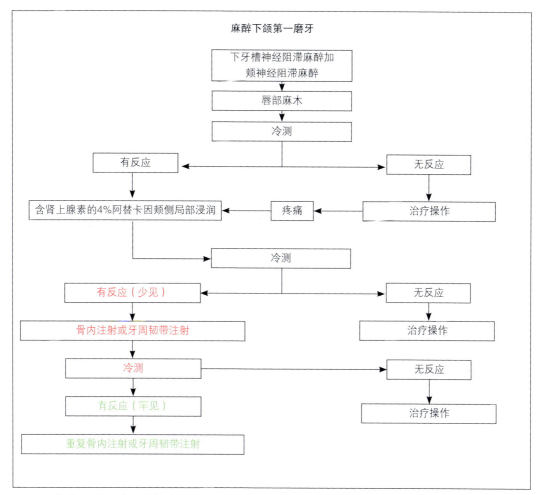

图5-1　麻醉下颌第一磨牙的规则。红色：少见；绿色：罕见。

齿，如果无反应，并始治疗过程。使用3%甲哌卡因时牙髓麻醉效果能持续大约30分钟，使用含1∶100000肾上腺素的2%利多卡因能持续60分钟[14-15]，如果使用3%甲哌卡因，30分钟后可能需要重复骨内注射。

　　在极少数情况下，初次进行骨内注射后患牙对冷测仍然有反应，需再次使用

1.8mL 3%甲哌卡因或含1∶100000肾上腺素的2%利多卡因进行骨内注射。使用麻醉药不同，牙髓麻醉可以持续30～60分钟。如果治疗期间患者感觉疼痛，重复进行骨内麻醉[16]。记住，可能是下牙槽神经阻滞麻醉效果消退了。如果补充骨内注射效果不好，可以再次行下牙槽神经阻滞麻醉。

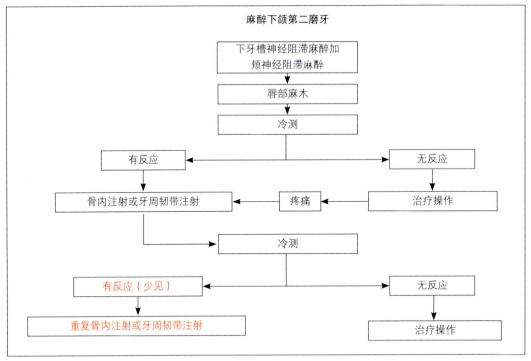

图5-2 麻醉下颌第二磨牙的规则。红色：少见。

其他的补充麻醉方法

尽管效果可能不如骨内麻醉，但仍然可以使用含1：100000肾上腺素的2%利多卡因在牙齿的近中和远中进行牙周韧带麻醉。使用普通的3%甲哌卡因进行牙周韧带麻醉无效[17]。冷测牙齿，如果无反应，开始治疗过程；如果有反应，重复行牙周韧带麻醉。记住，牙周韧带麻醉效果可能仅持续10～20分钟，因此可能需要重复注射。

如果患者要求减少软组织麻木感，可以使用甲磺酸酚妥拉明（OraVerse）在初始麻醉相同部位，使用相同的注射技术（仅用于下牙槽神经阻滞麻醉和阿替卡因局部浸润麻醉），同时也使用相同的比例（1：1）进行注射[18]。

第二磨牙

下颌第二磨牙的麻醉规则如图5-2所示。

使用表面麻醉至少60秒。缓慢推注含1：100000肾上腺素的2%利多卡因进行下牙槽神经阻滞麻醉（IANB）。缓慢推注（60秒）可以减少疼痛，提高成功率[1]。两步法注射技术也可以作为一种选择[2]。使用CompuDent CCLAD也能减少注射疼痛[3-7]。再增加1支含1：100000肾上腺素的2%利多卡因以减少麻醉失败的风险。加上颊神经阻滞麻醉（1/4～1/2支含1：100000肾上腺素的2%利多卡因）。等候6分钟至牙髓麻醉（表2-2）。检查唇部是否麻木，如果未起效，再等几分钟。如果无麻木出现，再次进行IANB。一旦唇部麻木（在下颌，成功地补充麻醉注射需要软组织麻醉），冷测牙齿，如果无反应，开始治疗过程。如果患者感到冷，使用补充麻醉。下颌第二磨牙麻醉约有17%的失败率（表2-1），一些患者牙髓麻醉起效慢，你可以再等几分钟后进行冷测试（下颌第二磨牙发生率为12%）（表2-2）。

何时需要补充麻醉?

因为对下颌第二磨牙使用含肾上腺素的4%阿替卡因颊侧浸润不能完全产生牙髓麻醉，最好使用骨内麻醉或牙周韧带麻醉进行补充麻醉。

骨内麻醉时使用1.8mL 3%甲哌卡因或含1∶100000肾上腺素的2%利多卡因在下颌第二磨牙的近中注射。冷测牙齿，如果无反应，开始治疗过程。这一方案在大多数情况下对下颌第二磨牙有效。少数情况下，如果患牙冷测有反应，重复使用1.8mL 3%甲哌卡因或含1∶100000肾上腺素的2%利多卡因进行骨内注射。如果在接下来的治疗操作中患者有痛感，重复骨内注射[16]。

其他的补充麻醉方法

尽管效果可能不如骨内麻醉，但仍然可以使用含1∶100000肾上腺素的2%利多卡因在牙齿的近中和远中进行牙周韧带麻醉。重复冷测牙齿，如果无反应，进行治疗；如果有反应，重复行牙周韧带注射。记住，牙周韧带麻醉效果可能仅持续10～20分钟，因此可能需要重复注射。

如果患者要求减少软组织麻木感，可以使用甲磺酸酚妥拉明（OraVerse）以同样的比例（1∶1）在下牙槽神经阻滞麻醉注射位点注射[18]。

第一、第二前磨牙

下颌第一、第二前磨牙的麻醉规则如图5-3所示。

使用表面麻醉至少60秒。缓慢推注含1∶100000肾上腺素的2%利多卡因进行下牙槽神经阻滞麻醉（IANB）。缓慢推注（至少60秒）可以减少疼痛，提高成功率[1]。两步法注射技术也可以作为一种选择[2]。使用CompuDent CCLAD也能减少注射疼痛[3-7]。再增加1支含1∶100000肾上腺素的2%利多卡因以减少麻醉失败的风险。等候10分钟至牙髓麻醉（表2-2）。检查嘴唇是否麻木，如果未起效，再等几分钟。如果无麻木出现，再次进行下牙槽神经阻滞麻醉。一旦唇部麻木（在下颌，成功地补充麻醉注射需要软组织麻醉），冷测牙齿，如果无反应，开始治疗过程；如果患者感到冷，使用补充麻醉。前磨牙麻醉有19%～21%的失败率（表2-1）。一些患者牙髓麻醉起效慢，也可以再等待几分钟然后进行冷测（第一、第二前磨牙发生率分别19%、20%）（表2-2）。

何时需要补充麻醉?

因为阿替卡因麻醉前磨牙有效[10]，进行下牙槽神经阻滞麻醉后，补充使用局部浸润麻醉可获得前磨牙区域成功麻醉[19]，可以在治疗前磨牙时颊侧注射1.8mL含1∶100000肾上腺素的4%阿替卡因。等候

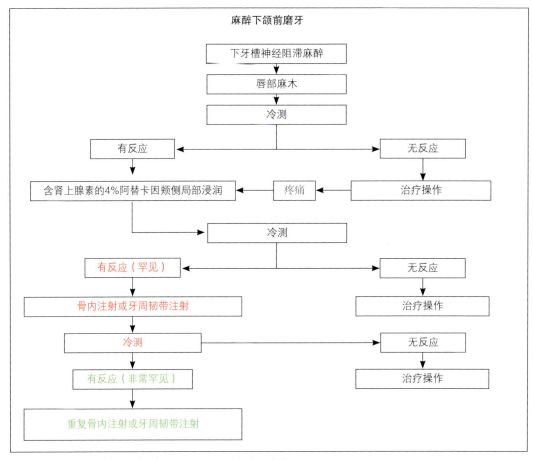

图5-3 麻醉下颌前磨牙的规则。红色：罕见；绿色：非常罕见。

5分钟（阿替卡因颊侧浸润大约需要5分钟使牙髓麻醉）[10]，重复冷测牙齿，如果无反应，开始治疗过程。在大多数情况下，使用此方案麻醉前磨牙有效。如果在接下来的治疗操作中患者有痛感，重复注射含1：100000肾上腺素的4%阿替卡因[11]。

在极少数情况下，牙齿冷测有反应，最好使用1.8mL 3%甲哌卡因在前磨牙远中行骨内注射。如果进针点在附着龈上，在前磨牙的注射很安全。重复冷测牙齿，如果无反应，开始治疗过程。如果患牙冷测有反应，重复使用1.8mL 3%甲哌卡因进行骨内

注射。如果在接下来的治疗操作中患者有痛感，重复骨内注射[16]。

其他的补充麻醉方法

尽管效果可能不如骨内麻醉，仍然可以使用含1：100000肾上腺素的2%利多卡因在前磨牙的近中和远中进行牙周韧带麻醉。使用普通的3%甲哌卡因进行牙周韧带麻醉无效[17]。再次冷测牙齿，如果无反应，开始治疗过程；如果有反应，重复牙周韧带麻醉。

如果患者要求减少软组织麻木感，可

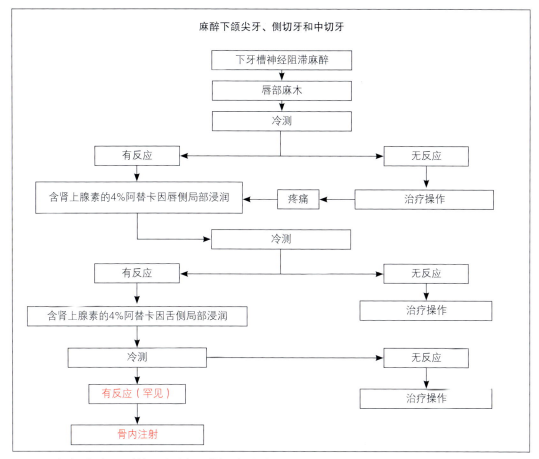

麻醉下颌尖牙、侧切牙和中切牙

下牙槽神经阻滞麻醉
↓
唇部麻木
↓
冷测
↓
有反应 / 无反应
↓
含肾上腺素的4%阿替卡因唇侧局部浸润 ← 疼痛 ← 治疗操作
↓
冷测
↓
有反应 / 无反应 → 治疗操作
↓
含肾上腺素的4%阿替卡因舌侧局部浸润
↓
冷测 → 无反应 → 治疗操作
↓
有反应（罕见）
↓
骨内注射

图5-4 麻醉下颌尖牙、侧切牙和中切牙的规则。红色：罕见。

以使用甲磺酸酚妥拉明（OraVerse）在初始麻醉相同部位，使用相同的注射技术（仅用于下牙槽神经阻滞麻醉和阿替卡因局部浸润），相同的比例（1∶1）进行注射[18]。

尖牙、侧切牙和中切牙

下颌尖牙、侧切牙和中切牙的麻醉规则如图5-4所示。

使用表面麻醉至少60秒。缓慢推注1支含1∶100000肾上腺素的2%利多卡因进行下牙槽神经阻滞麻醉（IANB）。缓慢推注（至少60秒）可以减少疼痛，提高成功率[1]。

两步法注射技术也可以作为一种选择[2]。使用CompuDent CCLAD也能减少注射疼痛[3-7]。再增加1支含1∶100000肾上腺素的2%利多卡因以减少麻醉失败的风险。等候14~19分钟至牙髓麻醉，因为前牙的麻醉起效时间较后牙长（表2-2）。检查唇部是否麻木，如果未起效，再等几分钟。如果无麻木出现，再次进行下牙槽神经阻滞麻醉。一旦唇部麻木（在下颌，成功的补充麻醉注射需要软组织麻醉），冷测牙齿，如果无反应，开始治疗过程。如果患者感到冷，使用补充麻醉。下颌尖牙、侧切牙和中切牙大约

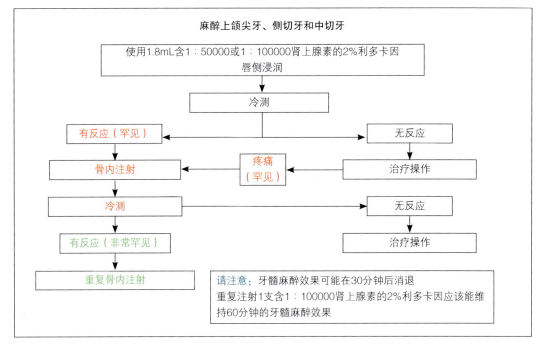

图5-5 麻醉上颌尖牙、侧切牙和中切牙的规则。红色：罕见；绿色：非常罕见。

分别有32%、44%和58%的麻醉失败率（表2-1）。一些患者牙髓麻醉起效慢，也可以再等待几分钟后进行冷测（尖牙、侧切牙、中切牙发生率分别为20%、20%、16%）（表2-2）。

何时需要补充麻醉？

因为进行下牙槽神经阻滞麻醉后使用局部浸润麻醉下颌前牙有效[20]，可以在唇侧补充注射1支含1：100000肾上腺素的4%阿替卡因[20-21]。冷测牙齿，如果患牙对冷测有反应，可以在舌侧注射1支含1：100000肾上腺素的4%阿替卡因[21]。在大多数情况下，使用此方案麻醉前牙有效。冷测牙齿，极少数情况下，如果患牙冷测有反应，增加使用1.8mL 3%甲哌卡因或含1：100000肾上腺素的2%利多卡因在拟麻醉的前牙远

中进行骨内注射。因为前牙使用牙周韧带麻醉无效[22]，所以需使用骨内注射。再次冷测牙齿，如果无反应，开始治疗过程；如果有反应，重复使用1.8mL 3%甲哌卡因或含1：100000肾上腺素的2%利多卡因进行骨内注射。

如果患者要求减少软组织麻木感，可以使用甲磺酸酚妥拉明（OraVerse）在与初始麻醉相同部位，使用相同的注射技术（仅用于下牙槽神经阻滞麻醉和阿替卡因局部浸润）及相同的比例（1：1）进行注射[18]。

上颌麻醉

中切牙、侧切牙和尖牙

上颌中切牙、侧切牙和尖牙的麻醉规则如图5-5所示。

使用表面麻醉至少60秒。缓慢推注1支含1：50000或1：100000肾上腺素的2%利多卡因进行浸润麻醉。更高浓度的肾上腺素（1：50000）可以提供更长时间的麻醉效果[23]。缓慢推注（至少60秒）可以减少疼痛。两步法注射技术也可以作为一种选择[1]。使用CompuDent CCLAD也能减少注射疼痛[3-7]。如果因使用橡皮障需要麻醉舌侧组织，可以使用含1：100000肾上腺素的2%利多卡因麻醉腭侧组织。使用CompuDent CCLAD也能减少腭侧注射的疼痛[24-25]。等候4分钟，因为前牙出现牙髓麻醉需要约4分钟（表3-2）。冷测牙齿，如果无反应，开始治疗过程。此方案一次麻醉上颌前牙对大多数患者有效。如果冷测有反应，等待3~5分钟后再次冷测。虽然很少见，如果冷测仍有反应，使用补充麻醉。

牙髓麻醉持续时间

上颌前牙牙髓麻醉效果在局部浸润后30分钟左右开始消退，认识到这一点很重要（表3-3）。因此，大约30分钟的时候，需要补充1.8mL含1：100000肾上腺素的2%利多卡因局部浸润。补充局部浸润可以至少延长牙髓麻醉效果至第60分钟[26]。

何时需要补充麻醉？

补充麻醉最好使用骨内麻醉，因为上颌前牙牙周韧带麻醉非常痛，成功率仅39%，而且持续时间仅10分钟[22]。部分患者局部浸润麻醉不完全有效，而骨内麻醉很有效。使用1.8mL 3%甲哌卡因或含1：100000肾上腺素的2%利多卡因在治疗的牙齿远中进行骨内注射。如果使用了骨内注射，可能需要再次注射，在30~45分钟时使用1.8mL麻醉药，因为上颌骨内注射不能提供60分钟的牙髓麻醉效果[27]。

如果患者要求减少软组织麻木感，可以使用甲磺酸酚妥拉明（OraVerse）在初始麻醉相同部位，使用相同的注射技术（仅用于浸润位点），及相同的比例（1：1）进行注射[18]。

前磨牙和磨牙

上颌前磨牙和磨牙的麻醉规则如图5-6所示。

使用表面麻醉至少60秒。缓慢推注1支含1：100000肾上腺素的2%利多卡因进行局部浸润麻醉。缓慢推注（至少60秒）可以减少疼痛。两步法注射技术也可以作为一种选择[2]。使用CompuDent CCLAD也能减少注射疼痛[3-7]。增加注射另1支含1：100000肾上腺素的2%利多卡因（总共3.6mL）。使用3.6mL有助于延长麻醉时间[28]。如果需要麻醉腭侧组织，在腭侧注射含1：100000肾上腺素的2%利多卡因。使用CompuDent CCLAD也能减少腭侧注射疼痛[24-25]。等候5分钟；出现牙髓麻醉需要5分钟或更少的时间（表3-2）。冷测牙齿，如果无反应，开始治疗过程。在大多数情况下，该方案初次麻醉上颌前磨牙和磨牙是有效的。若果冷测有反应，可以再等待3~5分钟后再次检查。在极少数情况下，冷测仍有反应，则使用补充麻醉。

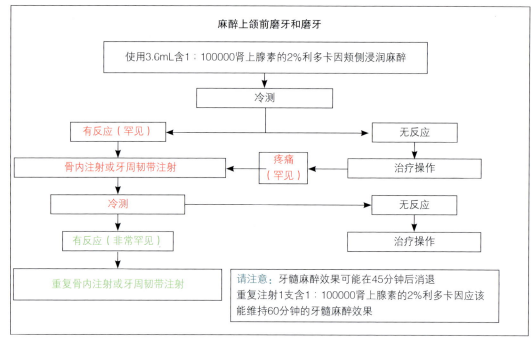

图5-6 麻醉上颌前磨牙和磨牙的规则。红色：罕见；绿色：非常罕见。

牙髓麻醉持续时间

上颌前磨牙和磨牙牙髓麻醉效果在首次局部浸润后45分钟左右开始消退，速度比前牙慢（表3-3）。因此，如果在45分钟时患者开始感觉疼痛（或冷测试显示麻醉失效），使用1.8mL含1∶100000肾上腺素的2%利多卡因进行局部浸润麻醉。额外的局部浸润麻醉可以延长牙髓麻醉时间。

何时需要补充麻醉？

部分患者浸润麻醉不完全有效，因此需要骨内麻醉。使用1.8mL 3%甲哌卡因或含1∶100000肾上腺素的2%利多卡因在患牙远中进行骨内注射。如果患牙是上颌第二磨牙，选择近中注射点。可能在大约45分

钟时需要增加骨内注射1.8mL麻醉药，因为上颌骨内注射不能提供60分钟的牙髓麻醉效果。

其他的补充麻醉方法

尽管效果可能不如骨内麻醉，仍然可以使用含1∶100000肾上腺素的2%利多卡因在牙齿的近中和远中进行牙周韧带麻醉。再次冷测牙齿，如果无反应，开始治疗过程。如果有反应，重复牙周韧带麻醉。

如果患者要求减少软组织麻木感，可以使用甲磺酸酚妥拉明（OraVerse）在与初始麻醉相同部位，使用相同的注射技术（仅浸润位点），及相同的比例（1∶1）进行注射[18]。

结语

对大多数患者，上文概述的麻醉方案应该可以产生牙髓麻醉的效果。方法非常简单，只要稍加练习就能掌握补充麻醉技术。

读者记住学者们对法则的修订：如果麻醉方案太难以掌握，牙科医生们不会选择这些方案。

6

牙髓麻醉
Endodontic Anesthesia

阅读本章后，读者应该掌握：
- 叙述牙髓麻醉成功的临床特征和方法。
- 讨论牙髓治疗诱发疼痛的相关因素。
- 讨论不可逆性牙髓炎成功实施局部麻醉的问题。
- 解释不可逆性牙髓炎不能达到有效牙髓麻醉的原因。
- 叙述有症状患者的注射疼痛的特征。
- 明确有关提高不可逆性牙髓炎患者下牙槽神经阻滞麻醉成功率的早期研究。
- 讨论不可逆性牙髓炎的单次浸润麻醉和补充麻醉。
- 叙述不可逆性牙髓炎的牙周韧带补充麻醉。
- 讨论牙周韧带补充麻醉的注意事项。
- 叙述不可逆性牙髓炎的单次和骨内补充麻醉。
- 讨论骨内补充麻醉的注意事项。
- 解释部分有活力的牙髓的骨内补充麻醉。
- 解释牙髓坏死及根尖周炎的骨内补充麻醉和牙周韧带补充麻醉。
- 讨论牙齿间隔内注射麻醉。
- 讨论牙髓内注射麻醉。

建议牙体牙髓科医生和临床全科医生在阅读前面内容的基础上学习本章，以便于理解无明显症状患者下颌麻醉、上颌麻醉和补充麻醉的总体临床指征。

确认有关影响牙髓麻醉效果的临床因素和方法

唇部麻木

常规确认麻醉起效的方法是询问患者是否出现了唇部麻木，虽然下牙槽神经阻滞麻醉每次都能出现唇部麻木，但是对不可逆性牙髓炎患者麻醉时，其成功率仅为15%～57%[1-10]，这里的成功是指开髓和开始根管治疗时"无痛"或者"轻度疼痛"。尽管唇部的麻木并不意味着牙髓麻醉成功，但是下牙槽神经阻滞麻醉如果没有出现唇部麻木，则一定说明麻醉是失败的，牙髓麻醉也肯定不成功。

结论：唇部麻木并不代表牙髓麻醉成功。

软组织检查

尽管用尖探针对软组织探诊进行麻醉效果检查的有效率高达90%～100%[11-14]，但是牙髓有时也不一定完全麻醉[11-25]。因此，软组织检查并不是代表牙髓麻醉成功的标志。

结论：软组织检查并不是代表牙髓麻醉成功的标志。

试探性治疗

这种方法的问题是钻牙前我们无法得知患牙是否已被麻醉。如医生在进行患者下颌牙齿开髓治疗时，当钻针磨除牙体组织靠近牙本质时患者可能会跳起来，然后医生会问："有感觉了吗？"并尝试着继续治疗。当钻针再次触及牙本质时，患者又会再次跳起来，医生通常会说："坚持一两分钟就好了。"然后继续钻牙直到牙髓暴露，再实施牙髓内麻醉。这是医患双方都不愿意看到的结果。

结论：医生在不知道牙齿是否被完全麻醉的情况下进行牙髓治疗，医患双方都会变得焦虑。

不可逆性牙髓炎患者的临床麻醉

局部麻醉后，在进行根管治疗前可以采用冷测试或者牙髓电活力测试（EPT）来检测疼痛的活髓牙（例如，出现不可逆性牙髓炎的患牙）的牙髓麻醉效果[1,5,26-27]，如果患者对测试有反应，说明牙髓麻醉效果不佳，需要进行补充麻醉。然而，对有疼痛的活髓牙，即使对测试无反应，也不能说明达

到完全的牙髓麻醉[1,5,26-27]。因此，在进行根管治疗时，即使之前患者的牙髓活力测试是阴性，如果患者自觉有痛感，也应该进行补充麻醉。

通常，如果冠髓已经坏死，而根髓还有活力，就缺少可以预测牙髓麻醉效果的客观方法。Hsiao-Wu等[28]建议对患牙邻近的正常牙齿进行冷测试，可以检测工作区域的麻醉效果。

结论：如果牙齿对冷测试或者电测试有反应，说明牙髓麻醉不完全。

牙髓电活力测试

Dreven等[26]发现，对出现疼痛的活髓牙进行EPT时，阴性反应的患牙牙髓麻醉成功率仅为73%（图1-7和图1-8）。Nusstein等[1]得到的成功率为62%。因此，EPT对于发生牙髓疼痛的活髓牙的麻醉效果检测并不是百分百可靠，但是只要患者表现出对EPT的反应，就说明牙髓肯定没有被麻醉。

结论：患者对EPT无反应并不能表示牙髓麻醉一定成功。

冷测试

Cohen等[5]发现，冷冻的氟利昂（DDM）对发生不可逆性牙髓炎患者的牙髓麻醉效果的检测有效率为92%。对于发生不可逆性牙髓炎的下颌后牙的麻醉效果进行检测，冷冻的四氯乙烯（TFE）效果不如冷冻的氟利昂效果好，因为前者的温度不如后者低[1]。四氯乙烯甚至不如EPT精确[1]。在上颌牙齿的检测中，四氯乙烯和牙髓电活力

测试的有效率一样[1]。

然而，牙髓活力测试中，制冷剂比EPT更方便。冷测试快而简单，只需几秒，也不需要特殊的设备。如果患者对冷测试无反应且在治疗过程中又感觉疼痛，就需要提供补充麻醉。反而言之，如果患者对冷刺激有反应，医生就应该知道牙髓麻醉并没有起效。

牙髓冷测试的方法为：用棉镊夹着棉球，将制冷剂涂布在棉球上，然后将涂有制冷剂的棉球[29]放在待测牙齿的表面（图1-4~图1-6）。

结论：牙髓冷测试阳性说明牙髓麻醉无效。

有症状不可逆性牙髓炎患者的冷测试疼痛反应

Fowler等[30]发现，对有症状不可逆性牙髓炎患者采用冰棒冷测试会引发剧烈疼痛。冷测试的患者中有56%~62%会发生剧烈疼痛。

结论：冷测试可能会引发有症状不可逆性牙髓炎患者的剧烈疼痛。

戴冠牙齿的冷测试

对戴有金属牙冠和烤瓷牙冠的患牙，冷测试同样有效。事实上，因为这些牙冠可以传导温度，所以牙髓冷测试在这种情况下用起来也相当容易。Miller等[29]发现，牙髓冷测试对戴有全瓷冠的患牙也同样有效。

结论：戴有金属冠、烤瓷冠和全瓷冠的牙齿，可以用冷测试来检测牙髓麻醉是否有效。

镇痛药对牙髓活力测试的影响

牙髓活力测试对诊断牙髓疾病不可或缺。当患者服用镇痛药时，一些临床医生可能认为此时的牙髓活力测试是不可靠的。然而，大量研究显示并非如此。Carnes等[31]研究了对中度到重度疼痛的患者给予100mg哌替啶、220mg萘普生钠、1000mg对乙酰氨基酚或安慰剂后，通过牙髓电测试确定疼痛阈值的变化；研究结论是疼痛阈值无临床差异性。Kardelis等[32]研究了10mg氢可酮/1000mg对乙酰氨基酚或安慰剂对15名女性无炎性牙齿的牙髓活力测试的影响；他们的结论是口服10mg氢可酮/1000mg对乙酰氨基酚对女性健康牙髓或黏膜的敏感性几乎没有影响。Jespersen等[33]发现，近期镇痛药的使用不会显著改变牙髓敏感性的测试结果。Fowler等[30]也发现，在有症状不可逆性牙髓炎患者中，联合服用1000mg对乙酰氨基酚/10mg氢可酮对牙髓冷测试无影响。

Read等[34]评估了布洛芬对牙髓病诊断的掩盖作用。他们发现在炎性活髓牙中（有症状不可逆性牙髓炎或有症状根尖周炎），服用800mg布洛芬60分钟后，掩盖了25%的牙髓冷测反应。然而，布洛芬组仅有8名患者，和安慰剂组相比，结果无统计学差异。但学者们发现，布洛芬不能掩盖咬合力的测量结果。

结论：一般来说，术前使用镇痛药不会影响不可逆性牙髓炎患者的牙髓活力测试。

临床上牙髓麻醉效果检测的价值

本章列出来的所有牙髓麻醉效果检测的方法都可以在临床上使用。在采用不同的局部麻醉药物和麻醉技术之后，可通过牙髓活力测试来评估牙髓麻醉效果。

结论：牙髓检测是一种检测牙髓麻醉效果的有效方法。

与牙髓治疗中的疼痛相关的因素

预感性疼痛

Rousseau等[35]报道，有92%的患者觉得牙髓治疗的疼痛比预期的疼痛轻或轻得多。LeClaire等[36]发现，96%经过牙髓治疗的患者表示，如果有必要，愿意再次接受牙髓治疗。Van Wijk和Hoogstraten等[37]发现，在牙髓治疗前，如果对患者进行关于疼痛沟通的话，就会减少患者对牙髓治疗相关疼痛的害怕程度。

结论：患者可能会认为牙髓治疗很痛，其实不然，所以患者都应该在牙髓治疗前得到关于疼痛的正确信息，以便于减轻害怕和焦虑。

镇静和疼痛

出现疼痛的患者通常很焦虑，并且很害怕牙科治疗[38]。有报道认为，需要接受急诊处理的患者更恐惧牙科治疗。问题是下牙槽神经阻滞麻醉是否在镇静患者的身上更加有效？Lindemann等[39]采用双盲试验评估了患有不可逆性牙髓炎的患者在舌下含服三唑仑的情况下，进行下牙槽神经麻醉的效果，结果发现58位诊断为下颌后牙不可逆性牙髓炎的急诊患者中，随机分为两组，一组患者舌下含服三唑仑0.25mg，一组患者舌下含服同样剂量的安慰剂，30分钟后进行

IANB，麻醉后15分钟进行牙髓治疗。所有的患者都有明显的唇部麻木，麻醉成功的标准为进行开髓或者最初的根管预备时有轻度疼痛或无痛。结果显示含服三唑仑组的麻醉成功率为43%，而安慰剂组为57%，两组的有效率无统计学差异。对于下颌后牙不可逆性牙髓炎患者，舌下含服三唑仑0.25mg不能增加下牙槽神经麻醉的有效率。如果治疗中预期会出现疼痛，镇静不能减轻疼痛的方法，有效的局部麻醉是必需的。三唑仑虽然不能减轻患者疼痛，但是可以减少患者的焦虑，使患者更能接受牙科治疗。

结论：三唑仑口服镇静不能减少牙科治疗过程的疼痛。

患者对牙科治疗过程疼痛的满意度

对有症状的不可逆性牙髓炎患者进行根管治疗的研究显示，患者的满意度约96%[39-44]。即使有一些疼痛，大多数患者对整体治疗还是非常满意的，这是因为在治疗过程中医生的安抚以及表现出期望减轻患者疼痛的心理。Gale等[45]、Davidhizar和Shearer[46]、Schouten等[47]、Fletcher等[48]都发现，患者的满意度与医生的4个行为因素有关：①保持积极和专业的态度；②不断地鼓励；③关心的态度；④避免心存戒备。牙科医生积极沟通的行为和患者的满意度有关，也能解释为什么即使疼痛没有解决，患者仍然对治疗过程满意。

结论：即使疼痛没有解决，牙科医生对患者关心的态度和期望减轻患者疼痛的心理仍然与患者的满意度相关。当然，我们应该尽最大的能力减轻患者的疼痛。

牙髓组织的炎症和破坏程度

炎症和细菌的入侵，对牙髓组织的破坏导致细胞因子，例如肿瘤坏死因子α，白介素6、前列腺素E_2和环前列腺素释放，会使痛觉感受器的同工型（$Na_v1.7$、$Na_v1.8$、$Na_v1.9$）变得兴奋，也会增加短暂受体蛋白香草酸-1（TRPV-1）的活性[49-54]。Warren等[54]发现，在炎症牙髓中$Na_v1.8$数量增加6倍。$Na_v1.8$可使牙髓组织对局部麻醉相对不敏感。

持续末梢神经疼痛会导致中枢致敏的发生，进而可能导致感觉异常[49,55-56]。这些因素可以解释为什么局部麻醉对牙痛的患者并不总是有效。例如，$Na_v1.9$通道对局部麻醉的反应不敏感[52]。未来的研究可能会研发一些药物能够阻断这些细胞因子释放或者选择性的阻断痛觉感受器的通道，以更好地控制疼痛。

结论：*许多引起痛觉感受器兴奋的因素导致了牙痛患者局部麻醉的有效率降低。*

不可逆性牙髓炎患者的成功的局部麻醉

无症状和有症状不可逆性牙髓炎的下牙槽神经阻滞麻醉成功率

无症状和有症状的不可逆性牙髓炎患者麻醉成功率存在差异。无症状不可逆性牙髓炎患者在急诊就诊时不会出现中度到重度自发性疼痛，他们通常对冷测试有强烈的反应。

Argueta-Figueroa等[57]发现，无症状和有症状不可逆性牙髓炎患者的麻醉成功率（开髓或根管预备时无痛或轻度疼痛）分别是87%和64%。Fragouli等[58]发现，对诊断为可逆性牙髓炎的患牙采用含1∶100000肾上腺素的4%阿替卡因行下牙槽神经阻滞麻醉的麻醉效果优于不可逆性牙髓炎患牙，前者有5%、后者约32%会发生重度疼痛。

结论：*无症状（急诊时无自发痛）和有症状不可逆性牙髓炎患者的下牙槽神经阻滞麻醉成功率有临床差异性。*

下牙槽神经阻滞麻醉的成功率取决于术前疼痛水平

此外，根据术前疼痛程度不同，麻醉成功率也有所不同。Aggarwal等[59]发现，随着术前疼痛程度增加，下牙槽神经阻滞麻醉的失败率也增加。对于术前轻度疼痛的患者，麻醉成功率（开髓或根管预备时无痛或轻度疼痛）为33%。然而，对于术前中度和重度疼痛的患者，麻醉成功率仅为29%和16%。

结论：*对于术前轻度、中度和重度疼痛的患者，下牙槽神经阻滞麻醉的成功率有临床差异性。*

疼痛量表

在临床和实验研究中有许多疼痛量表（图6-1）。Heft-Parker视觉模拟量表（VAS）是开发出的更精确的疼痛评定量表[60]，它描述了"微痛""略痛""轻度疼痛""中度疼痛""强烈疼痛"以及"极度疼痛"不同类型的疼痛。量表上有众多的点可供患者标记他们所感知到的疼痛程度（图

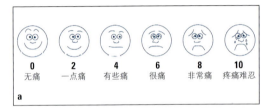
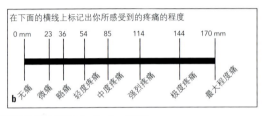

图6-1 （a）适用于儿童的面部表情疼痛量表。（b）适用于成人的Heft-Parker VAS。

6-1b）。Heft和Parker[60]采用两种不同的描述词表比较了皮肤电刺激强度与疼痛评估等级，确定了VAS的准确性。当这些疼痛描述语被赋予数值时，量表上非均一性的等级之间也可取得评分一致性。基于他们的研究结果，Heft和Parker设计了VAS，如今已广泛应用于临床和实验研究中。

结论：Heft-Parker VAS是一种有效的成人患者疼痛测量量表。

成功的上颌浸润麻醉

利多卡因

Nusstein等[1]报道了对上颌不可逆性牙髓炎患者采用3.6mL含1∶100000肾上腺素的2%利多卡因进行上颌后牙颊侧浸润麻醉的研究。25名患者中，23名牙髓冷测试为阴性，4%的患者在开髓时感觉牙本质过敏样酸痛，20%的患者在开髓后感觉疼痛。总之，麻醉成功为88%（12%的患者需要骨内注射麻醉）。

Aggarwal等[61]报道了有症状不可逆性牙髓炎患者的上颌第一磨牙颊侧浸润麻醉和颊、腭侧联合浸润麻醉（含1∶200000肾上腺素的2%利多卡因）的对比研究。结果发现仅颊侧浸润麻醉的成功率（根管治疗时无痛或轻度疼痛）为54%，颊、腭侧均浸润麻

醉的成功率为70%。

Moradi Askari等[62]研究了不可逆性牙髓炎患者的上颌磨牙牙根长度对其颊侧浸润麻醉（1.8mL含1∶80000肾上腺素的2%利多卡因）成功率的影响。结果显示成功率（开髓或根管预备时无痛或轻度疼痛）为61%。学者还发现上颌磨牙的远颊根和腭根越长，麻醉失败率越高。

Mehrvarzfar等[63]研究了对不可逆性牙髓炎患者上颌磨牙采用添加芬太尼的利多卡因进行浸润麻醉的效果。结果显示芬太尼并不能提高浸润麻醉的效果。

结论：用1支或2支含1∶100000肾上腺素的2%利多卡因进行上颌后牙颊侧浸润麻醉对不可逆性牙髓炎患者也不完全有效。

阿替卡因

Srinivasan等[64]比较了含1∶100000肾上腺素的4%阿替卡因和2%利多卡因对不可逆性牙髓炎患者进行上颌后牙颊侧浸润麻醉的效果，以在牙髓治疗过程中无痛或者轻微疼痛为麻醉成功标准。他们发现阿替卡因（第一前磨牙和第一磨牙有效率为100%）比利多卡因（第一前磨牙80%有效，第一磨牙30%有效）更有效。然而，这40名患者被分成了4组，每组10名患者，样本量较

小，有可能影响结果。

Sherman等[65]比较了含1:100000肾上腺素的4%阿替卡因和2%利多卡因对患有不可逆性牙髓炎患者的上颌后牙浸润麻醉的效果，发现两种方法在麻醉效果上没有区别。这个研究每组10名患者，也需要扩大样本量进一步研究。

Rosenberg等[66]发现，对不可逆性牙髓炎患者进行IANB或上颌浸润麻醉后，无论是采用阿替卡因，还是利多卡因再进行补充麻醉，麻醉效果无区别。然而，试验结果因受到试验人数较少因素的影响，需要进一步研究。

Kanaa等[67]比较了含1:100000肾上腺素的4%阿替卡因和含1:80000肾上腺素的2%利多卡因对不可逆性牙髓炎患者上颌患牙的麻醉效果。结果发现这两种麻醉药的麻醉效果无区别，有85%的患者可实现无痛治疗。他们还发现拔牙比牙髓摘除术更容易取得麻醉效果。Hosseini等[68]比较了含1:100000肾上腺素的4%阿替卡因和含1:80000肾上腺素的2%利多卡因对不可逆性牙髓炎患者上颌第一磨牙的麻醉效果。利多卡因和阿替卡因的麻醉成功率（开髓或根管预备时无痛或轻度疼痛）分别为56%和67%，没有统计学差异。他们认为腭根越长，麻醉失败率越高。

Atasoy等[69]发现，对不可逆性牙髓炎患者上颌第一磨牙采用1.5mL含1:100000肾上腺素（或酒石酸肾上腺素）的4%阿替卡因进行颊侧浸润麻醉的成功率（根管治疗时无痛或轻度疼痛）为62%。然而，发现颊

侧根管已被麻醉，但在腭根根管预备时出现疼痛和心率增加。

Brandt等[70]和Kung等[71]进行了阿替卡因和利多卡因的Meta分析。他们发现利多卡因对上颌磨牙的浸润麻醉效果优于阿替卡因。

结论：对有症状不可逆性牙髓炎患者采用含肾上腺素的4%阿替卡因进行上颌后牙颊侧浸润麻醉不完全有效。利多卡因和阿替卡因的麻醉效果无区别。牙根越长，麻醉失败率越高。

上牙槽后神经阻滞麻醉

Aggarwal等[61]研究了不可逆性牙髓炎患者上颌第一磨牙采用含1:200000肾上腺素的2%利多卡因进行上牙槽后神经阻滞麻醉的效果。结果显示麻醉成功率（根管治疗时无痛或轻度疼痛）为64%。

结论：上牙槽后神经阻滞麻醉不会引起不可逆性牙髓炎患者上颌第一磨牙的深度牙髓麻醉。

IANB的成功率

在对不可逆性牙髓炎患者牙髓治疗的临床研究中发现IANB的成功率（在进行开髓或者初始根管预备时无痛或者轻度疼痛为成功）为15%~57%[1-10]。这些研究表明对不可逆性牙髓炎患者只靠下牙槽神经阻滞麻醉来获得麻醉效果非常困难。

结论：IANB对不可逆性牙髓炎患者通常无效。

阿替卡因行IANB的临床有效性

Claffey等[4]比较含1∶100000肾上腺素的4%阿替卡因和2%利多卡因对有症状不可逆性牙髓炎患者的下颌后牙IANB效果。成功率（在进行开髓或者初始根管预备时无痛或者轻度疼痛为成功）阿替卡因为24%，利多卡因为23%，二者之间无统计学差异。在下颌后牙，二者的麻醉成功率都不理想。Tortamano等[8]也发现，在对患有不可逆性牙髓炎患者的下颌后牙进行IANB时，使用阿替卡因和利多卡因的效果是相同的。

在一项关于不可逆性牙髓炎患者IANB麻醉效果的研究中，Ashraf等[72]发现，采用利多卡因和阿替卡因无区别。Sood等[73]也发现这两种麻醉药的麻醉效果无统计学差异。Singla等[74]发现，采用1.8mL含1∶100000肾上腺素的4%阿替卡因行IANB的成功率（根管治疗时无痛或轻度疼痛）为37%。Poorni等[75]发现，采用含肾上腺素的4%阿替卡因和2%利多卡因对不可逆性牙髓炎患者行IANB同等有效。反复的临床试验并没有证明阿替卡因对神经的阻滞比利多卡因更加有效。

Ahmad等[76]研究了对不可逆性牙髓炎患者采用各种麻醉药行IANB的麻醉效果。该学者发现采用含1∶100000肾上腺素的4%阿替卡因的麻醉成功率（根管治疗时无痛）为87%，含1∶200000肾上腺素的2%利多卡因的成功率为40%，含1∶80000肾上腺素的2%利多卡因的成功率为60%。其他的研究没有表明阿替卡因有如此高的成功率，可能是因为每组只有15名患者，样本量小影响了结果。

在一项Meta分析和系统性回顾研究中，Kung等[71]发现，采用阿替卡因行IANB没有利多卡因麻醉效果好，但用于有症状不可逆性牙髓炎患者阻滞麻醉失败后的补充浸润麻醉，效果更好。Brandt等[70]对用于牙科的阿替卡因和利多卡因进行了Meta分析，也发现了在下颌浸润麻醉时，采用阿替卡因要优于利多卡因。

结论：对有症状不可逆性牙髓炎患者行IANB时，阿替卡因的麻醉效果没有利多卡因好，但作为下颌补充浸润麻醉时，效果更好。

磨牙和前磨牙行IANB的成功率

Fowler等[77]研究采用含1∶100000肾上腺素的2%利多卡因对375名有症状不可逆性牙髓炎急诊患者的第一、第二磨牙和前磨牙行IANB的成功率。他们发现第一磨牙行IANB的成功率（开髓或根管预备时无痛或轻度疼痛）为28%，第二磨牙为25%，前磨牙为39%。磨牙和前磨牙间无统计学差异。

结论：对有症状不可逆性牙髓炎患者的磨牙和前磨牙行IANB不能确保产生深度的牙髓麻醉。

用2支麻醉药物行IANB的成功率更高？

Aggarwal等[78]采用含1∶200000肾上腺素的2%利多卡因对不可逆性牙髓炎患者进行麻醉，发现使用1支麻醉药物的麻醉成功率（26%）低于使用2支的（54%）。Fowler等[79]研究了在363名有症状不可逆性牙髓炎急诊患者中，使用3.6mL或1.8mL含1∶100000肾上腺素的2%利多卡因行IANB

的成功率；他们发现使用1.8mL剂量的麻醉成功率（开髓或根管预备时无痛或轻度疼痛）为27%，3.6mL剂量的为39%；这两种剂量之间没有统计学差异。以上2项研究结果差异的最可能原因是Aggarwal等所纳入的患者样本量较小。

Abazarpoor等[80]比较了采用1.8mL和3.6mL阿替卡因对不可逆性牙髓炎的磨牙行IANB的效果；成功的麻醉是无痛或轻度疼痛；他们发现使用3.6mL阿替卡因行IANB的成功率（77%）高于1.8mL剂量的阿替卡因（27%）。目前还没有研究显示IANB有如此高的成功率。鉴于采用阿替卡因行IANB的效果不如利多卡因，以及之前的研究已经表明增加麻醉药物剂量至3.6mL对IANB的成功率无影响，因此增加阿替卡因的剂量能达到如此高的麻醉成功率是令人怀疑的。

结论：对有症状不可逆性牙髓炎患者，使用3.6mL和1.8mL含1∶100000肾上腺素的2%利多卡因的麻醉成功率无差别。无论哪种剂量的麻醉成功率（27%～39%）都不足以确保完全地牙髓麻醉。

用2支麻醉药物行IANB的失败率更低？

阻滞麻醉失败是指在行IANB后15～20分钟没有出现唇部麻木，也无牙髓麻醉的效果。Fowler等[81]研究了在719名有症状不可逆性牙髓炎急诊患者中，使用1支或2支含1∶100000肾上腺素的2%利多卡因行IANB的失败率；他们发现使用1支麻醉药物的失败率是8%，使用2支的失败率为2%；使用2支的麻醉效果要明显好于1支。

结论：考虑到IANB可能会失败，对有症状不可逆性牙髓炎的急诊患者，使用2支麻醉药物的麻醉效果要明显好于1支。

重复IANB，麻醉成功率会更高？

一些临床医生认为在唇部麻木后重复行IANB会产生深度的牙髓麻醉。Kanaa等[82]研究了在不可逆性牙髓炎患者IANB失败后再次行IANB的补充麻醉技术；采用2mL含肾上腺素的利多卡因的成功率为32%。

结论：在有症状不可逆性牙髓炎患者中，首次IANB失败后行再次IANB的成功率只有32%，还不能达到预期的牙髓麻醉。

Gow-Gates技术的成功率

Sherman等[65]比较了含1∶100000肾上腺素的4%阿替卡因和2%利多卡因对患有不可逆性牙髓炎患者的后牙进行Gow-Gates技术麻醉的效果，结果发现两种麻醉制剂的效果无区别，这项研究也是每组只有10名患者，需要加大样本量进一步研究才能得到临床结论。

Aggarwal等[10]发现，在不可逆性牙髓炎麻醉时，Gow-Gates技术比常规的IANB效果更好，成功率分别为52%和36%。同样，他们的试验样本量也很小，对研究结果有一定的影响。

Click等[43]在有症状不可逆性牙髓炎患者中，评估采用3.6mL含1∶100000肾上腺素的2%利多卡因行Gow-Gates技术麻醉下颌后牙的效果。学者发现采用Gow-Gates技术后自觉唇部麻木的发生率为92%，牙髓麻醉的成功率（开髓或根管预备时无痛或轻度疼痛）为35%。在有症状不可逆性牙髓炎患者中，使用2支含1∶100000肾上腺素的2%利多卡因行Gow-Gates技术的麻醉成功率（35%）与之前研究报道的IANB的成功率（24%～35%）相似[6,7,40-41,83]。但是，远远低于Sherman等[65]以及Aggarwal等[10]报道的Gow-Gates技术成功率（分别为73%和52%）。这2项研究均采用了小剂量的麻醉药物（1.8～2.2mL利多卡因）进行注射。

结论：对有症状不可逆性牙髓炎患者的下颌后牙，采用Gow-Gates技术并不比IANB的麻醉效果好，也不能达到充分的牙髓麻醉；这种技术通常还需要补充麻醉。

Gow-Gates技术的注射疼痛

Click等[43]研究了Gow-Gates技术的注射疼痛。他们发现针刺会引起36%的患者中度疼痛和2%～5%的患者重度疼痛。对于针刺位点，53%的患者有中度疼痛、5%的患者有重度疼痛。麻醉药物推注会引起57%的患者中度疼痛和8%的患者重度疼痛。

结论：Gow-Gate技术对于有症状的不可逆性牙髓炎患者有潜在的导致其疼痛的可能。

Vazirani-Akinosi技术的成功率

Click等[43]评估了Vazirani-Akinosi技术的成功率，他们使用3.6mL含1∶100000肾上腺素的利多卡因对下后牙患有不可逆性牙髓炎的有症状患者进行麻醉，发现约63%的患者出现下唇麻醉。Aggarwal等[10]发现，只有一名患者未出现明显的下唇麻木。其他研究[84-86]则使用需要拔牙或无症状的患者

进行研究来评估Vazirani-Akinosi技术的麻醉效果，他们发现与Gow-Gates或IANB相比，Vazirani-Akinosi技术出现下唇麻木的概率更低。因此在临床上，如果以出现下唇麻木为麻醉成功的标准，Vazirani-Akinosi技术不如Gow-Gates技术和IANB技术。

Click等[43]发现，即使使用2倍剂量的麻醉剂，Vazirani-Akinosi技术的麻醉成功率为16%，这比Aggarwal等[10]发现的41%的成功率低很多。由于Vazirani-Akinosi技术缺乏骨性标志点，而且只能通过初始进针点和进针深度来判断针头是否已达到正确位置，这导致通过该技术将麻醉药物注射入翼颌间隙的难度很大。

结论：Vazirani-Akinosi技术有63%的概率会导致下唇麻木，并且无法对患有不可逆性牙髓炎且有症状的下颌后牙提供足够的牙髓麻醉（成功率16%）。

Vazirani-Akinosi技术的注射疼痛

Click等[43]研究了Vazirani Akinosi技术对于有症状的不可逆性牙髓炎患者存在注射疼痛。他们发现进针过程，约29%的患者中度疼痛，5%的患者感到重度疼痛。放置针尖的过程，39%的患者感到中度疼痛，13%的患者感到重度疼痛。麻醉药物注射过程中，53%的患者感到中度疼痛，11%的患者会有重度疼痛。

结论：Vazirani-Akinosi技术对于有症状的不可逆性牙髓炎患者有潜在导致疼痛的可能。

牙关紧闭

Heard等[87]发现，通过神经阻滞可以

逆转因疼痛及肌肉痉挛导致的牙关紧闭。Kuzin和Neledva等[88]认为当出现牙关紧闭时，可通过Vazirani-Akinosi技术来缓解这一症状。

虽然Click等[43]证实了Vazirani-Akinosi技术可能不能被用于日常的牙髓治疗中，但却可用于牙关紧闭的治疗中。如果一名牙关紧闭的患者需要牙髓治疗，Vazirani-Akinosi技术可能是一种可行的初步麻醉技术。因为该技术可通过麻醉同侧的咀嚼肌或炎症感染的组织，使嘴张开。达到合适的张口度，即可进行IANB了。

结论：*如果一名牙关紧闭的患者需要牙髓治疗，Vazirani-Akinosi技术可以作为一种有效的麻醉技术。*

为什么不逆性牙髓炎牙髓麻醉效果不佳？

牙髓病患者牙齿疼痛时牙髓已经发生了病理性变化，同时也存在麻醉技术问题。这些都是麻醉失败的原因。

然而，Fiedler研究发现，如果询问5名牙体牙髓医生关于麻醉失败的问题，你可以得到5种答案。

第一，如前文所提，可能是由于常规的麻醉技术不能得到很好的牙髓麻醉效果。

第二，基于炎症部位的低pH减少了麻醉药物穿透神经膜的剂量，导致神经离子化的结构减少，从而使麻醉效果不佳。如果这种解释正确，那么上颌浸润麻醉效果不佳的问题就迎刃而解。但是对于发生牙髓炎的下颌后牙进行IANB效果不佳的问题，因为麻醉的部位离炎症的部位有一段距离，无法用局部炎症的影响来解释其阻滞麻醉效果不佳的原因。然而，一项基础研究调查发现，如果炎症部位的组织被酸化，局部麻醉可能成功[89]。当然这有待于进一步研究。

第三，炎症组织中的神经元已经改变了其静息电位，且动作电位阈值降低[90-91]。Modaresi等[90]、Wallace等[91]发现，局部麻醉剂在神经敏感性降低的情况下不足以阻滞这种脉冲式的传导。

第四，可能与河豚毒素不敏感型（TTX-R）的钠离子通道有关，这种通道被证实可以对抗局部麻醉[92]。在不可逆性牙髓炎患牙的牙髓中，这种钠离子通道的表达可能有所增加[93]。

第五，牙痛的患者通常比较焦虑，这也使他们的疼痛阈值降低。因此，牙科医生在对患有不可逆性牙髓炎的患者进行IANB效果不佳时考虑采用补充麻醉技术，例如骨内麻醉[1-2,94-95]或者牙周韧带麻醉[5]。

结论：*许多因素共同造成了不可逆性牙髓炎患者局部麻醉的失败。*

这不是你的错！

你需要记住，不可逆性牙髓炎患者在牙髓治疗过程中并不总能够获得最佳的牙髓麻醉效果，但这不是你的错。

有症状患者的注射疼痛

IANB注射疼痛

牙痛患者对牙科注射疼痛反应不尽相同。McCartney等[96]对不可逆性牙髓炎患者的IANB注射疼痛进行研究，发现57%～89%的患者在IANB注射的3个阶段出现中度甚至重度疼痛，55%～59%的患者认为进针的疼痛为中度疼痛，2%～9%的患者认为进针痛为重度疼痛。局部麻醉并没有减轻进针的疼痛。当把针头放到目标位置时，35%～70%的患者报道有中度疼痛，10%～35%的患者报道有重疼痛。进针的疼痛是IANB注射的3个阶段中最痛的部分。然而，在进针的过程中注射0.2～0.4mL局部麻醉药物与不注射局部麻醉药物相比，并无显著减轻进针疼痛。在注射麻醉药物时，52%的患者认为此刻的疼痛为中度疼痛，14%～21%的患者认为是重度疼痛。因此，不可逆性牙髓炎的患者在接受IANB注射时，57%～89%的患者可能认为有中度到重度疼痛。对于如何减少注射疼痛需要进一步研究。

结论：IANB注射对不可逆性牙髓炎患者而言可能是痛苦的注射方法。

采用CCLAD减轻IANB过程中的注射疼痛

Schellenberg等[42]采用计算机控制的局部麻醉药物注射系统（CCLAD）进行IANB，具体过程如下：使用一根1.5英寸长的27号针头，将其穿过颊黏膜，在计算机的控制下，注射器以"慢速"档位开始注射，同时针头缓慢地向目标位置移动，整个移动过程历时10秒。在接下来的60秒里，注射器依然以"慢速"档位进行注射，而后切换到"快速"档位，将

剩余麻醉药注射至目标位置，在目标位置的注射过程历时1分52秒。结果显示：进针及给药的过程导致中重度疼痛发生率为38%～48%。McCartney等[96]则发现在已表现出牙髓症状的不可逆性牙髓炎患者中，进针过程导致的中重度疼痛发生率较高（70%～87%），而给药过程导致的发生率较低（66%～73%）。总的来说，与标准的注射器相比，采用CCLAD可有效降低注射过程中的疼痛[96]。绝大多数关于CCLAD的研究也显示其注射疼痛评分较低（见第1章：注射疼痛）。

结论：CCLAD的使用可以有效减少在不可逆性牙髓炎患者IANB进针和给药过程中的疼痛。

颊神经阻滞注射疼痛

Drum等[97]采用27号1英寸长的注射器和1/4支含1∶100000肾上腺素的2%利多卡因进行颊神经阻滞麻醉注射（由于颊神经从下颌升支的前端经过，注射点位于最后一颗磨牙的远端），31%的患者诉有中度疼痛，10%的患者诉有重度疼痛。局部麻醉并不降低进针疼痛的发生概率。36%的患者在注射药物时有中度疼痛，3%的患者有重度疼痛。因此，几乎有1/3的有症状的患者在接受颊神经阻滞麻醉时出现中度到重度疼痛。

结论：颊神经阻滞麻醉对有不可逆性牙髓炎患者来说可能是一个疼痛的注射方法。

提高不可逆性牙髓炎患者IANB成功率的尝试

口服抗焦虑药物（三唑仑和阿普唑仑）

焦虑患者的疼痛阈值容易降低，因此通常难以取得良好的麻醉效果[98]。三唑仑（Halcion，Pfizer）已被证明可以减轻焦虑症状，因此被建议用于提高IANB的成功率。Lindemann等[39]进行了一项前瞻性随机对照双盲试验，对舌下含服0.25mg三唑仑的有牙髓症状的不可逆性牙髓炎患者IANB的效果进行评估，以治疗开始时无痛或轻度疼痛作为成功标志。结果显示：三唑仑组的成功率为43%，安慰剂组成功率为57%，二者无显著差异。因此，0.25mg的三唑仑舌下含服对提高不可逆性牙髓炎患者IANB成功率无明显帮助。

Khademi等[99]则发现术前口服0.5mg的阿普唑仑（Xanax，Pfizer）对提高不可逆性牙髓炎患者IANB成功率无明显帮助，与安慰剂组相比，二者成功率分别为53%和40%，无显著差异。需要强调的是，在牙科治疗中，即使服用了镇静药物，仍需要通过有效的局部麻醉来消除疼痛。Young等[100]认为在镇静药物作用下的昏迷患者在治疗过程中感受到的疼痛未得到报道和治疗，Payen等[101]和Aisaoui等[102]则证明在镇静药物下处于无意识状态的患者仍能够感受疼痛，并对其做出反应，但由于其无意识状态，他们不能够记住这些痛苦的经历。因此，那些服用了镇静药物，并处于清醒状态下的患者仍能够感知疼痛，除非采用有效的局部麻醉措施。

结论：抗焦虑药物不应该作为一种用于减轻牙髓治疗过程中疼痛的措施。

肾上腺素浓度如何影响IANB的成功率？

Aggarwal等[103]比较含有不同浓度肾上腺素的2%利多卡因对不可逆性牙髓炎患者IANB的麻醉效果，以牙髓治疗过程中无痛或轻度疼痛作为成功标志。结果显示使用1:80000的肾上腺素，其成功率为20%，而使用1:200000的肾上腺素，其成功率为28%，二者之间无显著差异。

结论：肾上腺素浓度对有牙髓症状的不可逆性牙髓炎患者IANB成功率无影响。

注射速度是否会影响IANB的成功率？

Aggarwal等[104]以3.6mL含1:200000肾上腺素的2%利多卡因用不同注射速度对有牙髓症状的不可逆性牙髓炎患者进行注射。学者发现慢注射（120秒）与快注射（30秒），其IANB成功率分别为43%与51%，二者无统计学差异。

结论：注射速度对有牙髓症状的不可逆性牙髓炎患者IANB成功率无影响。

利多卡因缓冲液能否提高IANB的成功率？

研究表明，局部麻醉剂缓冲液可能会增强麻醉效果，Saatchi等[105]评估了一种含1:80000肾上腺素的2%利多卡因缓冲液对不可逆性牙髓炎患者IANB的成功率，结果显示在统计学意义上，其成功率并没有得到提高。

如果利多卡因的浓度增加到4%会怎样？理论上，由于麻醉药分子浓度增加，而麻醉药分子可用于阻断神经的传导，因此不可逆性牙髓炎患者麻醉成功率将提高。Schellenberg等[42]对4%利多卡因缓冲液对不可逆性牙髓炎患者IANB麻醉效果进行研究。在他们的研究中，100名被诊断为下颌后牙不可逆性牙髓炎的急诊患者被随机分为非缓冲组和缓冲组，并使用2.8mL含1∶100000肾上腺素的4%利多卡因溶液作为麻醉剂。一组不使用缓冲液（pH为4.51）作为麻醉剂，另一组则以碳酸氢钠缓冲液（pH为7.05）。实验采用双盲形式进行，缓冲液为8.4%碳酸氢钠溶液，并使用OnPharma系统配置，最终浓度为0.18mEq/mL。给药15分钟后，当确认患者出现明显的唇部麻木后，开始进行根管治疗。成功的标准为在治疗开始和治疗过程中无痛或仅出现轻度疼痛。学者发现缓冲组的成功率为32%，而非缓冲组的成功率为40%，二者之间无显著差异。而对于注射过程中的疼痛，两组之间也无显著差异。

结论： 2%或4%利多卡因缓冲液无法减轻不可逆性牙髓炎患者IANB的成功率，也无法减轻其在注射过程中的疼痛。

含有碳酸氢钠缓冲液的颊侧浸润麻醉对IANB的影响

Saatchi等[106]研究了含有碳酸氢钠溶液的颊侧浸润麻醉对于下颌第一磨牙不可逆性牙髓炎患者IANB的影响。该学者以0.3mL含1∶80000的肾上腺素溶液的利多卡因溶液作为麻醉剂，试验组配制0.7mL的浓度为

8.4%碳酸氢钠溶液作为缓冲剂，对照组则配合0.7mL的无菌水，对患牙进行颊侧浸润麻醉。15分钟后，以3.6mL含1∶80000肾上腺素的2%利多卡因溶液进行IANB，成功的标准为治疗过程中无痛或仅有轻度疼痛。结果显示试验组的成功率为78%，而对照组的成功率为44%，这一差异是显著的。该学者并没有使用以前的缓冲液配方（使pH控制在7.0～7.5，见上一节），试图用碳酸氢钠溶液使第一磨牙周围组织碱化。该学者表示，直接注射碳酸氢钠溶液将引起中度到重度疼痛，因此在注射前向溶液中加入了0.3mL的利多卡因溶液。然而，美国食品药品监督管理局对碳酸氢钠溶液的渗透性已进行了警示。据报道，碳酸氢盐可引起化学性蜂窝织炎、组织坏死、局部溃疡或黏膜脱落。由于碳酸氢钠的pH为8.3，与缓冲液的pH（7.0～7.5）相比，其pH是过高的，具有潜在的组织损伤的可能，而用0.7mL的碳酸氢钠稀释0.3mL的利多卡因可能不会改变溶液的pH，为避免高浓度的碳酸氢钠溶液对组织造成损伤，Whitcomb等[107]采用了另一种配方，将0.6mL的碳酸氢钠溶液+3mL含1∶100000肾上腺素的2%利多卡因溶液。由于Saatchi等[106]的研究并没有测量pH，也没有术后随访，因此很可能在颊侧浸润麻醉中已经发生了组织损伤。

结论： 虽然0.7mL碳酸氢钠溶液+0.3mL利多卡因的配方溶液可以增加麻醉成功率，但这种溶液具有潜在的造成组织损伤的可能。因此，在临床推广之前，该方法还需要进行进一步的研究。

针灸有助于提高IANB的成功率吗？

有研究认为针灸可以抑制疼痛。基于这一前提，Jalali等[108]进行了一项临床试验，试验组对合谷穴（即位于拇指与食指指尖的区域）进行针灸，而对照组则采用假针进行。受试者均为不可逆性牙髓炎患者，针灸后则进行IANB，结果显示：试验组的成功率为60%，而对照组的成功率仅为20%。结果显示针灸可以改善牙髓麻醉效果。该研究的不足之处在于每组只有20名患者。

结论：针灸可以作为一种改善不可逆性牙髓炎患者牙髓麻醉效果的辅助手段，但还不足以保证一个深层次的麻醉效果。同时针灸应由一名受过训练的专业人士进行。

利多卡因联合甘露醇制剂是否影响IANB的成功率

Kreimer[109]配置了含有或不含有甘露醇的利多卡因/肾上腺素麻醉剂，并将其用于不可逆性牙髓炎患者IANB中。他们发现，不含甘露醇的利多卡因麻醉剂的麻醉成功率为13%，而含有甘露醇的麻醉成功率为39%。Talati等[110]则评估了利多卡因中加入甘露醇后对有牙髓炎症患者上下颌牙槽神经阻滞麻醉的效果，结果显示，对于牙髓轻度疼痛患者，加入甘露醇后，整个治疗过程中约83%的时间均处于完全麻醉的状态，相比之下未加入甘露醇则只有67%的时间处于完全麻醉状态。对于牙髓中度疼痛的患者，加入甘露醇和未加入甘露醇相比，治疗过程中处于完全麻醉状态的时间分别为56%和32%。而对于牙髓重度疼痛的患者，这一时间则分别为36%和31%。虽然加入甘露醇似乎能提高麻醉成功率，但与未加入甘露醇相比，差异并不明显。

结论：利多卡因联合甘露醇的使用似乎能够提高麻醉成功率，但这一结果存在一定的不可预测性。

硫酸镁是否会影响IANB的成功率？

研究显示，在利多卡因中添加硫酸镁可降低失败率，同时延长镇痛时间[111]。Vastani等[112]发现，镁离子与电压门控钠离子通道结合，改变其空间构象，从而对周围神经的阻滞麻醉效果产生影响。Srebro等[113]发现，硫酸镁通过激活TRPA1和N-甲基-D-天冬氨酸受体，刺激外周组织产生一氧化氮，从而造成局部的机械性痛觉敏感。

Shetty等[111]则通过术前（IANB前60分钟）使用1mL硫酸镁，发现可以提高不可逆性牙髓炎患者IANB的成功率（成功率为50%，而使用安慰剂的成功率为32%）。关于IANB前使用硫酸镁所造成的疼痛目前尚无研究。

结论：在硫酸镁应用于牙科治疗之前还需要进一步研究。

甲哌卡因和利多卡因应用于IANB有什么区别？

Visconti等[114]比较了2%甲哌卡因和利多卡因（均含1∶100000肾上腺素）应用于下颌后牙不可逆性牙髓炎的成功率，结果显示甲哌卡因成功率为55%，而利多卡因的成功率为14%。但该试验每组病例仅为21例。

结论：需要进一步研究来证明甲哌卡因和利多卡因在不可逆性牙髓炎中的治疗效果。

甲哌卡因与曲马朵联合使用对IANB成功率的影响

由于曲马朵具有阻断神经传导的能力，Rodríguez-Wong等[115]将甲哌卡因与曲马朵联合使用（1.3mL含1：100000肾上腺素的甲哌卡因+0.5mL浓度为50mg/mL的曲马朵），并将其与单纯使用甲哌卡因（1.8mL，2%浓度）进行对比，以确定其是否可增加不可逆性牙髓炎患者IANB的成功率，结果显示联合制剂的成功率为57%，而单纯使用甲哌卡因的成功率为46%。

结论：甲哌卡因和曲马朵的联合应用似乎不会增加不可逆性牙髓炎IANB的成功率。

曲马朵如何影响IANB的成功率?

Isiordia-Espinoza等[116]发现，曲马朵黏膜下注射具有短效的局部麻醉作用，从而增加了IANB的麻醉效果。然而Beyazova[117]则发现能够达到有效神经阻滞的曲马朵的剂量可能会导致全身性的副作用，从而限制了其临床上的应用。

结论：曲马朵的临床应用还需要进一步研究。

利多卡因/可乐定如何影响IANB的成功率

Shadmehr等[118]将2%利多卡因与可乐定（15μg/mL）联用，用于不可逆性牙髓炎患者的麻醉，并将其与含有肾上腺素（12.5μg/mL）放入2%利多卡因进行对比。二者成功率分别为59%与29%。由于可乐定可产生血管收缩作用（选择性α₂肾上腺素受体激动剂），并可以直接抑制C-纤维活化，提高临床麻醉效果，具有重要意义。

结论：对利多卡因/可乐定在不可逆性牙髓炎患者麻醉中的作用还需要进一步研究。

透明质酸酶影响IANB的成功率吗?

Satish等[119]研究了40名被诊断为不可逆性牙髓炎的患者实施IANB的过程，并以含有肾上腺素的2%利多卡因溶液为麻醉剂。在牙髓开始麻醉后30分钟，试验组注射透明质酸酶（75 IU），对照组注射安慰剂。学者通过机械刺激牙龈和电刺激牙髓来评估麻醉效果。结果显示麻醉后30分钟注射透明质酸可以延长牙髓麻醉时间。但该研究病例较少，每组仅为20例。

结论：在透明质酸酶应用于临床之前，还需要进一步的研究。

布比卡因和利多卡因

Sampaio等[120]比较了含1：200000肾上腺素的布比卡因与含1：100000肾上腺素的利多卡因对不可逆性牙髓炎患者进行麻醉的效果。二者成功率分别为80%和63%，二者无统计学差异，二者的成功率均高于以往的研究。Parirokh等[121]比较了含1：200000肾上腺素的布比卡因与含1：80000肾上腺素的利多卡因在不可逆性牙髓炎患者治疗中的麻醉成功率，二者分别为25%和20%，无统计学差异。

Fernandez等[122]发现，利多卡因在牙髓麻醉中的起效明显快于布比卡因。

结论：利多卡因与布比卡因在IANB中的效果相似，但布比卡因麻醉起效可能较慢。

联合颏神经/切牙神经阻滞麻醉对不可逆性牙髓炎IANB的影响

Aggarwal等[123]研究了IANB联合颏神经/切牙神经阻滞麻醉在下颌前磨牙不可逆性牙髓炎治疗过程中的效果，联合麻醉的成功率为82%，而单独使用颏神经/切牙神经麻醉的成功率为53%，IANB的成功率为47%。

结论：颏神经/切牙神经阻滞麻醉联合IANB治疗下颌前磨牙不可逆性牙髓炎时的麻醉效果好于单独使用其中任何一种麻醉方式。

提前服用布洛芬或对乙酰氨基酚的效果

一种可改善不可逆性牙髓炎患者麻醉效果的方法是麻醉前60分钟服用布洛芬或对乙酰氨基酚。其基本原理是用前列腺素诱导外周伤害感受器的致敏作用，减少了激活受体数量，从而提高IANB的有效性[124-125]。

Modaresi等[126]推荐使用布洛芬。但该结论是通过使用牙髓电活力测试（EPT）得出的，不可逆性牙髓炎患者的牙髓电活力测试读数降低或无反应并非是深度麻醉的表现[127-128]。Ianiro等[129]则在术前联合使用对乙酰氨基酚和布洛芬，并发现其与安慰剂组相比具有更高的成功率（分别为76%和

71%），但差异并不显著。

Oleson等[7]评估了术前服用800mg布洛芬对不可逆性牙髓炎患者行IANB的成功率，二者分别为41%和35%，无显著差异。因此，术前服用800mg布洛芬对有症状的不可逆性牙髓炎患者IANB的成功率提高无明显作用。Aggarwal[130]则评估了术前服用600mg布洛芬对不可逆性牙髓炎患者IANB的影响，发现安慰剂组的成功率为29%，而布洛芬组的成功率为27%，二者无显著差异。

Simpson等[83]在术前联合使用800mg布洛芬及1000mg对乙酰氨基酚，观察其对有牙髓症状的不可逆性牙髓炎患者的影响，其IANB的成功率分别为32%和24%，无显著差异。因此，术前联合使用800mg布洛芬及1000mg对乙酰氨基酚对有症状的不可逆性牙髓炎患者无明显作用。

Parirokh等[131]则针对无症状的不可逆性牙髓炎患者于术前服用600mg布洛芬，结果显示，相对于安慰剂组32%的麻醉成功率，布洛芬组的麻醉成功率为78%。然而，这些患者就诊时均无自发性疼痛，因此，这一研究结果只能针对就诊时无自发性疼痛的患者。

Noguera-Gonzalez等[132]发现，让不可逆性牙髓炎患者术前口服600mg布洛芬，60分钟后使用含1∶100000肾上腺素的2%甲派卡因进行IANB，可获得72%的麻醉成功率（安慰剂组的成功率为36%）。但该研究每组25名患者。Jena和Shashirekha[133]研究不可逆性牙髓炎患者术前30分钟服用不同药物后进行IANB的麻醉

效果，并以含1∶100000肾上腺素的利多卡因为麻醉剂。在该研究中，布洛芬组的成功率为55%，而安慰剂组成功率为40%。但该研究每组20名患者。Shahi等[134]比较了术前服用地塞米松和布洛芬对IANB的影响，他们发现成功率与服用布洛芬和安慰剂相比没有区别。

Ramachandran等[135]比较了上颌第一磨牙牙髓治疗前60分钟服用800mg布洛芬的效果，而后用1.8mL含1∶200000的肾上腺素的2%利多卡因进行麻醉，布洛芬组的成功率为93%，而安慰剂组的成功率为26%。布洛芬的效果明显优于安慰剂。Nusstein等[1]使用3.6mL含1∶100000肾上腺素的2%利多卡因作为麻醉剂进行上颌后牙颊侧浸润麻醉，成功率达88%。Aggarwal等[61]发现，使用含1∶200000的肾上腺素的2%利多卡因对患有不可逆性牙髓炎的上颌第一磨牙进行颊侧浸润麻醉，成功率达54%。然而，Ramachandran[135]进行颊侧浸润麻醉的成功率却仅为26%。

结论：*术前服用布洛芬和/或乙酰氨基酚无法提高有临床症状的不可逆性牙髓炎患者的IANB成功率。*

术前服用对乙酰氨基酚/氢可酮的效果

对乙酰氨基酚与阿司匹林相比，具有解热镇痛的效果，其机制通常认为是阻断了前列腺素的合成，并参与了大麻素与血清素通路。氢可酮是一种阿片类药物，可通过结合脑内的阿片类受体，减轻疼痛。阿片类药物的周围神经止痛效果是与其位于痛觉感受器终端的受体相关的[136]。组织损伤造成阿片类受体上调，而外源性阿片类拮抗剂可以阻断这些受体，在相应部位产生止痛效果[136]。

Fullmer等[41]评估了不可逆性牙髓炎患者IANB前60分钟口服1000mg对乙酰氨基酚和10mg氢可酮的麻醉效果，试验组成功率为32%，而安慰剂组成功率为28%，两组间无统计学差异。

结论：*对下颌后牙的不可逆性牙髓炎，术前60分钟服用1000mg对乙酰氨基酚和10mg氢可酮对麻醉成功率的提高并无统计学意义。*

术前服用酮洛酸的效果

在另一项为提高麻醉成功率而进行的试验中，Mellor等[137]对有症状的不可逆性牙髓炎患者在进行上颌浸润麻醉或IANB之前注射了浓度为30mg/mL的酮洛酸，他们发现酮洛酸并不能改善牙髓疼痛症状，而且注射时会引发极度疼痛。但Hargreaves[138]指出，该研究样本量太小（试验组与对照组均为5人），导致结果并不可信。Aggarwal等[130]也研究了术前酮洛酸的使用，提示其对IANB的成功率无明显提高，但这个研究每组人数均少于24人。

Jena和Shashirekha[133]研究了术前口服不同药物对麻醉的影响，结果显示口服10mg酮洛酸组的成功率为70%，而安慰剂组的成功率为40%，但每组20名患者，两组间无统计学差异。Yadav等[139]评估术前口服10mg酮洛酸后进行IANB，并配合使用阿替卡因和利多卡因进行颊侧、舌侧浸润麻醉的麻醉效果，发现以4%阿替卡因作为麻醉剂时，口服酮洛酸后的麻醉成功率为76%，没有服用酮洛酸的麻醉成功率为64%。而仅用利多卡因进行颊侧、舌侧浸润麻醉的成功率仅为32%。该研究每组为25人，当和其他研究人数更多的研究相比时，可能会出现不同的结果。这个研究同样未进行过效能检验，来确定每组所需要的人数。

Saha等[140]研究了有牙髓症状的不可逆性牙髓炎患者IANB术前口服10mg酮洛酸或50mg双氯芬酸钾后的麻醉效果，结果显示，酮洛酸的成功率为76%，双氯芬酸钾的成功率为55%，而安慰剂的成功率为29%。

结论：酮洛酸对于不可逆性牙髓炎患者的麻醉作用还需要进一步研究。

预先使用各种不同的止痛药

Parirokh等[131]研究了术前服用75mg吲哚美辛对无症状的不可逆性牙髓炎患者IANB成功率的影响，成功率为62%，安慰剂组为32%。然而，这些患者在就诊时均无自发性疼痛，因此该结论只能用于在就诊时无自发性疼痛的患者。

Prasanna等[141]评估了术前口服氯诺昔康或双氯芬酸的效果，结果显示氯诺昔康的成功率为71%，双氯芬酸的成功率为53%，而安慰剂组的成功率为28%。氯诺昔康与安慰剂组之间存在明显的差异。Jena和Shashirekha[133]研究了术前30分钟口服不同种类的药物，而后使用含1∶100000肾上腺素的2%利多卡因进行IANB的效果，联合使用400mg依托泊苷和500mg对乙酰氨基酚的成功率为55%，而联合使用100mg醋氯芬酸和500mg对乙酰氨基酚的成功率为

50%，二者与安慰剂40%的成功率相比差异均无统计学意义，但该试验每组只有20名患者。Shahi等[134]研究了术前服用地塞米松对麻醉效果的影响，结果显示其略高于安慰剂组。

Ramachandran等[135]比较了1000mg乙酰氨基酚、100mg氯芬酸和安慰剂的麻醉效果，在患有不可逆性牙髓炎的下颌第一磨牙进行IANB前60分钟服用，三者的成功率分别为90%、73%、26%。乙酰氨基酚和醋氯芬酸的效果与安慰剂相比均具有统计学意义。

结论：对这些药物还需要进一步的研究。

术前用药的Meta分析

Li等[142]进行了一项术前用药的Meta分析，学者得出的结论是术前用药与提高不可逆性牙髓炎患者IANB成功率有一定关系，但仍需要进一步的研究来明确这一结论。Lapidus等[143]分析了9个相关的随机对照临床试验，结论是术前使用非甾体类消炎药可提供额外的止痛效果，尤其是布洛芬。

结论：关于术前用药还需要进一步研究。

有无牙髓症状？

有些关于预先用药的研究是针对有症状的患者，有些是针对无症状患者，还有一些并未明确患者就诊时是否有牙髓症状。Argueta-Figueroa等[57]与Fragouli等[58]的研究显示，无症状的不可逆性牙髓炎患者的麻醉效果要优于有症状的牙髓炎患者。

另外，术前的疼痛程度也与麻醉成功率有关。Aggarwal等[59]随着术前疼痛程度

的增加，IANB的失败率也增加。

结论： 术前有无牙髓症状与治疗过程中IANB的麻醉效果相关，那些无症状的不可逆性牙髓炎患者的麻醉成功率更高。

术前使用笑气

笑气是最常用的牙科吸入式麻醉剂。安全性极高，并且能够对焦虑的患者提供极好的镇静效果[144]。笑气还能提供中度的镇痛效果。其推荐的镇痛浓度是30%，相当于10～15mg的吗啡[145]。因其具有镇静和止痛的效果，笑气在牙体牙髓治疗中具有潜在的应用价值。

Stanley等[40]研究了笑气对IANB的效果，每一名患者被要求随机吸入笑气/氧气的混合物或只是吸入氧气，发现笑气组的成功率为50%，而氧气组的成功率为28%，该差异具有统计学意义。

结论： 浓度在30%～50%的笑气可明显增加IANB的成功率。

如何减轻不可逆性牙髓炎治疗术后的疼痛？

使用麻醉或止痛药

Attar等[146]使用单剂量布洛芬作为术后止痛药，他们发现术前服用单剂量的布洛芬虽然可以减轻术中疼痛，但并不能显著减轻术后疼痛。Al-Kahtani[147]评估了利多卡因与布比卡因对术后疼痛的效果，发现在术后6～12小时，布比卡因组的疼痛程度明显低于利多卡因组。术后24小时的效果差异则更加明显。然而，该研究中每组仅20名

患者。

Ramazani等[148]比较了布洛芬和Zintoma（Goldaru）的术后止痛效果。学者发现Zintoma并非一种有效的止痛剂。Sethi等[149]评估了10mg酮洛酸、400mg依托度酸、100mg他喷他多的术后止痛效果，并发现与依托度酸相比，单剂量的酮洛酸或他喷他多可明显降低牙髓治疗术后的疼痛。但该研究每组仅有20名患者。

Parirokh等[150]评估常规服用布洛芬或仅在疼痛的时候服用布洛芬对术后疼痛的影响。他们发现在术后48小时内，常规服用布洛芬与仅在疼痛时服用布洛芬，缓解疼痛的效果不明显。

Mokhtari等[151]评估了术前服用25mg吲哚美辛和400mg布洛芬对缓解术后疼痛的效果，这两种药物在术后8小时都有明显的止痛作用，在术后12～24小时，二者的止痛效果并无显著差异。该研究每组仅有22名患者。

Elzaki等[152]评估了4种非甾体类消炎药对控制术后疼痛的效果，1000mg对乙酰氨基酚、1000mg对乙酰氨基酚+600mg布洛芬、1000mg对乙酰氨基酚+500mg甲芬那，1000mg对乙酰氨基酚+50mg双氯芬酸，每组均有33～35名患者，同时还有一组使用安慰剂。学者发现在术后8小时内，对乙酰氨基酚+布洛芬的效果最好。

记住关于术后疼痛的格言：当伤害停止后，疼痛就会消失。

结论： 减轻术后疼痛的用药还需进一步研究。

当无法再进行牙髓治疗后，布比卡因–脂质体注射用混悬液（Exparel）可否明显减轻术后疼痛/麻木？

在2011年，FDA批准类Exparel的使用。Exparel由含有布比卡因的脂质体组成（图6-2），每一个脂质体含有浓度为13.3mg/mL的布比卡因[153-154]。少量布比卡因可以直接释放，其余的则通过脂质体释放，脂质体则可以被机体缓慢分解释放。因此，Exparel具有长达72小时的缓释作用[154]。

布比卡因–脂质体已被应用于多种外科手术，包括拇囊炎切除术[155]、膝关节置换术[156-159]、髋关节置换术[160]、胸部假体植入术[161]、结肠切除术[162-163]、回肠造口术[164-165]、痔疮切除术[166-168]、乳房成形术[169-170]、腹壁成形术[171]和整容术[172]。由于布比卡因–脂质体对神经阻滞的效果尚不明显，相关的研究都被局限于浸润麻醉。在一些研究中，术后疼痛明显减轻，一些研究则显示术后麻醉药的使用量有所减少，然而，部分研究也显示其与阿片类药物的止痛效果无明显差别。

Bultema等[173]评估了Exparel在未治疗的不可逆性牙髓炎患者中的止痛效果。在他们的研究中，100名患者随机接受4mL颊侧浸润的布比卡因或Exparel，患者并未进行牙髓治疗。术后的疼痛则依靠布洛芬及对乙酰氨基酚来控制，患者同时可以接受麻醉药物治疗来控制疼痛。患者的麻木感，疼痛感，就诊当晚及接下来的5天时间的用药情况被记录下来。除了在1~3天时，使用Exparel的患者的唇部麻木感与其他各组间存在统计学差异，其余各组数据均未见明显区别。

结论：对未治疗的不可逆性牙髓炎患者，4mL Exparel 的颊侧浸润麻醉无法提供较长的疼痛控制，其与布比卡因相比，也不能减少麻醉药的用量。

图6-2 脂质体复合体是由大量小球状的脂质体组成，内部含有药物分子，这些脂质体聚集在一起，形成了一个个多面体的腔室。当进入人体内后，随着时间推移，腔室壁逐渐降解，将内部的药物释放出来。

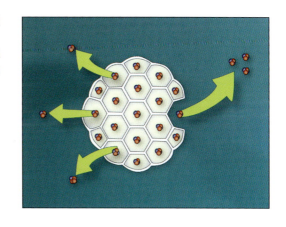

当不可逆性牙髓炎患者无法进行牙髓治疗时的止痛措施

根管内清创（牙髓摘除术或牙髓切除术）是效果最可预测的缓解不可逆性牙髓炎疼痛的治疗方法[174]。当无法进行根管内清创时，临床医生可能倾向于使用强力的止痛药或是消炎药来减轻疼痛。然而，疼痛还将继续，而消炎药的使用对于缓解不可逆性牙髓炎的疼痛并无帮助[175-177]。在这种情况下，虽然有使用止痛药的指证，但并不推荐使用消炎药。

Gallatin等[178]评估了骨内注射长效醋酸甲泼尼龙（Depo-Medrol，Pfizer）对未做牙髓治疗的不可逆性牙髓炎的作用。学者发现醋酸甲泼尼龙能够将疼痛控制在可接受范围长达7天之久，该结论支持将其作为一种牙髓治疗之前暂时性控制疼痛的方法。Bane等[179]比较了不可逆性牙髓炎患者局部骨内注射Depo-Medrol和牙髓切除术的止痛效果，结果显示Depo-Medrol在0～7天控制自发痛和叩痛的效果好于牙髓切除术组。

由于醋酸甲泼尼龙具有一定的控制炎症作用[180]，当患者返回牙体牙髓科医生处，该区域的麻醉效果通常会更好。然而，Agarwala[181]和Stein等[182]发现，醋酸甲泼尼龙并不能提高该区域IANB的成功率，因此提前使用醋酸甲泼尼龙并不能提高不可逆性牙髓炎患者的麻醉成功率。

结论：醋酸甲泼尼龙可以将患者的疼痛控制在可接受范围长达7天，该结论支持将其作为一种短期控制疼痛的方法，直到患者可以进行牙髓治疗。但甲泼尼龙并不能提高IANB的成功率。

牙髓切除术作为一种暂时性的治疗方法

由于个人经济状况的原因，不可逆性牙髓炎患者经常要在保牙和拔牙之间做出选择，而经济状况不佳的患者可能会选择拔牙。McDougal等[183]对不可逆性牙髓炎患者进行牙髓摘除术，并用暂封材料或玻璃离子进行修复。他们发现10%的患者会在6个月内出现疼痛，而22%的患者会在12个月内出现疼痛。虽然并不理想，但牙髓切除术以及临时性修复对于那些出现暂时性经济困难的患者也是一个选择[183-184]。Teixeira[185]发现，在牙髓切除术过程中，2mm深度的牙髓内注射并不会影响患牙牙髓的愈合过程。

结论：牙髓切除术可能是暂时性经济困难患者的一种临时性控制疼痛的方案。

对不可逆性牙髓炎患者进行早期或补充浸润麻醉

在IANB后补充进行颊侧浸润麻醉

Matthews等[6]对有症状不可逆性牙髓炎的下颌后牙使用含1∶100000肾上腺素的4%阿替卡因进行IANB失败后的补充颊侧浸润麻醉，发现总的成功率约为58%。

在一个类似的研究中，Oleson[7]和Simpson等[83]使用与Matthews[6]相同的方法，得出的成功率分别为38%和52%，Aggarwal等[186]发现，阿替卡因颊侧补充浸润麻醉的成功率为54%，如果加入酮洛酸，则成功率为62%。他们也发现地塞米松补充浸润麻醉的成功率为45%[186]。

Fan等[187]评估了阿替卡因颊侧浸润麻醉的效果，他们得到的成功率为82%，但并不知道该研究中有多少患者是依靠单纯IANB即可成功麻醉的。在Matthew等[6]，Oleson等[7]，Simpson等[83]的研究中，纳入的均是IANB失败的患者。因此，Fan等[187]的疏忽将直接影响其试验结果。

Poorni等[75]发现，4%的含肾上腺素阿替卡因和2%的含肾上腺素利多卡因在IANB过程中有相同的效果（麻醉成功率分别为75%和69%）。含肾上腺素的4%阿替卡因局部浸润麻醉也能达到69%的成功率，这在所有研究中的成功率是最高的。

Kanaa等[82]研究了不可逆性牙髓炎患者IANB失败后的补充麻醉技术，2mL阿替卡因颊侧浸润麻醉的成功率为84%，这比之前相关研究的成功率更高。Dou等[188]以4mL利多卡因进行IANB，然后各以0.9mL的阿替卡因进行行、舌侧浸润麻醉，学者发现颊、舌侧均补充浸润麻醉的成功率为70%，而单独颊侧补充浸润麻醉的成功率为62%，二者间无显著差异。对于下颌后牙不可逆性牙髓炎患者，已经进行IANB及颊侧浸润麻醉后，补充舌侧浸润麻醉并不能够提高麻醉成功率。在一项针对不可逆性牙髓炎患者IANB及颊侧补充浸润麻醉的临床试验中，Ashraf等[72]发现，利多卡因及阿替卡因的神经阻滞效果并无差异，颊侧浸润麻醉的成功率为57%（102名患者中，58名有效），在这58名患者中，阿替卡因的占比为71%（41人），利多卡因的占比为29%（17人）。虽然我们知道在IANB失败

后，阿替卡因的颊侧浸润效果比利多卡因更好，但71%的成功率似乎比其他研究中的成功率（38%～54%）都要高。Rogers等[189]对比了不可逆性牙髓炎患者IANB失败后，阿替卡因和利多卡因的颊侧浸润效果，他们发现阿替卡因的IANB成功率为26%，阿替卡因的颊侧浸润麻醉成功率为62%，利多卡因的成功率为37%。Monteiro等[190]发现，对于那些不可逆性牙髓炎IANB失败后的患者，4%阿替卡因颊侧浸润麻醉的成功率为40%。Schellenberg等[42]也得出了相似的结果（37%）。

Fowler等[77]在一项针对204名因下颌前磨牙或第一、第二磨牙不可逆性牙髓炎急诊患者的研究中，对IANB失败后补充阿替卡因颊侧浸润麻醉的成功率进行研究，结果显示第一磨牙的成功率为42%，第二磨牙的成功率为48%，前磨牙的成功率为73%。第一、第二磨牙间无显著差异，但磨牙与前磨牙相比具有显著差异。然而，阿替卡因的补充颊侧浸润麻醉还不足以确保能够获得深层次的牙髓麻醉。

在一项系统性回顾和Meta分析中，Kung等[71]发现，在IANB中，阿替卡因并不优于利多卡因，但在IANB失败后的补充浸润麻醉中的表现却优于利多卡因。Brandt等[70]则对阿替卡因与利多卡因在牙科治疗中的应用进行了Meta分析，结果也发现在下颌浸润麻醉中阿替卡因要优于利多卡因。

然而，补充颊侧浸润麻醉还不足以对所有需要足够麻醉的患者确保足够的可预测的牙髓麻醉。这与在一项针对无症状的牙齿进行的研究结论相矛盾，该研究显示在

IANB之后，使用1支含1∶100000肾上腺素的4%阿替卡因进行颊侧浸润麻醉的成功率为88%[191]。

结论：对于有牙髓症状的不可逆性牙髓炎患者，IANB失败后使用阿替卡因进行颊侧浸润麻醉并非十分可靠。

补充颊侧浸润麻醉过程中增加阿替卡因的用量

Singla等[74]在IANB失败后分别使用两种剂量（1.8mL和3.6mL）的含1∶100000肾上腺素的4%阿替卡因进行补充颊侧浸润麻醉。结果显示IANB的成功率为37%，1.8mL阿替卡因浸润麻醉的成功率为62%，而3.6mL的成功率为64%，二者没有统计学差异。

结论：将阿替卡因的用量增加1倍也无法提高不可逆性牙髓炎患者IANB失败后的补充浸润麻醉成功率。

IANB后使用利多卡因补充颊侧浸润麻醉

Parirokh等[27]发现，对于下颌第一磨牙不可逆性牙髓炎的患者，在IANB之后以1.8mL含1∶80000肾上腺素的2%利多卡因进行补充颊侧浸润麻醉，成功率可达65%。但该研究并未告诉我们有多少患者单用IANB就可以麻醉成功。该疏忽可能会影响试验结果。一般来说，利多卡因颊侧浸润麻醉的效果并不如骨内注射。

结论：将含1∶80000肾上腺素的2%利多卡因进行IANB后的补充颊侧浸润麻醉并不可靠。

IANB后使用阿替卡因补充颊舌侧浸润麻醉

Aggarwal等[9]发现，在IANB后进行颊、舌侧浸润麻醉。阿替卡因的成功率比利多卡因更高（67% vs 47%）。但并不知道有多少患者单用IANB即可获得成功的麻醉，这一疏忽会影响研究结果。

结论：IANB后使用颊舌侧浸润麻醉并不能确保不可逆性牙髓炎患者获得可靠的牙髓麻醉。

单纯阿替卡因颊、舌侧浸润麻醉

Aggarwal等[10]发现，单纯使用1.1mL含1∶100000肾上腺素的4%阿替卡因对患有不可逆性牙髓炎的下颌第一、第二磨牙颊、舌侧浸润麻醉的成功率仅为27%。

结论：单纯使用阿替卡因进行颊、舌侧浸润麻醉并不能获得可靠的牙髓麻醉。

单纯使用4%阿替卡因进行颊侧浸润麻醉

Zain等[192]评估了单纯使用4%阿替卡因对患有不可逆性牙髓炎的下颌第一磨牙行颊侧浸润麻醉的成功率，结果为77%。该结论相较于Aggarwal等[10]发现的单纯颊、舌侧浸润麻醉27%的成功率，是相当高的。

结论：4%阿替卡因单纯颊侧浸润麻醉的成功率还需要进一步试验来研究。

采用酮咯酸进行颊侧补充浸润麻醉

Akhlaghi等[193]对30mg/mL的酮咯酸的麻醉成功率进行了研究，相比生理盐水对照组15%的成功率，酮咯酸的成功率为40%。然而，每组仅20人。

结论：还需要进一步研究来证实酮咯酸浸润麻醉能否提高IANB的成功率。

不可逆性牙髓炎患者牙周韧带内补充注射麻醉

利多卡因的成功率

据报道，牙周韧带内补充注射的牙髓麻醉成功率为50%～96%[5,194-196]。Walton和Abbott等[196]报道在牙髓治疗和牙体修复治疗中的补充牙周韧带麻醉成功率为63%。如果第一次牙周韧带麻醉失败了，第二次注射的成功率可达71%，总的成功率可达92%。Smith等[195]的研究也得到了类似的结果。Cohen等[5]研究了牙体牙髓专科医生对不可逆性牙髓炎的治疗，发现牙周韧带补充麻醉的成功率可达74%，而再次注射的成功率可达96%。而下颌前牙牙周韧带注射的麻醉成功率通常不高[197-198]。

Kanaa等[82]研究了不可逆性牙髓炎患者IANB失败后的补充麻醉，以0.36mL含肾上腺素的利多卡因作为麻醉剂进行牙周韧带注射，其成功率仅为48%。Zarei等[199]采用相似的方法得出的成功率为70%，该技术不会加快心率。

Parirokh等[200]研究了IANB+颊侧浸润麻醉+牙周韧带注射的联合麻醉，发现单纯IANB的成功率为22%，联合麻醉成功率为58%。

Mohajeri等[201]评估了甲哌啶/利多卡因补充牙周韧带内麻醉的效果。学者发现将0.4mL 5%甲哌啶与利多卡因混用并不能提高麻醉效率。

在一项针对牙体牙髓专科医生进行的调查中（回访率为33%），Bangerter等[202]发现，牙周韧带麻醉技术的使用比骨内注射技术更常用，而年长的牙体牙髓专科医生比年轻医生更经常使用牙周韧带注射技术。该原因可能是因为那些年长的牙体牙髓医生并未学习过较新的骨内注射系统。

说明：在骨内注射技术开展之前，本书笔者使用补充牙周韧带注射技术已经很多年了。看起来该技术需要多次重复注射才可达到25%～37%的成功率。注射过程也需要巨大的压力，这令我感到不安，此外，如果面对的是一颗比较长的牙齿（25～28mm），该技术似乎不能有效地发挥作用。由于麻醉剂剂量较少，麻醉持续时间也较短。这就意味着如果患者麻醉后治疗中断了一段时间，当再次开始治疗时，麻醉效果就减少了，医生就需要再次注射。这会让医生感觉治疗过程很匆忙，相比较而言，补充骨内注射因不需要再次注射来提高麻醉成功率（除非使用的是3%甲哌卡因），就更有效，并且相比较牙周韧带麻醉能提供更长的牙髓麻醉时间。

结论：补充牙周韧带麻醉的成功率低于骨内注射麻醉，此外，韧带内注射技术需要多次注射以提高成功率。酮咯酸可以提高IANB的成功率。

使用阿替卡因的成功率

Fan等[187]比较了阿替卡因IANB加牙周韧带注射的麻醉效果，成功率为83%。但是，不知道多少患者单纯靠IANB即可麻醉成功，该疏忽可能会影响试验结果。

结论：使用阿替卡因进行补充牙周韧带注射麻醉的效果还需要进一步研究。

使用CCLAD的成功率

Nusstein等[203]采用CCLAD对IANB失败后的患者使用含1：100000肾上腺素的2%利多卡因进行韧带内补充麻醉，其成功率为56%，这一结果是令人失望的，因为CCLAD本应该能够精确地将1.4mL的麻醉剂平稳的注射进牙周韧带内。该研究采用的CCLAD使用了原型的压力传感器，如果将来的研究采用商品化的压力传感器（例如，Milestone Scientific公司生产的STA单牙麻醉单元），可能效果更好。

结论：使用CCLAD在IANB失败后患者的补充牙周韧带注射的成功率为56%。

对补充牙周韧带注射技术的思考

注射不适感

Cohen等[5]使用高压注射器对有症状的不可逆性牙髓炎患者进行IANB失败后的补充牙周韧带注射，他们发现注射过程并没有明显的不适感。但Dreven等[26]则发现该注射过程可导致中度疼痛。Nusstein等[203]则使用CCLAD进行牙周韧带注射，并发现进针过程可导致18%的患者感到中度疼痛及4%的患者感到重度疼痛。麻醉剂的注射可导致10%的患者感到中度疼痛及1%的患者感到重度疼痛。医生在进行麻醉的过程中应该意识到，牙周韧带注射过程中，患者可能

会感觉到中度到重度疼痛。

结论：当进行补充牙周韧带内麻醉时，约少于20%的患者可能会感到中度到重度疼痛。

麻醉的起效与持续时间

麻醉通常是立即起效的，使用CCLAD进行牙髓治疗时，56%的麻醉成功患者在牙髓清创过程中的麻醉时间大约是35分钟[203]，长于使用注射器注射麻醉药的患者[203-204]。

结论：麻醉是立即起效的，如果麻醉成功，使用CCLAD的患者约能维持35分钟的麻醉时间。

术后疼痛及预防措施

补充牙周韧带注射会增加正常牙髓治疗术后的疼痛。对存在牙髓坏死、根尖周脓肿、蜂窝织炎的患者，不建议使用牙周韧带注射，不仅非常痛苦，而且很可能无法提供深度麻醉。另外，与双膦酸盐药物相关的颌骨坏死患者也不应该进行牙周韧带注射，但口服双膦酸盐患者可以，这还需要进一步的研究。

不可逆性牙髓炎患者补充和单纯骨内注射麻醉

骨内注射并不是一种新技术，早在1935年，在一本麻醉教科书中就已经介绍了该技术。在Sterling V. Mead所著的《口腔外科麻醉学》一书中，对骨内注射麻醉进行了简短的介绍。有趣的是，在最后一行中他写道："这种方法看起来没有真正的优

势，也没有必要"[205]。

IANB后进行骨内注射的成功率

使用利多卡因的Stabident系统

Nusstein等[1]发现，使用Stabident系统，以1.8mL含1∶100000肾上腺素的利多卡因进行下颌骨骨内注射的成功率可达90%，在类似的研究中，Oleson等[7]与Simpson等[83]分别得出了94%和86%的成功率。Parente等[95]使用Stabident系统对常规麻醉失败后进行补充麻醉，他们发现下颌后牙使用0.45～0.9mL的含1∶100000肾上腺素的2%利多卡因的成功率为79%，而如果再次使用，成功率可达91%。因此，1/4～1/2单位剂量的利多卡因的麻醉成功率似乎要低于完整剂量[1,95]。

Kanaa等[82]研究了IANB失败后补充注射的成功率，使用骨内注射的成功率仅为68%。成功率如此低的原因可能是因为注射剂量仅为1mL，而不是之前研究中通常使用的1.8mL。

结论：采用含1∶100000肾上腺素的2%利多卡因进行骨内注射的成功率约为90%。

使用甲哌卡因的Stabident系统

Reisman等[2]报道了使用1.8mL 3%甲哌卡因进行补充骨内注射的成功率高达80%，而单独使用IANB的成功率仅为25%，而再次注射后的成功率将高达98%。因此，3%甲哌卡因不如含1∶100000肾上腺素的2%利多卡因有效，但是含肾上腺素的甲哌卡因并没有加快心率的作用。

结论：3%甲哌卡因补充骨内注射可获

得80%的成功率，而再次注射则可将成功率提高至98%。

使用阿替卡因的Stabident系统

Bigby等[206]发现，IANB失败后，使用1.8mL含1∶100000肾上腺素的4%阿替卡因骨内注射的成功率为86%。因此，阿替卡因的成功率与利多卡因相似。

结论：作为IANB后的骨内注射用药，阿替卡因与利多卡因类似。

X-Tip系统

Nusstein等[94]使用X-Tip系统（Dentsply Maillefer，图4-12）进行IANB失败后的骨内注射，进针点选择下颌膜龈联合处根方3～7mm处，对磨牙与前磨牙进行麻醉的用药为1.6mL含1∶100000肾上腺素的2%利多卡因。他们发现在33次注射中，有6次（占比18%）因麻醉药物回流进入口腔而未获得成功，剩余27次注射成功，成功率为82%。他们得出的结论是当IANB不能提供深度牙髓麻醉时，将X-Tip系统作用于下颌后牙的根尖部位，可对不可逆性牙髓炎患者实现成功的牙髓麻醉。Zarei等[199]对IANB失败患者进行补充X-Tip骨内注射，麻醉成功率为100%。Verma等[207]得出的成功率则为93%。Idris等[208]以含1∶100000肾上腺素的4%阿替卡因作为麻醉剂，使用X-Tip系统进行IANB失败后的补充麻醉，成功率为87%。

结论：使用X-Tip骨内注射系统可获得较高的成功率，并获得与Stabindent相似的麻醉效果。

单独牙周韧带注射和骨内注射的成功率比较

Jing等[209]以含1∶100000肾上腺素的4%阿替卡因作为麻醉剂进行牙周韧带注射（CCLAD），成功率分别为：前磨牙92%，第一磨牙53%，第二磨牙93%。即使相对于无症状牙髓炎患者该成功率都是相当高的。这么高的成功率很难解释。Pereira等[210]单独使用X-Tip骨内注射系统将0.9mL含1∶100000或1∶200000肾上腺素的2%利多卡因注射进患有不可逆性牙髓炎的下颌第一磨牙区域（注射速率为0.45mL/min），在平均90分钟的治疗过程中的成功率分别为97%和93%，并且没有心率的加快，这一结果还需要更多的结论来证实。Razavian等[211]使用X-Tip系统得出的成功率为85%，但该研究仅纳入了20名患者。

IntraFlow系统（Pro-Dex，图4-15）将慢速手机和一个麻醉剂输送器结合在一起，当皮质骨被钻穿之后，麻醉药物通过孔洞输入患处。Reemers等[212]研究了单独使用IntraFlow对15名不可逆性牙髓炎患者进行治疗，其成功率为87%，但学者并未对牙髓麻醉进行验证，另外，由于需要放置橡皮障夹和牙片夹，也需要对舌侧牙龈和麻醉区域分别进行浸润麻醉。学者发现针头或钻头的堵塞会造成麻醉剂从输送器中缓慢地泄露，这种情况几乎无法察觉，当发生时，除了无法产生牙髓麻醉外，没有其他的征兆。IntraFlow系统目前已不在销售。

说明：我们的临床经验是当IANB没有导致下唇麻木，则骨内或牙周韧带补充麻醉通常也无法成功，此时，我们也无法预计单独使用骨内或牙周韧带注射可能成功。

结论：*对不可逆性牙髓炎患者单独使用骨内注射或牙周韧带注射补充麻醉还需要进一步研究。*

成功的关键

骨内注射补充麻醉成功的关键是让麻醉剂进入松质骨，如果麻醉剂从穿孔处流入口腔，则起不到麻醉效果。这时可以将穿孔再次打通或是选择另一个穿孔部位。对于某些患者（少于10%），由于其松质骨的分布不均，可能会导致麻醉药物无法分布在根尖周，这可能会导致即使麻醉剂被输送至松质骨，却仍造成麻醉失败[1-2,16,20-21,23,94,203-204,206,213-215]。

结论：*麻醉剂必须要被输送至松质骨内。*

对于骨内补充麻醉的思考

在使用骨内注射麻醉时需要对患者说什么？

可以这么跟患者说："你的牙齿并不像我们希望的那样麻木，因此，我们要给这颗牙齿一些额外的麻醉药物，你可能会感到一些振动，而且你的心跳可能会有一点加快。"尤其是需要使用含有血管收缩剂的麻醉剂时，这一点要额外提示患者。我们不会告诉患者："我需要钻穿你的牙龈和骨头，然后给你打一针麻醉剂"。进行IANB时我们不会对患者详细地描述这一过程，就像"我们将会刺穿你的黏膜表面，一些结缔组织，可能还有你的肌肉，然后刺到骨面上，然后试着注射到神经上。"我们只是说：

"我们将会通过让你的牙齿麻木然后让你舒服一点。"在这点上，骨内注射不应该和其他局部麻醉方法有什么不同。

结论：对患者的沟通需要尽量简单，并且与其他局部麻醉方式相同。

骨内注射麻醉的注射疼痛和推药疼痛

Nusstein等[1]、Reisman等[2]和Bigby等[206]发现，对患不可逆性牙髓炎的下颌后牙采用Stabident进行骨内注射麻醉时候，分别有0、9%及16%的患者描述有中度到重度疼痛。另外5%、31%及22%的患者表示在注入麻醉药物的时候有中度到重度疼痛。Nusstein等[94]报道采用X-Tip系统对不可逆性牙髓炎患者进行骨内注射时，有48%的患者表示有中度到重度的进针痛。27%的患者表示注射麻醉药物时有中度疼痛。Verma等[207]认为不可逆性牙髓炎的患者在IANB失败后可进行了骨内补充（X-Tip）麻醉。他们发现在注射麻醉时，有97%的患者表示无痛或者轻度疼痛，仅有3%的患者表示有中度到重度疼痛。在推药过程中，有25%的患者表示有中度到重度疼痛。对两种注射系统来说，进针的疼痛只持续短短几秒钟，并且就是发生在旋转进针的时候。推药的疼痛通常发生在刚开始注入麻醉药物加压的时候。通常，医生应该知道在采用Stabident或X-Tip系统对不可逆性牙髓炎患者进行麻醉进针和推药的时候会出现短暂且中度到重度的疼痛。相对于无症状的牙齿，牙痛的患者可能已经比较焦虑了，疼痛的概率将会增加。

结论：对不可逆性牙髓炎患者来说，骨内注射补充麻醉可能会很痛。

即刻和持续性

麻醉即刻起效，就是立即，没有等待时间。

对不可逆性牙髓炎患者，采用Stabident或X-Tip系统[1-2,94,206]进行骨内注射补充麻醉可以提供整个清创过程所需的时间（至少35分钟）。

结论：即刻就是立即，骨内注射补充麻醉的麻醉效果可以持续至少35分钟。

重复骨内注射补充麻醉

Jensen等[215]发现，采用含1∶100000肾上腺素的1.4mL的2%利多卡因在初始骨内注射麻醉后30分钟进行再次骨内注射，将提供额外的15～20分钟的牙髓麻醉效果。因此，如果患者在牙髓治疗后期开始感觉不舒服的话，再次进行骨内注射麻醉可能有用。然而，在一些病例中，在治疗过程的后期，IANB可能逐渐失效，因此，再次进行IANB可能也有帮助。

结论：再次进行骨内注射补充麻醉将提供额外的15～20分钟的牙髓麻醉效果。

在牙髓治疗过程中，IANB麻醉失败后，什么时候开始感觉到疼痛？

IANB麻醉失败，开髓到达牙本质时就有38%的概率会发生中度疼痛，14%的概率发生重度疼痛[1,3-4,39]。如果顺利通过牙本质，牙髓暴露时，18%的概率会发生中度疼痛，11%的概率会发生重度疼痛[1,3-4,39]。如果顺利通过牙本质，也顺利开髓，在进行根管初始预备时，有6%的概率会发生中度疼痛，7%的概率会发生重度疼痛[1,3-4,39]。因此，最大的问题是开髓之前通过牙本质的时候。因此，有必要在预备牙本质通道这个阶段使用补充麻醉，而不是让患者忍住疼痛开髓。

结论：在IANB失败后，开髓之前制备牙本质通道时，52%的患者将会感觉中度或者重度疼痛。

什么时候应该使用骨内注射麻醉？

考虑到初始IANB较高的失败率，在IANB麻醉后，为不逆性牙髓炎患者提供骨内注射补充麻醉是明智的。也就是说，先进行IANB，然后对患牙进行冷测试，如果测试结果为阴性，可以进行治疗，如果测试结果为阳性，就需要进行骨内注射补充麻醉。用1.8mL含1：100000肾上腺素的4%阿替卡因在患处进行骨内注射补充麻醉，可以减少钻牙疼痛，提供补充麻醉。骨内注射将显著减少患者的疼痛，并为即刻高效的治疗提供条件。

多数牙髓病医生没有采用这种注射方法是因为临床医生通常都是按照他们最初的临床训练做的，有些时候这些习惯非常难改变。例如，美国医学联盟杂志上刊登的1998年的研究就提倡包皮环切手术采用麻醉[216]。然而当开展这项研究时，96%的接受包皮环切手术的婴儿没有进行麻醉。在住院医师阶段，医生们接受的教育就是不需要麻醉，结果，现在要他们改变理念是个非常缓慢的过程。类似的问题在许多健康护理学科中很常见，强调急需跟随时代的发展。

这本书展示了关于骨内注射麻醉的非常有用的信息，读者应该采纳里面提到的一些策略。这一点也符合Torquemada定律：如果你确定你是正确的，你有责任把你的意愿强加在不同意你观点的人身上。

结论：IANB之后采用骨内注射补充麻醉可大大减少患者的疼痛，并为不可逆性牙髓炎患者即刻快速的治疗创造条件。

术后疼痛和问题

不可逆性牙髓炎患者，进行骨内注射的患者的术后疼痛可能增加了根管治疗术后的疼痛。另外，患者在注射部位出现肿胀和/或渗出物的概率与没有牙痛症状的患者一样（5%），见第4章进一步讨论。

对部分活髓的牙齿进行骨内注射补充麻醉

骨内注射补充麻醉对冠髓发生坏死而根髓有活力或部分根髓有活力的患牙，及影像学上发生根尖周膜增宽的患牙有效（图6-3）。近期有冷热敏感史的患牙应该和发生牙髓坏死以及出现根尖暗影并加重的患牙（急性根尖脓肿）进行区别。

结论：骨内注射补充麻醉对牙髓有部分活力的患牙有效。

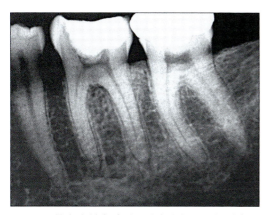

图6-3　骨内注射麻醉对冠髓发生坏死而根髓有活力或部分根髓有活力的患牙，和影像学上发生了根尖周膜增宽的患牙有效。

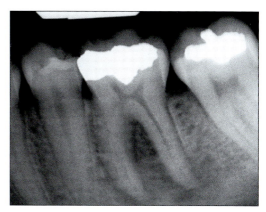

图6-4　牙髓坏死伴有根尖暗影患牙进行骨内注射麻醉时会出现疼痛。

骨内注射补充麻醉和牙周韧带麻醉在发生牙髓坏死和根尖周暗影的牙齿中的应用

有症状的患牙

尚未有研究对这些牙齿的麻醉成功率进行研究。很有可能是因为麻醉药物注射时非常疼痛，而且有效麻醉并不能完全起效，或者即使起效，麻醉持续时间也比较短。

我们在俄亥俄州立大学对有症状的发生了牙髓坏死和根尖周暗影的患牙进行初步研究（图6-4），骨内注射补充麻醉和牙周韧带注射麻醉时注入麻醉药物时会非常痛，试验不得不被终止。因此，除非有进一步的试验支持，否则骨内注射补充麻醉和牙周韧带注射麻醉不应该用于发生牙髓坏死和根尖周炎的有症状的患牙。

结论： 骨内注射补充麻醉和牙周韧带注射麻醉不能被用于发生牙髓坏死和根尖周炎的有症状的患牙。

无症状的患牙

尽管很少需要，但骨内注射补充麻醉和牙周韧带注射麻醉对发生牙髓坏死和根尖周炎的无症状的患牙有效果。

预防措施

不要对有症状的牙髓坏死和根尖暗影的患牙，或者是发生蜂窝织炎或者根尖脓肿的疼痛牙齿进行骨内注射麻醉。这样会非常疼痛，也没有麻醉效果。双膦酸盐相关的颌骨头坏死并且临床表现非常明显的患者的不能进行骨内注射麻醉。尽管没有进行研究，但患者口服双膦酸盐可能可以进行骨内注射麻醉。当然，需要进一步研究证实。

间隔内麻醉

间隔内麻醉是指通过注射等方式，将局部麻醉药物直接送到牙槽间隔处，局部麻醉药物通过弥散与渗透进入多孔隙的牙槽骨内，并最终进入包绕牙根的牙周束状骨内[217-223]。Saadoun和Malamed[222]进一步描述了这种注射方式，是在牙齿颊侧角化组织"位于牙龈乳头三角形的中心……与邻牙的距离相等"的点上进行的。在2005年对注射技术的评论中，Woodmansey[223]建议"在针接触到下面的骨头之前"推进针，刺穿骨嵴，然后平稳地将麻醉剂输送到牙槽间隔中。Woodmansey[223]还建议在患牙的近远中侧重复行间隔内麻醉注射。间隔内麻醉成功率为76%～90%，主要取决于衡量成功的方法（麻醉药物、恢复的过程以及EPT试验监测）[217-223]。

Webster等[44]认为下颌后牙有症状的不可逆性牙髓炎在行IANB失败时，可补充注射间隔内麻醉。在患牙的近远中侧通过CCLAD补充间隔内麻醉，注射用0.7mL含1∶100000肾上腺素的4%阿替卡因。开髓和根管预备时，患者无不适或轻度疼痛视为麻醉成功。29%的患者补充间隔内麻醉成功。

结论：对于需要对下颌后牙有症状的不可逆性牙髓炎进行紧急牙髓治疗的患者，间隔内麻醉注射的成功率较低（29%），无法提供预期的麻醉水平。

牙髓内注射

5%～10%的患不可逆性牙髓炎的下颌后牙进行了补充麻醉，甚至反复的补充麻醉后，仍然没有麻醉效果。整个开髓的过程疼痛一直持续，此时就有了牙髓内注射麻醉的指征。

操作

开始之前，要告知患者会采用额外的麻醉以保证他们的舒适性，而这一点儿额外的麻醉会有一点儿痛。

为了增加注射压力，可以采用棉球压住进针口以增加压力，防治麻醉剂反流。也可以用牙胶、蜡，或者一块橡皮片作为按压物。如果可能的话，可以用钻针开髓，然后注射针直接进入开髓孔中。

另外一种办法是当髓室顶部分打开后，可以分别对根管进行注射。标准注射器都配备的是27号短针头。用手或者止血钳作为针管的支撑防止针尖弯曲，将针头通过开髓孔进入根管内，其间缓慢注射麻醉药物直至针头无法再楔入，慢慢地加大压力直到最大注射压力，持续5～10秒。如果没有加压，麻醉剂将从开髓孔反流出来。这时针头需要进入更深，或者抽出来，换个更粗的针头（25号），再次进行注射。对磨牙来说，每个根管都需要麻醉。

Grubbs等[224]对不可逆性牙髓炎患者研究发现，针头安装的闭孔器（图6-5）会导致压力升高，且在进行牙髓内麻醉时可能会导致麻醉增加。临床研究已被证实。

图6-5　牙髓内注射使用的针头闭孔器（经许可转载于Grubbs等[224]）。

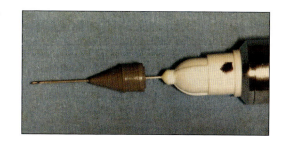

需要注意的问题

这个技术最主要的缺点是针头的放置和注射都是直接进入非常敏感的活髓牙。注射本身会带来中度到重度的疼痛[1]。牙体牙髓病学杂志上，Miles[225]（需要进行牙髓治疗的接受过牙科训练的神经内科医生）报道当进行牙髓内注射时会极其疼痛。同时他报道说这种麻醉方法非常有效，但是要付出极高的代价。Miles认为这样会使患者对牙髓病医生的信任减少，并且增加了焦虑。因为现在我们有了更为成功的补充麻醉方法，只有在其他所有补充麻醉方法都失败的情况下才会选择牙髓内注射麻醉。

这种技术的另外一个缺点就是麻醉时间较短（10分钟或者更少）。因此，必须在短时间内去除大部分的牙髓组织，达到正确的工作长度，以防止在根管预备过程中再次出现疼痛。还有一个缺点是必须充分暴露牙髓，以便于直接注射。但是在暴露牙髓前，在牙本质层面，麻醉无效的问题一直存在[1,3-4,39]。

牙髓内注射的优点是，如果施加压力的话，牙髓麻醉非常有效[226-227]。起效快，并且不需要特殊的注射针头。施加较大压力是牙髓麻醉起效的主要因素[226-227]。被动的放入麻醉药物是不够的，麻醉剂不会弥散到整个牙髓。

结论：如果提供压力注射的话，牙髓内注射麻醉可以有效，但是这种麻醉方式只能在其他补充麻醉技术无效的情况下使用。

表面麻醉

DeNunzio[228]报道了在进行牙髓摘除术时可以使用的一种局部麻醉方法。Sooraparaju等[229]发现，20%对氨基苯酸乙酯和透明质酸酶混合使用可减轻髓腔内注射疼痛。在扩锉针上放置局部麻醉剂，放入根管里面，将残留的牙髓组织麻醉。学者申明有10秒的轻微不适。尽管学者报道这种技术非常有效，但是还没有对这种方法进行客观研究的报道。

Moghadamnia等[230]研究了在对不可逆性牙髓炎患者进行局部麻醉时使用2%阿米替林凝胶作为辅助麻醉。阿米替林（三环类抗抑郁药）可以阻断钠离子通道，但是由于其副作用，并没有达到系统的使用标准。学者发现当把阿米替林放置于暴露的牙髓时，可以降低视觉模拟疼痛评分长达9分钟。但临床中的问题是，在牙髓暴露之前牙本质切削就有疼痛。

结论：对牙髓内麻醉的局部麻醉需要进一步研究。

有症状的牙髓坏死伴有根尖周放射影

布洛芬与布洛芬/对乙酰氨基酚治疗术后牙髓痛

Wells等[231]比较了中度到重度疼痛的急性牙髓坏死患者术后使用布洛芬与布洛芬/对乙酰氨基酚疼痛情况。用手动和旋转仪器完成了紧急开髓。预约结束后，患者随机接受600mg布洛芬或600mg布洛芬与1000mg对乙酰氨基酚（对操作者和患者均盲试）。在麻醉消退后，患者还需记录6天的日记，再记录5天的清晨日记。要求患者记录疼痛和症状以及所用药物的数量。如果研究药物不能控制痛，患者可以使用替代药物（维柯丁）。布洛芬/对乙酰氨基酚联合用药对术后疼痛的控制并不比单用布洛芬有效。因为两组中约有20％的患者需要替代药物来控制疼痛，所以对有症状的伴有根尖周放射影的坏死牙髓患牙布洛芬/对乙酰氨基酚或布洛芬在术后均并不能很好的控制疼痛。

结论：布洛芬/对乙酰氨基酚联合用药对术后疼痛的控制并不比单用布洛芬有效。布洛芬/对乙酰氨基酚或布洛芬均不能完全有效地控制有症状的伴有根尖周放射影的坏死牙髓患者的术后疼痛。

没有根管预备对有牙髓坏死的有症状牙齿的术后疼痛有什么影响？

没有看过牙科医生或者没有日常维护好口腔卫生的患者经常由于牙痛到急诊科就诊。这些患者通常需要服用止痛药和抗生素。如果他们不立即寻求牙科治疗，会经历哪些术后疼痛？

Sebastian等[232]进行了急性期伴有根尖影像的牙髓坏死的患牙在实施根管预备和没有进行根管预备疼痛情况的研究。其成功标准为术后无痛或轻度疼痛且不需要使用止痛药。所有患者在术后5天疼痛缓解（图6-6）。有根管预备的成功率更高，有明显的统计学差异，但止痛替代药物的需求无显著差异。

结论：急诊下根管预备较不行根管预备其术后成功率更高，有统计学差异。所有患者在术后5天疼痛均有所缓解。

使用脂质体布比卡因（Exparel）可有效减轻有症状的坏死牙髓术后疼痛/麻木吗？

有症状牙髓坏死的患牙行根管治疗术后可能会持续数天出现中度到重度疼痛，同时需要准备止痛药来缓解术后疼痛[231-232]。虽然术后布比卡因的镇痛时间可能会延长，但通常不会延长到足以覆盖整个术后不适时。因此，开处方强效镇痛药可能是控制这些患者术后疼痛的唯一选择。使用长效麻醉性布比卡因制剂可能会延长术后止痛期。

针对术前有中度到重度疼痛的牙髓坏死伴有根尖影像学表现的患牙，Glenn等[233]比较了布比卡因和脂质布比卡因（Exparel）术后对麻木和疼痛的影响。100名患者根管预备后随机接受4mL布比卡因或脂质体布比卡因的颊侧浸润。这项研究使用了浸润法，因为Exparel目前尚未批准用于神经阻滞注射。对于术后疼痛的患者，给予服用布洛芬/对乙酰氨基酚，他们可以通过服用止痛药来阻止疼痛。在治疗结束完成和

图6-6　根管预备与不预备术后每天疼痛VAS。根管预备后可降低术后疼痛（经许可转载于Sebastian等[232]）。

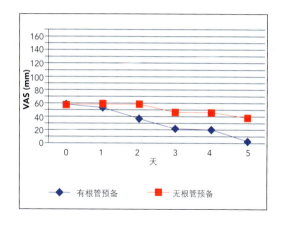

未来5天记录患者麻木，疼痛水平和用药情况。术后无痛或轻度疼痛，未曾服用止痛药视为成功。学者发现脂质组有29%的患者/布比卡因组有22%的患者无疼痛，二者无显著差异。脂质布比卡因在软组织麻木和疼痛及使用非止痛类药物上有一定的作用，但在临床上无显著的意义。所以，二者在对药物的需求上无显著差异。

结论：中度到重度疼痛的牙髓坏死伴有根尖影像学表现的患牙，与布比卡因相比，4mL脂质体布比卡因浸润对疼痛控制不明显，也不会减少镇痛药的消耗。

切开引流——缓冲麻醉剂

牙科治疗中，对有牙源性面部肿胀症状的患者进行切开引流是一种常见的紧急措施。Singer等[234]发现，在急诊室排名第二的最痛苦的手术是进行脓肿切开和脓肿引流，仅次于经鼻置入胃管。在口腔治疗中，脓肿切开和脓肿引流过程中很难充分控制疼痛。局部麻醉药效差的一个原因是与发炎/感染的组织引起的低pH有关，特别是在急性根尖脓肿中。从根尖脓肿收集的脓液的

pH为6.68[235]。急性炎症/感染的存在可能会限制局部麻醉药物非离子基形式的形成。缓冲的局部麻醉药物在控制疼痛方面可能更有效，尤其是在诸如切开和引流之类的痛苦治疗中。根据Henderson-Hasselbalch方程，缓冲局部麻醉剂的理由是合乎逻辑的：如果将局部麻醉剂溶液缓冲至接近其pKa的pH，则注射后将有更多的离子基形式进入神经鞘。缓冲局部麻醉药物的最常用方法是添加碳酸氢钠，以增加溶液的pH。

Balasco等[236]研究用有缓冲的和无缓冲的2%利多卡因对急性期牙髓坏死伴有根尖区急性肿胀的患牙行浸润和切开引流，评估其疼痛。用0.18mL 8.4%碳酸氢盐（pH为7.0）缓冲含1∶100000肾上腺素的2%利多卡因或者无缓冲液含1∶100000肾上腺素的2%利多卡因（pH为4.6）对患者进行两次浸润（同种制剂在脓肿近中和远中）。评估患者对170mmVAS上的每次浸润时针头插入，放置和推药时的疼痛进行评分。进行切开引流手术，并记录脓肿切开/脓肿引流和解剖的疼痛。使用两种制剂评估近远中针头插入和针头放置阶段的注射导致中度到重度

疼痛的发生率为30％～43％，两种麻醉制剂之间无显著差异。两种麻醉制剂在近远中推药过程中导致中度到重度疼痛的发生率为34％～51％，无显著差异。

学者发现，在切开过程中，56％～74％的患者感到中度到重度疼痛，引流过程中，64％～72%的患者感到中度到重度疼痛。解剖过程中68％～87%的患者感到中度到重度疼痛，表明两种麻醉剂之间无显著差异。

在类似的研究中，Harreld等[237]研究使用缓冲液（pH为7.0）和非缓冲（pH为4.5）含肾上腺素的4%利多卡因对急性期牙髓坏死伴有根尖区急性肿胀的患牙行浸润和切开引流，评估其疼痛。学者使用4%制剂是因为高浓度的利多卡因可能麻醉效果更佳，更多的麻醉剂作用在切开引流部位。使用两种制剂在近远中注射，针头的插入和放置导致33％～60％的患者感觉中度到重度疼痛，两种麻醉制剂之间无显著差异。两种制剂在近远中推药的过程中，46％～63％的患者感觉中度到重度疼痛，两种麻醉剂制剂之间无显著差异。学者还发现两种制剂在切开引流的过程中，38％～51％的患者感到中度到重度疼痛，两种麻醉制剂之间无显著差异。Balasco等[236]发现，4%利多卡因溶液较2%利多卡因可有效缓解疼痛。但是，仍有38％～51％的患者感到中度到重度疼痛。

虽然缓冲局部麻醉剂的理论是合乎逻辑的，但实际上，针对牙髓坏死伴有急性肿胀和全身严重的炎性感染症状的患者，局部麻醉剂中存在的缓冲剂可能不足以克服降低的兴奋性阈值和周围神经的敏感性。

Punnia-Moorthy[238]发现，没有证据支持炎症中的组织酸度是局部麻醉药物无法作用于发炎组织的重要因素这一假说。同样，Tsuchiya[239]陈述"在发炎的组织酸化中可能引起的药物和膜相互作用，这与炎症相关的局部麻醉失败的常规理论相悖"。

结论：大部分患者在麻醉注射和切开引流过程中都经历着中度到重度的疼痛。对于急性期牙髓坏死并伴有急性肿胀的患牙，与2%或4%利多卡因非缓冲剂相比，缓冲制剂并不能有效地缓解在注射和切开引流过程中所引起的疼痛。

患者对脓肿切开和引流过程的满意度

尽管研究发现大部分患者在脓肿切开和引流过程中经历着中度到重度的疼痛[236-237]，但是93％～95%的患者对他们的经历感到中度到完全满意。患者的满意度可能与牙科医生倚旁配合或对急诊治疗完成的满意度有关，以期减轻患者的不适感。另一项研究表明对于不可逆性牙髓炎即使在治疗过程中经历了中度到重度疼痛，但是患者对根管治疗过程仍达到了中度或完全满意[39-44]。这是一项重要的临床发现，因为这很好地解释了为什么患者可以接受痛苦的牙齿治疗和药物治疗过程。

结论：切开引流手术的患者满意度（93％～95%）与在牙髓研究中评估有症状的不可逆性牙髓炎患者的满意度相似（96%满意度）。但是，我们仍应该尽可能地避免在根管治疗过程中产生的疼痛。

结语

补充麻醉对于牙髓治疗至关重要。这些技术操作都非常简单，可以在临床推广使用。记住Allen定律：每件事情对于大多数人都是看起来复杂，实际上不是!

特殊牙髓状况处理的临床提示

7

Clinical Tips for Management of Specific Endodontic Situations

阅读本章后，读者应该掌握：

- 叙述如何成功的麻醉下颌磨牙、前磨牙和前牙。
- 叙述如何成功的麻醉上颌磨牙、前磨牙和前牙。
- 定义其他牙髓麻醉的注意事项。
- 评估未来方向。

在本书的许多章节中都概述了大量有关牙髓麻醉的知识内容。因此，我们是基于牙髓麻醉的要求，从而给出临床处理的建议的。首先我们必须认识到，当我们讨论麻醉效果时，我们所讲的是绝大多数患者的临床表现。当然，不能排除一些患者的效果表现在常规之外。一些患者很容易在正常操作流程中获得麻醉，而一些患者只有经过了多次补充注射麻醉药物才能获得良好的麻醉效果。

为了确保获得最佳的牙髓麻醉效果，我们概括全书相关知识所得给出临床建议。当术者在做出有关局部麻醉决定时，应该结合他们自身良好的专业判断，考虑每名患者个体化的要求。

记住最佳原则：人们要利用现有的信息来实现一个非常好的解决方案。

不可逆性牙髓炎注意事项

对于牙体牙髓医生来说，在面对患有不可逆性牙髓炎的牙齿时，最难获得麻醉效果的是下颌磨牙，其次是下颌前磨牙，再次是上颌磨牙和上颌前磨牙。而最容易获得较好麻醉效果的是上颌前牙。

在一些患牙中，根管内近根尖处的牙髓是具有牙髓活力的感染的炎性组织，但是髓腔内的牙髓则是坏死的，并且对于牙髓活力测试无反应。在这些病例中，进入髓腔通路时不会引发疼痛，但是当尝试着利用根管锉到达工作长度时，就会引起剧痛。骨内的局部麻醉注射对这类的疼痛缓解是有帮助的，牙髓内的麻醉药物注射也可以应用于此。然而，不可逆性牙髓炎的此种临床表现一定要从牙髓坏死和具有根尖低密度影（不

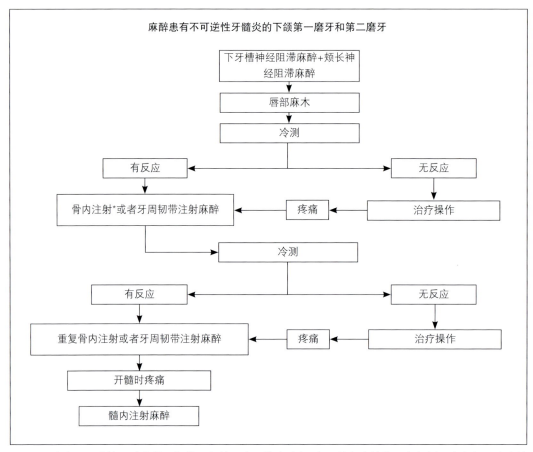

图7-1 患有不可逆性牙髓炎的下颌第一和第二磨牙的麻醉规则。*骨内注射前，在颊侧用含有肾上腺素的4%阿替卡因进行浸润麻醉。

仅仅牙周膜间隙增宽）的典型症状的患牙中鉴别出来。在这种情况下，骨内的和牙髓内的局部麻醉药物注射可能不会有效，仍然伴有疼痛。而且，这种牙髓内的麻醉注射方法，存在将细菌推向根尖周组织的可能性。

20世纪70年代，在牙周韧带和骨内注射补充麻醉技术出现之前，我们采用的是常规麻醉方法。在软组织麻醉迹象出现之后，疼痛减轻，患者得到放松。局部麻醉会产生经典的软组织麻醉表征，减轻疼痛症状。然而，当进入牙髓通路时，疼痛会时常产生。当前，补充麻醉注射方法的应用可以很显著地减少牙髓治疗过程中所产生的疼痛。

下颌麻醉

第一、第二磨牙

患有不可逆性牙髓炎的下颌第一和第二磨牙的麻醉规则如图7-1所示。

给予局部表面麻醉至少60秒。应用

1：100000肾上腺素的2%利多卡因的局部麻醉药物缓慢地进行下牙槽神经阻滞麻醉。这种缓慢的注射方式（至少60秒）的注射疼痛更小[1]。另外，还可选择两步法注射。CompuDent（Miles Scientific）计算机控制的局部麻醉药物注射系统（CCLAD）——之前被称为Wand，也可以减少注射时的疼痛[3-7]。增加颊神经阻滞麻醉（1/4～1/2支含1：100000肾上腺素的2%利多卡因的局部麻醉药物）。10分钟后检查嘴唇的麻木程度。如果没有出现麻木症状，可以再多等几分钟。若还是没有嘴唇发麻的症状出现，再次行IANB或行Gow-Gates注射法。一旦唇部麻木（软组织麻木是下颌补充麻醉注射成功的标准），对牙齿进行冷测试。如果患者有反应，则追加补充麻醉。因为一部分患者表现出对牙髓麻醉效果的滞后性，可以多等待几分钟，然后重新对患牙进行冷测。如果患者对冷测试无反应，即可开始治疗；如果患者对冷测试有反应，再追加补充麻醉。记住，如果嘴唇已经麻木，即便是追加IANB，对牙髓的麻醉效果也不起作用。

何时需要补充麻醉？

IANB之后，用1.8mL含1：100000肾上腺素的4%阿替卡因在下颌第一磨牙进行颊侧浸润麻醉成功率低（第一磨牙为42%，第二磨牙为48%）[8]，最好能使用1.8mL 3%甲哌卡因注射第一磨牙远中和第二磨牙近中位置。这种建议不是基于与含有血管收缩溶剂的麻醉药物有关的心血管风险，而是临床研究发现3%甲哌卡因能获得有效麻醉效果的同时不增加心率[9-10]。小部分的患者在应用含有肾上腺素的麻醉药物时会出现过度的心率增加，这样会增加治疗的难度或更加耗时，因为在根管治疗开始之前，必须让患者保持冷静。然而，许多牙体牙髓医生也使用含1：100000肾上腺素的2%利多卡因进行骨内麻醉。临床医生可能想通过临床观察尝试哪种局部麻醉药物（3%甲哌卡因或者含1：100000肾上腺素的2%利多卡因）能获得最好的麻醉效果。

骨内注射时，提议用1.8mL含1：100000肾上腺素的4%阿替卡因增加位点注射，帮助降低注射时的疼痛。等待几分钟后，再进行骨内注射的操作。

再次对牙齿进行冷测试。如果患者没有感觉，则进行后续治疗。应用橡皮障，开始牙髓治疗。通常应告知患者若治疗时有疼痛感觉则暂停操作。如果在牙本质层疼痛发生，则去除橡皮障，注射3%甲哌卡因或者含1：100000肾上腺素的2%利多卡因，这样应该能够获得成功的麻醉效果[11]。这种方法应该在绝大多数的磨牙麻醉中起效。临床医生应该确保下牙槽神经阻滞麻醉最先出现唇部麻木，然后通过骨内麻醉将麻醉药物持续渗入松质骨内。

如果在牙本质层疼痛仍然持续，可使用笑气麻醉。因为笑气具有镇痛和减轻焦虑的作用，因此在其他补充麻醉技术失败时有效。当然，笑气也可以在一开始就使用。

如果疼痛发生在牙髓暴露时，去除橡皮障，骨内注射3%甲哌卡因或者含1：100000肾上腺素的2%利多卡因。如果疼痛持续，再行牙髓内注射。

有时，我们发现在初次暴露牙髓时，

患者会感到疼痛，但是髓腔内的麻醉药物注射并不会对患者造成疼痛。推测这可能是由于牙髓最初暴露时髓腔内压力的变化产生的疼痛。然而，很难解释为什么在随后的牙髓内注射麻醉时无疼痛反应。

应用3%甲哌卡因补充骨内麻醉时，麻醉状态会持续30分钟[10]，而应用含1∶100000肾上腺素的2%利多卡因时，麻醉效果持续60分钟[12-13]。如果患者在进一步治疗时出现疼痛，应重新进行骨内麻醉。要谨记治疗中IANB很可能被代谢掉，如果重复注射麻醉无效，再行IANB可能会起作用。

其他的补充麻醉方法

尽管牙周韧带注射麻醉没有骨内麻醉的高效性，但可以应用含1∶100000肾上腺素的2%利多卡因在牙齿的近中和远中进行麻醉。重新对牙齿进行冷测试。如果患者无反应，则进行后续治疗；如果患者能感觉到冷，重新行牙周韧带麻醉。第一次的牙周韧带麻醉的成功率为63%～74%[14-16]；重新麻醉可以将成功率提高到92%～96%[14-15]。需记住的是牙周韧带麻醉的持续效果仅能维持10～20分钟。因此，可能需要重复麻醉。

第一、第二前磨牙

患有前磨牙不可逆性牙髓炎的下颌第一和第二前磨牙的麻醉规则如图7-2所示。

表面麻醉至少60秒。缓慢注射2支含1∶100000肾上腺素的2%利多卡因行IANB。缓慢推注（至少60秒）能够降低患者疼痛[1]。另外，还可选择两步法注射[2]。

使用CompuDent CCLAD系统也能够降低注射疼痛[3-7]。10分钟后检查患者嘴唇是否麻木。如果还没有麻木，再等待几分钟。如果嘴唇仍没有麻木，再进行一次IANB或行Gow-Gates注射法。一旦唇部麻木（软组织麻木是下颌补充麻醉注射成功的标准），对牙齿进行冷测试。如果患者有反应，则追加补充麻醉。因一部分患者表现出对牙髓麻醉效果的滞后性，可以多等几分钟，然后重新对患牙进行冷测，如果患者对冷测试无反应，即可开始治疗；如果患者对冷测试有反应，需要追加补充麻醉。

何时需要补充麻醉？

骨内注射时，提议用含有1∶100000肾上腺素的4%阿替卡因增加位点注射，帮助降低注射时的疼痛。等待几分钟后，推注1.8mL 3%甲哌卡因或1.8mL含1∶100000肾上腺素的2%利多卡因附加骨内注射麻醉。再次对患牙进行冷测试，如果患者无反应，继续治疗。安装橡皮障，开始牙髓治疗。通常应告知患者若治疗时有疼痛感觉则暂停操作。如果在牙本质层疼痛发生，则去除橡皮障，重新骨内注射1.8mL 3%甲哌卡因或1.8mL含1∶100000肾上腺素的2%利多卡因。这种方法应该在绝大多数的前磨牙麻醉中起效。

如果在牙本质层疼痛仍然持续，可使用笑气麻醉。因为笑气具有镇痛和减轻焦虑的作用，所以在其他补充麻醉技术失败时有效。当然，笑气也可以在一开始就使用。

如果疼痛发生在牙髓暴露时，去除橡皮障，骨内注射1支3%甲哌卡因或者含

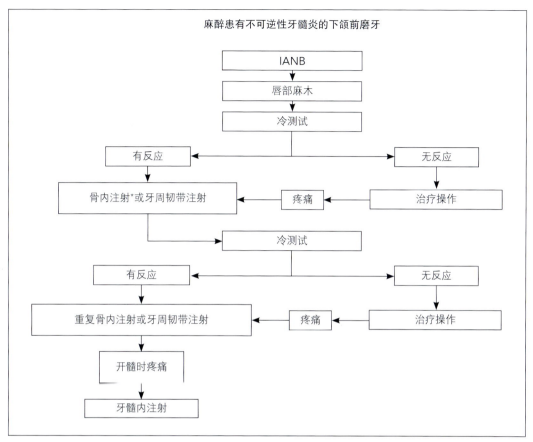

图7-2 患有不可逆性牙髓炎的下颌第一、第二前磨牙的麻醉规则。*在骨内注射之前，可在颊侧浸润注射含肾上腺素的4%阿替卡因。

1：100000肾上腺素的2%利多卡因。如果疼痛持续，再行髓腔内注射。

针对追加骨内麻醉，应用3%甲哌卡因时麻醉状态会持续30分钟[10]，而应用含1：100000肾上腺素的2%利多卡因时，麻醉效果持续60分钟[12-13]。如果患者在治疗时出现疼痛，应重新进行骨内麻醉。要谨记治疗中IANB很可能被代谢掉，如果重复注射麻醉无效，再行IANB可能会起作用。

其他的补充麻醉方法

尽管牙周韧带注射麻醉没有骨内麻醉的高效性，但可以应用含1：100000肾上腺素的2%利多卡因在牙齿的近中和远中进行麻醉。重新对牙齿进行冷测试。如果患者无反应，则进行后续治疗；如果患者能感觉到冷，重新行牙周韧带麻醉。

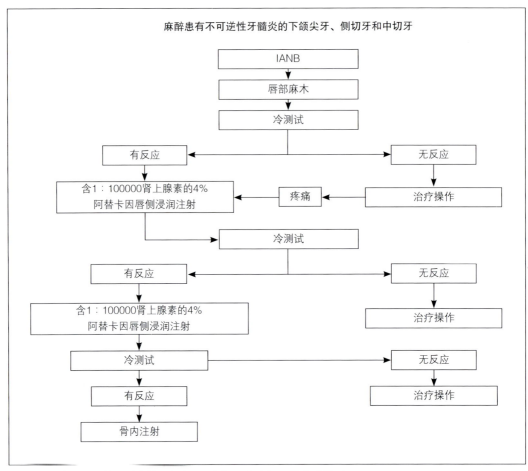

图7-3　患有不可逆性牙髓炎的下颌尖牙、侧切牙和中切牙的麻醉规则。

尖牙、侧切牙和中切牙

　　麻醉患有不可逆性牙髓炎的尖牙、侧切牙和中切牙的麻醉醉规则如图7-3所示。

　　表面麻醉至少60秒后。缓慢注射2支含1：100000肾上腺素的2%利多卡因行IANB。缓慢推注（至少60秒）能够降低患者疼痛[1]。另外，还可选择两步法注射[2]。使用CompuDent CCLAD系统也能够降低注射疼痛[3-7]。等待15～20分钟，因为前牙牙髓麻醉较后牙起效慢。检查患者嘴唇是否麻木。如果没有麻木，再等几分钟。如果嘴唇仍没有麻木，再次进行IANB或Gow-Gates注射法。一旦唇部麻木（软组织麻木是下颌补充麻醉注射成功的标准），再唇侧浸润注射1.8mL含1：100000肾上腺素的4%阿替卡因。对患牙进行冷测试。如果患者仍有反应，再次唇侧浸润注射1.8mL含1：100000肾上腺素的4%阿替卡因。前牙多使用这种麻醉方法。如果麻醉失败，可追加骨内麻醉。

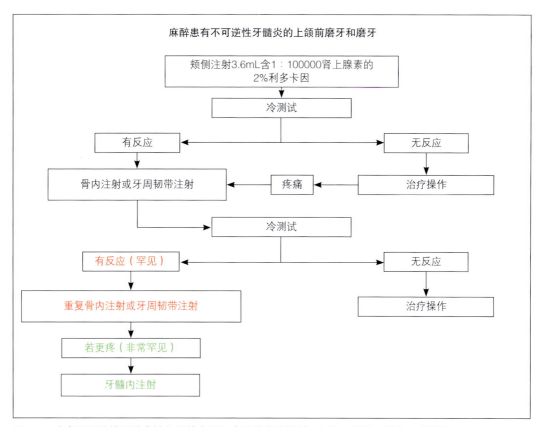

麻醉患有不可逆性牙髓炎的上颌前磨牙和磨牙

颊侧注射3.6mL含1∶100000肾上腺素的
2%利多卡因

冷测试

有反应 ← → 无反应

骨内注射或牙周韧带注射 ← 疼痛 ← 治疗操作

冷测试

有反应（罕见） ← → 无反应

重复骨内注射或牙周韧带注射   治疗操作

若更疼（非常罕见）

牙髓内注射

图7-4　患有不可逆性牙髓炎的上颌前磨牙及磨牙的麻醉规则。红色：罕见；绿色：非常罕见。

何时需要补充骨内麻醉？

　　由于前牙的牙周韧带注射麻醉易失败[17]，通常建议选择骨内注射麻醉。一般在前牙远中骨内注射1.8mL 3%甲哌卡因或含1∶100000肾上腺素的2%利多卡因可起到麻醉效果。再次对患牙进行冷测试，如果患者无反应，可开始治疗；如果患者仍有反应，需重复骨内注射麻醉。

　　颊侧浸润注射1.8mL含1∶100000肾上腺素的4%阿替卡因可使牙髓麻醉持续30分钟。而骨内浸润注射3%甲哌卡因可持续大约30分钟[10]，含1∶100000肾上腺素的2%利多卡因可以持续约60分钟[12-13]。如果患者在诊疗后期感到疼痛，重复注射含1∶100000肾上腺素的4%阿替卡因，或者重复骨内注射麻醉。要谨记，治疗中IANB很可能被代谢掉，如果重复注射麻醉无效，再次行IANB可能会起作用。

上颌麻醉

磨牙和前磨牙

　　患有不可逆性牙髓炎的前磨牙和磨牙的麻醉规则如图7-4所示。

表面麻醉至少60秒。缓慢注射1支含1∶100000肾上腺素的2%利多卡因。缓慢注射（至少60秒）可以减轻患者的痛苦。另外，还可选择两步法注射[2]。应用CompuDent CCLAD也可以减少注射疼痛[3-7]。另外，为延长麻醉时间，可增加含1∶100000肾上腺素的2%利多卡因用量（总体积3.6mL）[18]。如果需要麻醉舌侧软组织，将含1∶100000肾上腺素的2%利多卡因注射到腭侧组织。CompuDent CCLAD可以减小腭侧注射疼痛[19-20]。5分钟后，对牙齿进行冷测试。如果患者无反应，则继续治疗；如果患者对冷刺激有反应，3～5分钟后重新测试，若患者对冷刺激仍有反应则进行补充麻醉。

何时需要补充麻醉？

若有些患者的浸润麻醉效果不佳，可以追加骨内注射。通常在患牙的远中使用3%甲哌卡因或者含1∶100000肾上腺素的2%利多卡因进行麻醉，这种方法多用于麻醉后牙，除了第二磨牙在近中注射麻醉。

上颌浸润麻醉的持续时间没有下颌长。因此，如果在预备或充填的过程中患者出现疼痛，补充浸润麻醉是有必要的。有时磨牙腭根会出现疼痛，在腭根根尖上方注射0.5mL的麻醉剂就可以有效增加麻醉效果[21]。

其他的补充麻醉方法

尽管牙周韧带麻醉可能不如骨内麻醉效果好，但是它可以在牙齿的近中和远中注射含1∶100000肾上腺素的2%利多卡因。对牙齿再次冷测，如果患者无反应，则继续

治疗；如果患者对冷测有反应，可再次进行牙周韧带注射。

尖牙、侧切牙和中切牙

患有不可逆性牙髓炎的尖牙、侧切牙和中切牙的麻醉规则如图7-5所示。

表面麻醉至少一分钟。缓慢注射1支含1∶50000或1∶100000肾上腺素的2%利多卡因。更高浓度的肾上腺素（1∶50000）可以延长麻醉的有效时间[22]。缓慢推注（至少60秒）可以减轻患者的痛苦。另外还可选择两步法注射[2]。应用CompuDent CCLAD也可以减少注射疼痛[3-7]。若因使用橡皮障夹而需麻醉舌侧软组织，则将含1∶100000肾上腺素的2%利多卡因注射到腭侧组织。CompuDent CCLAD可以减小腭侧注射疼痛[19-20]。等待5分钟后，对牙齿进行冷测。如果患者无反应，则继续治疗。大部分情况下用这种方法麻醉前牙都是有效的。如果患者对冷刺激有反应，再等3～5分钟后重新测试，若患者对冷刺激仍有反应，可进行补充麻醉。

何时需要补充麻醉？

尽管很少需要补充麻醉，但是当给予补充麻醉时，骨内注射效果最好。因为前牙牙周韧带麻醉非常疼，并且麻醉成功率仅为39%，麻醉有效时间也只有10分钟，所以骨内麻醉是最好的选择。有些患者浸润麻醉效果不佳，而骨内麻醉效果好。通常注射1.8mL 3%甲哌卡因或含1∶100000肾上腺素的2%利多卡因。

我们必须认识到前牙麻醉效果在最初

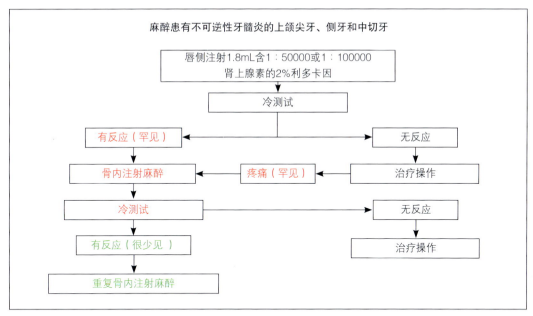

图7-5　患有不可逆性牙髓炎的尖牙、侧切牙及中切牙的麻醉规则。红色：罕见；绿色：非常罕见。

就开始逐渐下降[23]。如果在预备或充填的后期过程中患者出现疼痛症状，需额外注射1.8mL含1：100000或1：50000肾上腺素的2%利多卡因，额外注射可以延长麻醉时间。如果要进行骨内注射，那么可能需要使用1.8mL麻醉溶液进行额外注射，因为上颌骨内麻醉时间不能持续60分钟。

牙髓麻醉的其他注意事项

全部牙髓坏死和根尖病变的牙齿

当患者牙齿疼痛，并且检查发现全部牙髓坏死、根尖有暗影时，这表示根尖周组织疼痛。因为这些牙齿在治疗和操作过程中可能引起疼痛，所以必须采取额外的措施。

在表面麻醉后，进行常规注射：下颌IANB和颊神经。对于无肿胀的上颌牙齿，传统的浸润麻醉即可。如果软组织出现肿胀（例如，蜂窝织炎或者脓肿），注射在肿胀的任意一侧，或行第二分支阻滞麻醉，即上牙槽后神经阻滞，或者根据涉及的牙位进行眶下神经阻滞。这些注射也会引起不同程度的骨和软组织麻醉。在获得一些麻醉效果后，放置橡皮障，缓慢地开始操作。通常如果牙齿没有被过度扭转，很容易进入髓室。如果器械使用合适，手用和旋转锉进入和预备可以没有痛苦地进行。

有时，常规注射不能提供深层麻醉，尤其是用于上颌牙齿。不要使用骨内注射、牙周韧带注射以及牙髓内注射。尽管对不可逆性牙髓炎有效，但是注射时可能会非常疼痛，同时对伴有疼痛的根尖牙髓坏死的牙麻醉无效。相反，要向患者解释他们没有深层麻醉是由于骨内牙齿周围的炎症，并且使用合适的锉操作。

出现牙髓坏死和根尖病变的无症状的牙齿

出现牙髓坏死但是没有症状的牙齿是最容易被麻醉的；患者舒适感是较容易获得的。尽管在开始治疗时可以尝试不麻醉，但在使用器械操作的过程中，患者有可能会感到疼痛。

表面麻醉后，可采用常规麻醉方法，例如对于下颌磨牙可进行IANB和颊神经注射，对上颌牙齿可进行浸润注射。再进行髓腔入路的预备和根管的预备，通常患者无不适感。在极其少数的情况下，可能会在根管预备时感觉到不适，则可进行骨内麻醉或牙周韧带麻醉。不要进行牙髓内麻醉，因为细菌或者玷污层可从根管内被压出根尖孔。当上颌麻醉效果减退时，需要及时补充浸润麻醉。

切开引流

我们总是尝试在切开引流之前进行一定程度的麻醉。如果可以这样做的话，患者在后续的切开引流过程中的耐受会更好。在下颌通常应用常规的IANB和颊神经注射（对于磨牙）。在上颌，可以用1.8mL含1∶100000肾上腺素的2%利多卡因在肿胀的唇侧或颊侧的任何一边进行浸润麻醉。因为我们很大程度上关注软组织麻醉，可以应用以下的注射方式：PSA神经阻滞麻醉用于磨牙，其二级分支神经阻滞麻醉用于磨牙和前磨牙，眶下麻醉用于前牙。对于腭侧的肿胀，应用0.5mL含1∶100000的肾上腺素的2%利多卡因注射于腭大孔麻醉磨牙和前磨牙，或者注射入鼻腭孔麻醉前牙。然而，如果肿胀已经超过孔的边界，不要应用这些麻醉，而是在肿胀的另一边应用浸润麻醉。CompuDent CCLAD的应用将会减少腭侧注射的疼痛[19-20]。但是，很难达到深度的麻醉效果，因此要告之患者。

为什么不在肿胀的部位进行麻醉？

传统观念认为直接在肿胀的部位进行麻醉是禁忌。这是因为这样很容易导致感染蔓延，另外由于肿胀区域的pH相对较低会影响麻醉剂的作用，从而可以降低麻醉药物的效果。然而，一项基础科学调查研究发现"酸化"[24]局部麻醉药物可以被成功地应用于炎症区域。无论如何，不在肿胀区域注射麻醉药物的最根本的原因是会很痛而且效用相对较低。蜂窝织炎区域血液供给增加，所以在这个区域注射麻醉药物会使麻醉药物很快地被血液循环带走，从而不能高效地麻醉局部相关区域。因此，在肿胀部位进行注射，麻醉药物的作用会被削弱。

根尖周手术

需要记住的是，在根尖手术时，软组织和骨组织均需麻醉，在下颌应用IANB以及颊神经麻醉是相当有效的。而在前庭沟追加浸润麻醉可以有效使血管收缩，尤其是在下颌前牙区。在上颌浸润麻醉通常是有效的。在手术区域给予麻醉药剂量要大一些，对于上颌前牙根尖切除术，应用1支含1∶50000肾上腺素的2%利多卡因，邻近牙齿应用1支含1∶100000肾上腺素的2%利多卡因。Gutmann等[25]报道说在手术过程中可使用更高浓度的血管收缩剂。前磨牙和磨牙的根尖手术，通常在患牙和邻牙注射1支含1∶100000肾上腺素的2%利多卡因麻醉。腭侧也需要麻醉。在腭部组织最初麻醉之后，在根尖注射1支含1∶100000肾上腺素的2%利多卡因。

如果手术区域有炎症或者患者紧张焦虑，麻醉效果可能不完全起效。翻瓣后如麻醉效果不充分，通过补充浸润麻醉或者在麻醉效果不理想区域注射局部麻醉药物。Yamazaki等[26]发现，与非手术区相比，手术区的麻醉效果会减半。这可能是因为翻瓣和暴露骨腔后麻醉药物效果会因出血而稀释，也可因为冲洗而减弱麻醉效果[26]。Ogawa等[27]也发现了相同的结论。

值得一提的是，当手术进行到后半段时如果局部麻醉药物效果不充分，对于上颌手术，通常给予腭部浸润麻醉可达到良好的麻醉效果。也可以考虑行PSA神经阻滞或其二级分支阻滞用于磨牙麻醉，眶下神经阻滞用于前磨牙麻醉。在下颌，重复进行IANB通常可以有效帮助恢复术中麻醉效果。

作为一种预防的措施，骨内注射通常可以被应用于常规注射之后和手术开始之前。这可以增加麻醉深度，也能更好地止血。Baker等[28]发现，任何浸润或者骨内麻醉都可以使骨出血减少。然而，并没有研究报道二者联合使用对于骨面出血的影响。关于这两种方式联合使用对于出血量的影响还需要进一步研究证实。

长效麻醉剂适用于外科手术[29-30]。在下颌应用是合理有效的。但在上颌，长效麻醉剂的持续时间缩短，且肾上腺素的浓度也会降低，这会导致外科手术时出血增加[31-32]。对于根尖手术应用浸润麻醉，Meechan和Blair[33]发现，长效麻醉剂对于软组织的麻醉时长，是含有肾上腺素的利多卡因的两倍，但疼痛体验和麻醉起效时间并无显著减少。因此，在上颌施行根尖手术的时候，含有肾上腺素的长效麻醉剂并不比含有肾上腺素的利多卡因更有优势。

在根尖手术之后，建议使用长效局部麻醉药物镇痛[34]。然而，术后疼痛通常不是太严重并可以口服非处方镇痛药缓解[33,35-39]。Morin等[40]发现，在种植手术后女性出现疼痛感要大于男性，而男性更加难以忍受强度低但是持续数日的疼痛。

未来的方向

找寻更新更好的麻醉方式的研究仍在不断地进行。辣椒素及瞬时感受器电位V亚家族–1受体与拮抗剂可能会应用于伴发感染的临床疼痛控制[41-43]。

因此，正在进行的研究都在致力于开发新的局部麻醉剂，让临床医生可以更好地缓解患者的疼痛。

药物的给药方式模型也是研究热点之一。微型针管是一项新型的给药技术[44-45]。Gupta等[46]认为在局部麻醉前臂和手背时，微型针管注射利多卡因的麻醉效果与皮下注射一样快速且有效，同时还可减少注射时的疼痛。微型针管的应用可能在局部或表面麻醉应用中实现黏膜区域的无痛注射（图7-6）。

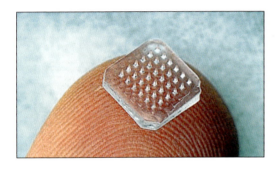

图7-6　未来微型针管可能应用于局部或表面麻醉中，实现黏膜区域的无痛注射（Courtesy of Jeong-Woo Lee,Georgia Tech.）。